普通高等医学院校护理学类专业第二轮教材

U0196498

社区护理学

（第2版）

（供护理、助产、医学检验技术、医学影像技术、医学美容技术等专业用）

主　编　李玉红

副主编　王红云　娄方丽　张　晴

编　者　（以姓氏笔画为序）

马江平（长治医学院）

王　虹（滨州医学院）

王红云（天津中医药大学）

李玉红（安徽医科大学）

辛小林（承德医学院）

张　柳（安徽医科大学）

张　晴（湖南医药学院）

娄方丽（贵州中医药大学）

袁　娟（安徽中医药大学）

程　蕾（广州医科大学）

臧　爽（中国医科大学）

编写秘书　胡倩倩（安徽中医药大学）

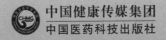

中国健康传媒集团

中国医药科技出版社

内 容 提 要

本教材为"普通高等医学院校护理学类专业第二轮教材"之一。全书共 11 章，主要包括绪论，社区健康促进与健康教育，社区、家庭健康护理，社区儿童、青少年、妇女、中老年人保健与护理，社区慢性病患者的护理与管理，社区康复护理，社区传染性疾病、突发公共卫生事件的预防与应对，社区中医护理。各章设有"学习目标""案例引导""知识链接""本章小结""目标检测"等模块。同时配套有"医药大学堂"在线学习平台，提供电子教材、课件、题库、微课等学习资源，从而使教材内容立体化、生动化、易教易学。

本教材供全国普通高等医学院校护理、助产、医学检验技术、医学影像技术、医学美容技术等专业师生使用。

图书在版编目（CIP）数据

社区护理学/李玉红主编 . — 2 版 . —北京：中国医药科技出版社，2022.8
普通高等医学院校护理学类专业第二轮教材
ISBN 978 - 7 - 5214 - 3229 - 9

Ⅰ.①社… Ⅱ.①李… Ⅲ.①社区 - 护理学 - 医学院校 - 教材 Ⅳ.①R473.2

中国版本图书馆 CIP 数据核字（2022）第 081557 号

美术编辑 陈君杞
版式设计 友全图文

出版 **中国健康传媒集团** | 中国医药科技出版社
地址 北京市海淀区文慧园北路甲 22 号
邮编 100082
电话 发行：010 - 62227427 邮购：010 - 62236938
网址 www. cmstp. com
规格 889mm × 1194mm $^1/_{16}$
印张 14 $^1/_4$
字数 405 千字
初版 2016 年 8 月第 1 版
版次 2022 年 8 月第 2 版
印次 2022 年 8 月第 1 次印刷
印刷 三河市万龙印装有限公司
经销 全国各地新华书店
书号 ISBN 978 - 7 - 5214 - 3229 - 9
定价 39.00 元

获取新书信息、投稿、为图书纠错，请扫码联系我们。

为了贯彻《中共中央、国务院中国教育现代化2035》"加强创新型、应用型、技能型人才培养规模"的战略任务要求，落实《国务院办公厅关于加快医学教育创新发展的指导意见》，紧密对接新医科建设对医学教育改革的新要求，满足新时代医疗卫生事业对人才培养的新需求，中国医药科技出版社在教育部、国家药品监督管理局的领导下，通过走访主要院校对2016年出版的全国普通高等医学院校护理学类专业"十三五"规划教材进行了广泛征求意见，有针对性地制定了第2版教材的出版方案，旨在赋予再版教材以下特点。

1.立德树人，融入课程思政

把立德树人贯穿、落实到教材建设全过程的各方面、各环节。课程思政建设应体现在知识技能传授中厚植爱国主义情怀，加强品德修养、增长知识见识、培养奋斗精神灌输，不断提高学生思想水平、政治觉悟、道德品质、文化素养等。医学教材着重体现加强救死扶伤的道术、心中有爱的仁术、知识扎实的学术、本领过硬的技术、方法科学的艺术的教育，培养医德高尚、医术精湛的人民健康守护者。

2.精准定位，培养应用人才

体现《国务院办公厅关于加快医学教育创新发展的指导意见》"立足基本国情，以服务需求为导向，以新医科建设为抓手，着力创新体制机制，分类培养研究型、复合型和应用型人才"的医学教育目标，结合医学教育发展"大国计、大民生、大学科、大专业"的新定位，注重人才培养应从疾病诊疗提升拓展为预防、诊疗和康养，以健康促进为中心，服务生命全周期、健康全过程的转变，精准定位教材内容和体系。教材编写应体现以医疗卫生事业需求为导向，以岗位胜任力为核心，以培养医工、医理、医文学科交叉融合的高素质、强能力、精专业、重实践的本科护理人才培养目标。

3.适应发展，优化教材内容

教材内容必须符合行业发展要求：体现医疗机构对护理人才在临床实践能力、沟通交流能力、服务意识和敬业精神等方面的要求；体现临床程序贯穿于教学的全过程，培养学生的整体临床意识；体现国家相关执业资格考试的有关新精神、新动向和新要求；注重吸收行业发展的新知识、新技术、新方法，体现学科发展前沿，并适当拓展知识面，为学生后续发展奠定必要的基础；满足以学生为中心而开展的各种教学方法的需要，充分发挥学生的主观能动性。

4.遵循规律，注重"三基""五性"

教材内容应注重"三基"（基本知识、基础理论、基本技能）、"五性"（思想性、科学性、先进性、启发性、适用性）；"内容成熟、术语规范、文字精炼、逻辑清晰、图文并茂、易教易学"；注意"适用性"，即以普通高等学校医学教育实际和学生接受能力为基准编写教材，满足多数院校的教学需要。

5.创新模式，提升学生能力

在不影响教材主体内容的基础上要保留"案例引导""学习目标""知识链接""目标检测"模块，去掉"知识拓展"模块。进一步优化各模块的内容，培养学生理论联系实践的实际操作能力、创新思维能力和综合分析能力；增强教材的可读性和实用性，培养学生学习的自觉性和主动性。

6.丰富资源，优化增值服务内容

搭建与教材配套的中国医药科技出版社在线学习平台"医药大学堂"（数字教材、教学课件、图片、视频、动画及练习题等），实现教学信息发布、师生答疑交流、学生在线测试、教学资源拓展等功能，促进学生自主学习。

本套教材凝聚了省属院校高等教育工作者的集体智慧，体现了凝心聚力、精益求精的工作作风，谨此向有关单位和个人致以衷心的感谢！

尽管所有参与者尽心竭力、字斟句酌，教材仍然有进一步提升的空间，敬请广大师生提出宝贵意见，以便不断修订完善！

普通高等医学院校护理学类专业第二轮教材

建设指导委员会

主 任 委 员 姜小鹰

常务副主任委员 （以姓氏笔画为序）

王金胜（长治医学院） 朱卫丰（江西中医药大学）

何清湖（湖南医药学院） 唐世英（承德医学院）

副 主 任 委 员 （以姓氏笔画为序）

于景科（济宁医学院） 田维毅（贵州中医药大学）

吕雄文（安徽医科大学） 何 涛（西南医科大学）

曾 芳（成都中医药大学） 熊 辉（湖南中医药大学）

委 员 （以姓氏笔画为序）

王 蕊（长治医学院） 王传功（济宁医学院）

王春平（潍坊医学院） 王垣芳（滨州医学院）

邓科穗（江西中医药大学） 卢咏梅（广州中医药大学）

田玉梅（湖南医药学院） 田建丽（承德医学院）

田淑霞（天津中医药大学） 冯书营（河南中医药大学）

朱大诚（江西中医药大学） 朱天民（成都中医药大学）

乔安花（海军军医大学第二附属医院） 任立群（吉林大学）

伊淑莹（山东第一医科大学） 刘建军（江西中医药大学）

齐洁敏（承德医学院） 孙贵香（湖南中医药大学）

阳大庆（湖南医药学院） 苏衍萍（山东第一医科大学）

杜娈英（承德医学院） 李 颖（广东医科大学）

李天禹（遵义医科大学） 李玉红（安徽医科大学）

李惠萍（安徽医科大学）　　　　　　　杨　渊（湖南医药学院）

肖洪玲（天津中医药大学）　　　　　　宋维芳（山西医科大学汾阳学院）

张　瑛（长治医学院）　　　　　　　　张凤英（承德医学院）

张春玲（贵州中医药大学）　　　　　　张银华（湖南中医药大学）

陈　廷（济宁医学院）　　　　　　　　武志兵（长治医学院）

罗　玲（重庆医科大学）　　　　　　　金荣疆（成都中医药大学）

周谊霞（贵州中医药大学）　　　　　　单伟颖（承德护理职业学院）

房民琴（三峡大学第一临床医学院）　　孟宪国（山东第一医科大学）

赵　娟（承德医学院）　　　　　　　　赵秀芳（四川大学华西第二医院）

赵春玲（西南医科大学）　　　　　　　柳韦华（山东第一医科大学）

钟志兵（江西中医药大学）　　　　　　钟清玲（南昌大学）

洪静芳（安徽医科大学）　　　　　　　徐　刚（江西中医药大学）

徐旭东（济宁医学院）　　　　　　　　徐富翠（西南医科大学）

郭先菊（长治医学院）　　　　　　　　黄文杰（湖南医药学院）

龚明玉（承德医学院）　　　　　　　　章新琼（安徽医科大学）

梁　莉（承德医学院）　　　　　　　　彭德忠（成都中医药大学）

董志恒（北华大学基础医学院）　　　　蒋谷芬（湖南中医药大学）

雷芬芳（邵阳学院）　　　　　　　　　潘晓彦（湖南中医药大学）

魏秀红（潍坊医学院）

数字化教材编委会

社区护理是社区卫生服务体系的重要组成部分，在疾病预防、健康维护和促进中发挥重要的作用。随着国家基本公共卫生服务项目的逐步完善，人民群众多样化、多层次健康服务需求的不断提高，在《健康中国行动（2019—2030 年）》发展战略指引下，以国家教育部对高等教育人才培养要求为指导，我们组织了全国 10 所高校从事社区护理教学工作的教师对第 1 版教材进行了修订和完善。

第 2 版教材仍为 11 章，教材基本结构未变，设有"学习目标""案例引导""知识链接""本章小结""目标检测"等版块。与上一版教材相比，本版有五大变化。一是章节的变化。在"第八章社区慢性病患者的护理与管理"中，增加"第三节社区安宁疗护"；考虑到社区急救护理内容已包含在急救护理学的教材中，删除"第十一章社区急救护理"，增加了"第十一章社区中医护理"，体现中医适宜技术在社区中的应用。二是内容的更新。根据《国家基本公共卫生服务规范（第三版）》更新了第三章中社区健康档案重点建档对象及其建档的流程、档案管理的流程图；在第五章中增加《国家免疫规划疫苗儿童免疫程序表》；在第六章中增加孕产妇的健康管理服务流程；在第八章中增加高血压、糖尿病患者的社区管理相关内容等。根据社区卫生服务实际工作的开展及国家卫生政策相关文件内容，在"第一章绪论"中增加了家庭医生签约服务的介绍；在"第四章家庭健康护理"中，补充了居家护理的原则、内容，丰富了居家护理的形式；在"第八章社区慢性病患者的护理与管理"中，将"慢性病患者的社区延续性护理"调整至"社区慢性病管理模式"中，并增加了"慢性病契约式管理模式""慢性病群组管理模式"；在"第十章社区传染病及突发公共卫生事件的预防与应对"中，删除"传染性非典型肺炎"，增加"新型冠状病毒肺炎"防控相关内容。根据《中国居民膳食指南（2022）》更新了第七章中国居民平衡膳食宝塔图及相关内容。三是章学习目标增设"素质要求"。把立德树人等课程思政元素融入学习目标中，体现职业素养与态度要求。四是章小结呈现形式的变化。本教材设置章小结二维码，每章小结是以思维导图的形式呈现，读者通过扫描二维码可直接阅览章内容概貌，以帮助读者梳理章内容和章重点知识。五是丰富数字资源，优化增值服务。原第一版配套的"爱慕课"在线学习平台，更新为"医药大学堂"在线学习平台，除提供电子教材、课件、题库外，每章增加了微课学习资源，从而使教材内容更加立体化、生动化、易教易学。

本教材供全国普通高等医学院校护理、助产、医学检验技术、医学影像技术、医学美容技术等专业师生使用，同时也可是社区护理人员使用的参考书。

感谢第一版教材编者们的付出，为此次教材的修订奠定了良好的基础！本教材在编写过程中得到了编者及参编院校的配合和支持，在此一并致谢！由于时间和能力所限，书中可能存在疏漏或不足之处，恳请广大读者批评指正。

编　者
2022 年 5 月

目 录 CONTENTS

第一章 绪 论

📖 **学习目标** ┄┄

知识要求

1. 掌握 社区卫生服务、社区护理的概念；社区护理工作内容。

2. 熟悉 健康社区的内涵；社区卫生服务功能及特点；社区护理的特点；社区护士的角色及能力要求。

3. 了解 社区概念、基本要素及其功能；社区卫生服务机构的设置；社区护士任职条件；社区护理发展史及我国社区护理发展趋势。

技能要求

能够对社区卫生服务机构的设置及其服务功能进行评估；书写见习报告。

素质要求

1. 对我国基层卫生机构及其服务功能有整体的认识，树立社区卫生大健康理念。

2. 认识社区卫生服务的重要性、必要性，有志于服务社区卫生。

⇒ **案例引导** ┄┄

案例：张某，男，67 岁，已退休多年，身体健康。今晨起突感胃部不适，腹泻 1 次，为稀水样便，遂由儿子陪同来到市中心医院消化内科门诊就医，挂号排在第 43 位。候诊期间，张某腹泻 2 次，全身无力，恶心、胃部不适症状加重。直到上午 11 时才轮到张某就诊，医生开具了粪便和血常规检查，嘱张某做完检查将化验报告单拿给医生以明确诊断。1 小时后张某拿取报告单，门诊医生已下班，张某只好又挂号急诊，经医生诊断为"急性胃肠炎"，下午 1 时张某接受了输液治疗。

讨论：1. 社区居民如何获得可及、有效、经济的医疗卫生服务？

2. 如何理解"小病在社区，大病进医院，康复回社区"这一就医格局？

PPT

第一节 社区与社区卫生服务

随着我国社会经济的发展，人民生活水平的不断提高，人们对健康服务的需求日益增长。同时，伴随着工业化、城市化及人口老龄化的进程加快，与生态环境相关的健康问题和人类生活方式相关的疾病日趋严重，我国的卫生服务体系也因此发生变革。大力发展社区卫生服务，满足民众的基本医疗卫生服务需求，是当前我国卫生服务改革和发展的必然趋势。

一、社区

（一）社区的基本概念

1. 社区 "社区"（community）原意为公社、团体及共同体。20 世纪 30 年代，著名社会学家费孝通先生将"社区"一词引入我国，其定义为：社区是若干社会群体（家族、氏族）或社会组织（机关、团体）聚集在某一地域里所形成的一个生活上相互关联的大集体。世界卫生组织（WHO）对社区的界定为：一个有代表性的社区，人口在 10 万 ~30 万，面积在 5000 ~50000 平方公里。

社区通常以它的地理界线划分，是由一群生活在同一地域的人组成的社会单元。生活在同一社区的人一般具有共同的文化特征、信念及价值体系、行为及道德规范，分享共同利益或面对共同的问题，有着共同的需要等。我国城市社区是按照街道办事处、居委会管辖的范围设置；农村社区按照乡镇、村划分。

2. 社区的基本要素 社区是构成社会的基本单位，由各要素组成，要素和要素之间相互作用、相互联系，形成复杂的社会系统。

（1）人 社区的存在是以人群为基础，人是构成社区的第一要素。人口要素包括人口的数量、构成和分布。人口数量是指社区内人口的多少；人口构成反映社区内不同类型人口的特点，如不同年龄、性别、婚姻状况、文化程度、职业及宗教信仰等；人口分布指社区内部人口集散状态、空间分布的特点。

（2）地域 地域是社区存在和发展的前提，是构成社区的重要条件。从广义上讲，社区地域是指地理空间和社会空间；狭义上的地域是指社区的地理界线、覆盖面积和特有的自然环境。

（3）生活服务设施 生活服务设施是社区人群生存的基本条件，是社区居民的共同生活需求，包括教育机构、医疗机构、商业网点、娱乐场所、交通、通讯等设施。

（4）同质性 社区的居民一般具有共同文化特征、信念及价值体系、行为及道德规范，并且有着共同的利益、共同需求和共同的问题，因而产生共同的社会意识、行为规范、生活方式、文化习俗及群体归属感。

（5）管理机构和制度 社区管理机构为街道办事处、居委会和派出所，负责管理社区公共事务，制定社区生活制度和公约；这些管理机构和制度是维护社区公共利益和有序生活的基本保障。

综上所述，人和地域是构成社区的最基本要素；生活服务设施、人群的同质性、管理机构及制度是社区人群相互关联的纽带。

（二）社区的功能

社区具有满足居民需要和管理的功能，社区功能的发挥需要社区内居民的参与和共同努力，解决其共有问题，满足其共同需要。

1. 生产、消费、分配功能 社区是社会的缩影，在社区里人们从事生产活动，消费物资，社区也可以对某些物资及资源进行分配，以满足社区居民基本生活所需。

2. 社会化功能 每一个个体都生活在社区中，社区的文化习俗、价值观念及意识形态等潜移默化地渗透在个体成长发展过程中，帮助其逐步社会化。

3. 社会控制功能 社区通过制定相应的规章制度、管理条例、社会公约，规范人们的行为，从而控制、制止不道德及违法行为，以保护社区环境、维持社区生活秩序和保障居民的共同利益等。

4. 社会参与功能 社区中的各种组织机构，如老年活动中心、青少年活动中心及其他社团组织，定期在社区内举办各类活动，既丰富了社区居民的生活，也为社区居民提供人际交往的机会，增加了社区居民的凝聚力和对集体的归属感。

5. 相互支援功能 社区对妇女、儿童、老年人、残疾人等特殊人群及处于疾病或经济困难中的弱势群体提供援助。在社区内设立福利机构，如养老中心、儿童福利院、老年护理院、托儿所等，以满足居民医疗、娱乐及相互支持与照顾的需要。

（三）健康社区

健康社区（healthy community）是健康城市在社区范围的一种实现形式，是建设健康城市的基础。WHO 提出，一个健康的社区强调对健康的全面认识，即认识到我们的健康不仅需要卫生保健服务，更需要有清洁的空气、水、安全卫生的食物、良好的住房条件和配套的娱乐、运动设施等物质环境以及文明和谐的社会环境。换言之，健康社区是指拥有健康的物质环境、人文环境和健康人群的社区。其建设目的在于获取一个可持续发展的、对健康支持的环境，包括持续稳定的生态环境和协调、和谐的社会环境，在于创造一种安全、舒适、满意、愉悦和健康的生活、工作条件，提供文化娱乐、健身的场所，以利于居民间相互沟通。

二、社区卫生服务

社区卫生服务是城市卫生工作的重要组成部分，与当地医院、卫生防疫部门及各级政府部门相互联系、密切合作，形成社区卫生服务网络体系。我国从 1997 年开始发展社区卫生服务，在一系列社区卫生服务相关政策的推动下，我国社区卫生服务发展迅速。截止到 2021 年 11 月底，我国社区卫生服务中心（站）3.6 万个；乡镇卫生院 3.5 万所；村卫生室 60.8 万个；诊所（医务室）27.5 万个。

（一）社区卫生服务概念

社区卫生服务（community health care）是社区建设的重要组成部分，是在政府领导、社区参与、上级卫生机构指导下，以基层卫生机构为主体，全科医师为骨干，合理使用社区资源和适宜技术，以人的健康为中心、家庭为单位、社区为范围、需求为导向，以妇女、儿童、老年人、慢性病患者、残疾人等为重点，以解决社区主要卫生问题、满足基本卫生服务需求为目的，融预防、医疗、保健、康复、健康教育、计划生育技术服务等为一体的，有效、经济、方便、综合、连续的基层卫生服务。

（二）社区卫生服务特点

1. 服务对象的广泛性　社区卫生服务的对象包括个人、家庭和社区，重点关注妇女、儿童、老年人、慢性病患者、残疾人等弱势群体的健康。不仅为患者提供医疗照顾，还关注亚健康人群的疾病预防和健康人群的健康维护。

2. 服务内容的综合性　社区卫生服务是多位一体的服务，集预防、医疗、保健、康复、健康教育、计划生育技术服务等为一体，为社区居民提供全方位的公共卫生服务和基本医疗服务。

3. 服务形式的多样性　社区卫生服务的形式不局限在社区卫生服务中心（站）为居民提供医疗卫生保健服务，也可以通过家庭访视、居家护理形式对产妇、新生儿、老年人、慢性病等特殊人群进行健康管理；为社区内的企事业单位、学校、托幼等机构提供疾病预防保健指导及在户外开展疾病咨询、健康教育等活动形式服务于社区居民。

4. 服务的可及性　社区卫生服务中心（站）设在社区居民可及的范围内，居民至服务中心（站）一般不超过 2km，步行 20 分钟即可到达，方便居民获得及时的医疗照顾。社区卫生服务中心（站）在服务内容、时间、价格等方面也满足了社区居民卫生服务需求的可及性。

5. 服务的连续性　社区卫生服务机构为社区居民提供全程、连续性的医疗卫生保健服务。卫生服务贯穿于个体的生命准备阶段直至生命结束的全过程，覆盖生命的全周期以及疾病发生、发展的全过程。

6. 服务的公益性　社区卫生服务具有公益性质，不以营利为目的，对常见病、多发病使用的基本药品实行零差率，除基本医疗服务外，公共卫生服务项目属于国家免费提供。2011—2021 年国家补贴人均基本公共卫生服务经费标准从 25 元提高至 79 元。

（三）社区卫生服务机构

我国城市社区卫生服务机构是以社区卫生服务中心和社区卫生服务站为主体，以诊所、医务所（室）、保健所等其他基层医疗机构为补充的社区卫生服务网络体系；农村社区卫生服务机构则为乡（镇）卫生院和村卫生室。社区卫生服务中心以政府举办为主，鼓励社会力量参与。社区卫生服务中心原则上按照街道办事处所辖范围或 3 万～10 万居民规划设置，在人口较多、服务半径较大，社区卫生服务中心难以覆盖的社区，可设置若干个社区卫生服务站。社区卫生服务的专业人员由全科医师（临床、中医类别）、社区护士、公共卫生医师、康复师、营养师、心理咨询师等组成，其中全科医师和社区护士是社区卫生服务工作的主要骨干力量。

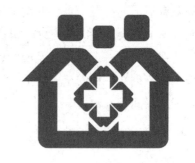

图 1 - 1　社区卫生服务机构标识

社区卫生服务机构必须使用国家规定的社区卫生服务机构专用标识（图 1 - 1），只有经政府卫生行政部门登记注册并取得《医疗机构执业许可证》的社区卫生服务机构才能使用该标识。社区卫生服务机构须达到 2006 年国家卫生部和国家中医药管理局发布的《城市社区卫生服务中心、站基本标准》（表 1 - 1）中的要求。

🌀 **知识链接**

社区卫生服务机构标识释义

社区卫生服务机构标识（图 1 - 1）是以人、房屋和医疗卫生机构标识形状为构成元素。三口之家代表健康家庭，家庭和房屋组成和谐社区，与医疗卫生机构的四心十字组合表示社区卫生服务机构，体现了社区卫生服务以人的健康为中心、家庭为单位、社区为范围的服务内涵及以人为本的服务理念。图形中两个向上的箭头，分别代表社区居民健康水平不断提高和社区卫生服务质量不断改善，展示社区卫生服务永远追求健康的目标。标识的颜色为绿色，体现社区的健康与和谐。

表 1 - 1　社区卫生服务机构的设置标准

	社区卫生服务中心	社区卫生服务站
面积/m²	建筑面积≥1000	建筑面积≥150
科室	①临床科室：全科诊室、中医诊室、康复室、抢救室、预检分诊室 ②预防保健室：预防接种室、儿童保健室、妇女保健与计划生育指导室、健康教育室 ③医技及其他科室：检验、B 超、心电图室，药房，治疗室、处置室，观察室，健康信息管理室等	全科诊室、预防保健室、健康信息管理室、治疗室、处置室
床位	日观察床≥5 张 护理康复病床≤50 张	日观察床≥1 张 不设病床
人员	全科医师≥6 名（至少 1 名副高级以上医师，1 名中级以上中医医师） 护士≥9 名（至少 1 名为中级以上职称） 公共卫生医师≥1 名	全科医师（临床、中医类别）≥2 名，其中中级以上职称的医师至少 1 名 护士≥2 名
设备	诊疗、辅助检查、预防保健、健康教育设备等	一般诊疗、健康教育等基本设备

（四）社区卫生服务基本功能

社区卫生服务具有公共卫生服务和基本医疗服务两大基本服务功能。公共卫生服务主要由政府财政提供资金，免费向居民提供。

1. 公共卫生服务内容

（1）卫生信息管理　根据国家规定收集、报告辖区有关卫生信息，开展社区卫生诊断，建立和管理居民健康档案，向辖区街道办事处及有关单位和部门提出改进社区公共卫生状况的建议。

（2）健康教育 以群体健康教育为主，普及卫生保健、疾病预防知识，实施重点人群及重点场所健康教育，提高公民健康素养，形成利于维护和增进健康的行为方式。

（3）传染病、地方病、寄生虫病预防控制 负责疫情报告和监测，协助开展结核病、性病、艾滋病、其他常见传染病以及地方病、寄生虫病的预防控制，实施预防接种，配合开展爱国卫生工作。

（4）慢性病预防控制 开展慢性病高危人群和重点慢性病的筛查，实施高危人群和重点慢性病病例管理。为慢性病患者（包括高血压患者、2 型糖尿病患者）建立健康档案，通过定期随访，对患者的健康状况进行评估，并给予生活方式指导。

（5）妇女保健 提供女性青春期保健、围婚期保健、孕产期保健、围绝经期保健和计划生育技术指导等服务，开展妇女常见病及恶性肿瘤的普查。

（6）儿童保健 开展新生儿、婴幼儿及学龄前儿童保健，协助对辖区内托幼机构进行卫生保健指导。根据国家免疫规划疫苗免疫程序，对适龄儿童进行常规接种。

（7）老年保健 定期对老年人的健康状况进行评估和体格检查，指导老年人进行疾病预防和自我保健，通过家庭访视提供有针对性的健康指导。

（8）精神卫生服务 对于严重精神障碍患者实施社区管理，为其建立健康档案，定期随访评估，并根据患者病情稳定情况进行分类干预和康复指导；为社区居民提供心理健康咨询服务。

（9）残疾康复指导和康复训练。

（10）协助处置辖区内的突发公共卫生事件 包括突发公共卫生事件相关信息的上报，开展流行病学调查，对突发公共卫生事件伤者进行急救、转诊等。

2. 基本医疗服务内容

（1）一般常见病、多发病的诊疗、护理，诊断明确的慢性病治疗。

（2）社区现场应急救护。

（3）家庭医疗服务。社区家庭可以通过家庭医生签约服务享受家庭医生团队定期上门为签约家庭成员提供基本医疗、公共卫生和约定的健康管理服务。

（4）双向转诊服务。社区卫生服务机构与三级综合医院、专科医院建立双向转诊服务机制，保证患者得到连续医疗服务。

（5）康复医疗和中医药服务 如运用中医理论辨证论治处理社区的常见病、多发病、慢性病等。

⊕ **知识链接**

家庭医生签约服务

家庭医生签约服务是目前国家积极推进的一项基层医疗卫生服务模式的改革，是对全科团队服务模式的深化。签约服务优先覆盖老年人、孕产妇、儿童、残疾人等人群，以及高血压、糖尿病、结核病等慢性疾病和严重精神障碍患者。居民或家庭可以自愿选择 1 个家庭医生团队签订服务协议，家庭医生团队按约定协议提供签约服务。

家庭医生团队主要由家庭医生、社区护士、公共卫生医师等组成，其中家庭医生为签约服务第一责任人。家庭医生团队采取团队服务形式，为签约居民提供基本医疗、公共卫生和约定的健康管理服务。家庭医生服务签约周期一般为一年，根据签约服务人数按年收取服务费，由医保基金、基本公共卫生经费和签约居民付费等分担。

PPT

第二节　社区护理

一、社区护理概述

（一）社区护理概念

社区护理（community health nursing）是社区卫生服务的重要组成部分。美国护士协会将社区护理定义为：社区护理是将护理学及公共卫生学理论相结合，用以促进和维护社区人群健康的一门综合性学科。我国的社区护理定义为：社区护理是综合应用护理学和公共卫生学的理论与技术，以社区为基础、以人群为对象、以服务为中心，将医疗、预防、保健、康复、健康教育、计划生育等融于护理学中，并以促进和维护人群健康为最终目的，提供连续性、动态性和综合性的护理服务。

（二）社区护理特点

1. 以预防保健为主　社区护理工作侧重于公共卫生服务，是以促进和维护社区人群的健康为目标，工作内容紧紧围绕终极目标，预防保健服务是社区护理的工作重点。

2. 强调群体健康　社区护理以社区、家庭、人群为服务对象，通过护理程序的工作方法对社区、家庭进行健康护理，以提升社区、家庭整体健康水平，其最终目标是促进、维护群体健康。

3. 工作具有自主性和独立性　社区护士的工作范围广，工作形式多样，或通过家庭访视、居家护理的形式在社区家庭中开展护理工作，或在辖区内的企业、学校、幼托机构等提供预防保健服务，面对的工作情境不同，因此，社区护士的工作具有高度的自主性，需要较强的独立工作能力。

4. 与多学科协作、多部门协调　社区护士是家庭医生团队主要成员，需要与全科医生、公共卫生医师等团队人员密切合作，为社区家庭、居民提供基本医疗和公共卫生服务。此外，社区护理工作的开展也需要社区的行政、企事业单位等有关部门的配合和支持。

（三）社区护理工作内容

社区护理的服务对象不同，工作的内容侧重点有所不同。

（1）社区健康护理　收集与社区整体健康状况相关的资料，找出现存的或潜在的社区健康问题及其相关因素，制定社区健康护理计划，进行社区护理干预直至社区健康问题得以解决。

（2）家庭健康护理　收集与家庭及其成员健康状况相关的资料，确认家庭健康问题，通过家庭访视、居家护理的工作方法对家庭及其成员的整体健康进行维护。

（3）重点人群的保健服务　为社区不同年龄阶段人群提供预防保健服务，如儿童与青少年保健指导、妇女保健指导、老年人的保健与护理等。

（4）慢性病的护理和管理　为社区高血压、糖尿病等常见慢性病患者提供护理服务，并建立慢性病患者的健康档案，对慢性病患者的健康进行动态管理。

（5）社区健康教育　不同的服务对象有不同的健康需求，社区护士按照健康教育程序评估服务对象的健康需求，有针对性地开展健康教育活动。

（6）社区康复护理　为残疾人和精神心理障碍患者提供康复护理服务，以改善其生理、心理功能，最大程度地提高其自理能力，使其早日回归社会。

（7）社区感染性疾病的预防和控制　运用流行病学的知识，监测传染病的发生及控制传染病的流行，做好社区中突发性公共卫生事件的预防和救助。

（8）现场的应急救护与转诊服务　对社区中突发的溺水、电击等意外事故，施以紧急救护；开展社区救护知识教育，提高社区居民自救、互救的能力。将急、重症或疑难病症患者转入上一级医疗机构进一步诊治，同时接收从医院返回社区卫生服务中心继续治疗、康复或在家庭中疗养的患者。

（9）社区安宁疗护　对社区家庭中的临终期患者及其家属提供生理、心理、社会等方面的关怀照顾。

（10）参与社区卫生计生监督管理工作　如饮用水卫生安全巡查、食品卫生安全信息及计划生育相关信息报告等。

二、社区护士

（一）社区护士的任职条件

2002 年国家卫生部发布的《社区护理管理的指导意见》指出，社区护士是在社区卫生服务机构及其他有关医疗卫生机构从事社区护理的护理专业人员。其任职条件如下。

1. 具备国家护士执业资格并经注册（注册护士）。

2. 通过地（市）以上卫生行政部门规定的社区护士岗位培训，取得岗位培训合格证。

3. 独立从事家庭访视护理工作的社区护士，应具有 5 年以上的临床护理工作经历。

（二）社区护士的角色

社区护理的工作范畴及其特点决定了社区护士在不同的工作场景、不同的时间内扮演多种角色，包括照顾者、教育者、咨询者、代言者、组织与管理者、协调与合作者、研究者。

1. 照顾者　为社区个体、家庭、人群提供健康照顾是社区护士基本角色，其角色任务是满足人群的健康需求。社区护士以整体护理观，护理程序的工作方法，为服务对象提供包括生理、心理、社会、精神等全方位的、综合的护理服务；对处于亚健康或有健康不佳危险的人群提供健康促进和预防保健服务。

2. 教育者　向社区人群提供健康教育服务是社区护士的主要工作内容之一，社区护士根据教育对象的健康需求和对知识的接受能力，有计划、有目的开展相关的健康教育活动，使教育对象自觉采纳健康生活方式，建立健康行为。

3. 咨询者　向社区居民提供有关卫生保健及疾病防治咨询服务。

4. 代言者　护士是社区人群的健康代言人。在健康护理中社区护士应维护服务对象的健康权利和利益，对不利于社区人群健康的环境、制度、政策，向政府有关部门提出合理化建议；帮助处于困境的弱势群体、家庭寻求社会援助，使其健康需求得到满足。

5. 组织与管理者　社区护士除了对社区卫生服务机构的人员、物资、制度进行管理，定期组织健康教育活动、咨询服务等；还通过社区健康档案的管理，了解社区人员的健康信息，对老年人、孕产妇、0~6 岁儿童、慢性病患者、严重精神障碍患者等重点人群的健康进行个案管理。

6. 协调与合作者　社区护士不仅与全科团队里的其他人员保持密切合作的关系，还要与服务对象及其家庭成员、社区管理者、团体组织等协调、合作。

7. 研究者　运用流行病学方法探讨、研究与社区护理有关的问题，以了解社区人群的疾病和健康状态的分布及其影响因素，为社区护理工作提供理论依据。

（三）社区护士的素质和能力要求

社区护理工作对护士的能力有着更高的要求，社区护士不仅要具备临床护理的综合能力，还要有公共卫生学、预防医学、流行病学、生物统计学等相关学科的知识。

1. 社区护士应具备的素质　世界卫生组织于 1974 年制定了社区护士必备的特质，包括：①必须有以促进社区健康为已任的责任感；②必须要以照顾弱势团体为优先；③必须要能与个案（个体、家庭、团体或社区）合作。

2. 社区护士的能力要求

（1）综合护理能力　社区护士的服务对象涉及不同年龄层次、不同专科疾患，要求社区护士有通科的护理能力，包括基础护理知识和技能，内科、外科、妇产科、儿科、急诊急救等各专科的护理知识和相关技能以及中医药相关知识，才能够满足社区人群的健康需求。

（2）独立判断、解决问题能力　社区护士的工作场所不仅仅局限在社区卫生服务机构，还可能在社区家庭、学校、工厂等，这就要求社区护士对问题要有预见性，能够独立判断、解决问题。

（3）人际交往、沟通能力　社区护士是家庭医生团队中的一员，需要与其他成员保持良好的沟通与合作，还要与社区中不同年龄层次、职业、教育背景和文化素养的服务对象接触，因此，社区护士需要学习心理学、社会学以及人际沟通技巧方面的知识，具备良好的人际交往和沟通能力。

（4）组织、管理能力　社区护士要有一定的组织、管理能力，才能调动社区内的有利资源，在社区内组织开展各种健康促进活动。

（5）信息收集和处理能力　社区健康档案已实施电子信息化管理，需要社区护士掌握一定的计算机知识，具备信息收集、处理信息和分析信息的能力。

（6）科学研究能力　社区护士应具备一定的科研能力，运用流行病学方法进行社区护理相关的研究，积极探索适合我国国情的社区护理模式和相关理论，促进社区护理学科的发展。

三、社区护理的发展

（一）社区护理发展史

社区护理起源于西方国家，是由家庭护理、地段护理及公共卫生护理逐步发展、演变而成，其发展经历分为以下四个阶段（表1-2）。

表1-2　社区护理发展史

发展阶段	关注对象	护理导向	服务内容
家庭护理（1850年前）	贫困患者	以个体为中心	医疗护理
地段护理（1859—1900年）	贫困患者	以个体为中心	医疗护理
公共卫生护理（1900—1970年）	有需求的民众	以家庭为中心	医疗护理和预防保健
社区护理（1970年至今）	整个社区	以人群为中心	健康促进及疾病预防

1. 家庭护理阶段（home care nursing stage）（1850年前）　从家庭护理的历史沿革中可以看出以社区为基础的护理原型。早在19世纪中期以前，由于卫生资源的匮乏、医疗水平的局限及护理专业的空白，多数患者均在家中休养，由家庭女性成员看护、照顾。这些看护者没有受过看护训练，仅凭生活经验给予患者一些基本的生活照料和护理。然而正是这种家庭护理的模式为早期的地段式护理和社区护理的诞生奠定了基础。

2. 地段护理阶段（district nursing stage）（1859—1900年）　1859年，英国利物浦慈善家威廉·勒斯朋（William Rathbone）的妻子患病在家，得到地段护士玛丽·罗宾逊（Mary Robinson）的良好护理，使威廉先生深信家庭护理的重要性。1861年，在弗洛伦斯·南丁格尔的帮助和建议下，他在英国皇家利物浦医院开办了一所护士培训学校，开始地段护理教育，并在利物浦成立世界第一所访视护理机构。随着护理服务的开展，越来越多经过培训的访视护士被分派到城市各地段为贫困患病者提供基本的护理服务，因此而得名"地段护理"。

3. 公共卫生护理阶段（public health nursing stage）（1900—1970 年） 20 世纪初，地段护理在其服务对象和服务内容上逐步拓宽，其服务对象由贫困患者扩大至地段居民；服务内容也由单纯的医疗护理扩展至疾病预防和保健服务。美国护士丽莲·伍德（Lillian Wald）和玛丽·布鲁斯特（Mary Brewsete）在纽约开设了护理中心，将公共卫生思想融入护理中，向居民提供预防疾病、妇幼保健、环境监测和健康宣教等公共卫生护理服务，1912 年伍德女士在美国成立了第一所公共卫生护理机构，从而使地段护理逐步演变为公共卫生护理。

4. 社区护理阶段（community health nursing stage）（1970 年至今） 20 世纪 70 年代后，世界各国越来越多的护士以社区为范围，以健康促进、疾病防治为目标，向社区居民提供医疗护理和公共卫生服务。70 年代中期，美国护士协会将这种融医疗护理和公共卫生为一体的服务称之为社区护理，将从事社区护理的人员称之为社区护士。1978 年，世界卫生组织对此给予肯定并加以补充，要求社区护理应成为社区居民"可接近的、可接受的、可负担得起的"卫生服务。从此社区护理在世界各国迅速地发展起来，形成多样化的社区护理模式，如"以社区为服务对象的模式""社区护理概念模式"以及"以社区为焦点的护理程序模式"等，向社区中的个体、家庭、群体提供预防、医疗和保健方面的护理服务，以实现全民健康的目标。

（二）我国社区护理发展

我国社区护理的发展始于公共卫生护理。1925 年，北京协和医学院公共卫生博士约翰·格兰特教授创办了北京市第一卫生事务所，培养公共卫生从业人员。1936 年，政府创办的"公共卫生人员训练所"是当时我国培养高级公共卫生技术人员的教学机构。1945 年，北京协和医学院成立了公共卫生护理系，开设包括公共卫生概论、健康教育、心理卫生、学校卫生护理、家庭访视与护理技术指导等课程。20 世纪 50 年代，我国取消高等护理教育，改制为中等护理教育，公共卫生护理相关课程随之取消；1983 年，恢复高等护理教育后，高等护理教育课程设置上增设了预防保健相关课程。1994 年，卫生部所属 8 所高校与泰国清迈大学联合开办护理硕士班，开设社区和家庭健康护理课程。1996 年 5 月，"全国首届社区护理学术会议"在北京举行，大会提出要发展及完善我国的社区护理。1997 年，国家卫生部下发《关于进一步加强护理管理工作的通知》（卫医发［1997］第 23 号），文中强调大力发展社区护理，满足社会需求。卫生部于 2002 年印发《社区护理管理的指导意见（试行）》，于 2007 年印发《关于印发社区卫生人员岗位培训大纲的通知》（卫办科教发［2007］48 号），进一步规范了社区护士从业资格和基本要求，逐步加强了社区护理工作的规范化管理。2006 年以后，随着《国务院关于发展城市社区卫生服务的指导意见》（国发［2006］10 号）等系列推进社区卫生服务体系建设、完善发展社区卫生服务的政策文件相继出台，我国社区卫生服务工作整体推进的同时，也同步发展了社区护理。十一五、十二五、十三五、十四五我国护理事业发展规划中，将发展社区护理列为重点工作之一。《中国护理事业发展规划纲要（2005—2010 年）》提出，要拓宽社区护理服务内容，促进社区护理的发展。《中国护理事业发展规划纲要（2011—2015 年）》强调，要加强基层医疗机构护士人力配备，优化护士队伍结构，提高护士队伍服务能力。要逐步建立和完善"以机构为支撑、居家为基础、社区为依托"的长期护理服务体系，增强医疗机构的长期护理服务能力，将护理服务延伸到家庭和社区。《全国护理事业发展规划（2016—2020 年）》强调，通过社区护士队伍建设、发展家庭病床和居家护理等措施，提高基层护理服务水平，加快社区护理发展。2017 年《国务院办公厅关于推进医疗联合体建设和发展的指导意见》（国办发［2017］32 号）提出，要进一步推进医疗联合体（简称医联体）的建设和发展，利用三级公立医院优质资源集中的优势，通过技术帮扶、人才培养等手段，发挥对基层的技术辐射和带动作用。2018 年六部门联合印发《关于促进护理服务业改革与发展的指导意见》（国卫医发［2018］20 号）中，强调大力发展社区和居家护理服务，并鼓励医联体内二级以上医院通过建立护理联合团队、一对一传帮带、开展社区护士培训等形式，帮扶带动基层医疗机构提高护理服务能力。《全国护理事业发展规划（2021—2025 年）》指出，护理内涵外延应进一步丰富和拓展，老年、中医、社区和居家护理服务供给要显著增加。实施老年医疗护理提升行动，提升基层护理服务能力，加快发展安宁疗护以及推动中医护理发展是目前我国护理事业发展规划中的主要任务。

尽管近年来我国基层卫生服务机构在政策带动下发展迅速，但是社区护理在发展中仍存在较多问题，如社区护理人员数量不足，人力资源配置较差；人才结构不合理，缺乏专业型的社区护理人才；各地区社区护理发展不均衡；社区护理管理体制不完善，工作质量标准和考核机制缺乏统一、科学的标准等。

（三）我国社区护理发展趋势

1. 多元化社区护理服务网络　21 世纪已经进入互联网＋时代，信息技术和互联网平台将逐步融入社区卫生服务各环节中，优化服务流程，提升服务质量和服务效率。通过网络信息技术，可实现医院与社区卫生服务机构的信息共享，构建社区与医院信息的共享机制，有利于对慢性病患者、需长期在社区、家庭康复的患者实施延续性的治疗、护理和康复及双向转诊。居民健康档案的电子信息化管理，也可实现全国各地的社区卫生服务机构的信息共享，方便社区居民在辖区外的基层卫生服务机构就医，为居民提供更便捷、安全和高效的医疗保健卫生服务。

2. 多渠道、多形式、多层次的社区护理人才培养体系　基于我国目前现有的社区护理人员的学历层次、专业水平现状，在大力推进规范性的岗位培训和继续教育基础上，还需发展社区护理学专业高等教育，培养社区护理全日制本科生、研究生和专科护士。借鉴国外专科护士的准入要求、培训内容、资格认证方案，积极探索适合我国国情的社区护理专科护士培养模式，为我国社区护理的发展输送大量高素质的社区护理人才。

3. 社区护理服务领域不断拓展　随着社会经济发展、疾病谱变化和人口老龄化进程的加快，护理服务不断适应人民群众日益多样化、多层次的健康需求，社区护士的角色功能范围应不断扩大，专业化分工越来越细化，更加注重老年护理服务、慢性病患者的延续性护理和康复、临终患者的安宁疗护以及提供专科护理门诊，如糖尿病专科护理门诊、伤口造口专科护理门诊等。

4. 社区护理管理科学化、标准化、网格化　社区护理管理的相关政策、法规、服务规范、工作质量标准及评价将逐步建立及完善。社区护理人力资源的合理配置、绩效考核、职称晋升、岗位培训应实施科学管理，建立有效的激励和约束机制；应充分利用信息技术，实现资源共享、信息共享，使管理工作更加高速、高效。

5. 发展中医护理特色和优势　发挥中医治未病的独特优势，在社区护理工作中积极开展辨证施护和中医特色的专科护理，加强中医护理在老年病、慢性病防治和养生康复中的作用，提供具有中医药特色的康复和健康指导，加强中西医护理技术的有机结合，促进中医护理的可持续发展。

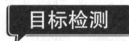

答案解析

一、选择题

1. 以下关于社区的描述哪项是错误的（ ）

　A. 社区通常以地理界线划分，是由一群生活在同一地域内的人组成的社会单元

　B. 人和地域是构成社区的最基本要素

C. 社区具有教育功能

D. 社区具有相互支援功能

E. 社区具有社会控制功能

2. 以下关于社区卫生服务的描述哪项是错误的 （   ）

    A. 全科医师和社区护士是社区卫生服务工作的主要骨干力量

    B. 以妇女、儿童、老年人、慢性病患者、残疾人为主要服务对象

    C. 提供以疾病为中心的治疗护理

    D. 具有预防、医疗、保健、康复、健康教育、计划生育技术服务六位一体的服务功能

    E. 服务形式具有多样性

3. 社区护理服务对象包括 （   ）

    A. 健康人群   B. 亚健康人群   C. 患病人群

    D. 家庭   E. 以上都是

4. 社区护理的特点包括 （   ）

    A. 以预防保健为主   B. 强调群体健康

    C. 有较高的自主权和独立性   D. 与多学科协作、多部门协调

    E. 以上都是

5. 社区护理起源于 （   ）

    A. 康复医学   B. 替代护理   C. 临床医学护理

    D. 公共卫生护理   E. 整体护理

二、问答题

1. 社区卫生服务的基本功能有哪些?

2. 社区护理工作内容有哪些?

书网融合……

本章小结   微课   题库

（李玉红）

第二章　社区健康促进与健康教育

📖 学习目标

知识要求

1. 掌握　社区健康促进、社区健康教育的概念；社区健康促进的 5 个活动领域；格林模式的主要内容；社区健康教育程序。

2. 熟悉　社区健康促进和健康教育的重要性；知－信－行模式、行为转变模式的主要内容。

3. 了解　健康促进的发展趋向。

技能要求

具备运用社区健康教育程序对特定健康问题的人群实施健康教育的能力。

素质要求

1. 具有实施健康中国战略的责任感与使命感。

2. 树立大卫生、大健康和预防为主的理念。

⇒ 案例引导

案例：彩虹社区，辖 11 个街道，6 万人口。2021 年 3 月，为做好新冠肺炎疫情常态化防控，启动社区 18 岁及以上符合接种条件的居民免费接种新冠肺炎疫苗的工作。为提高居民的疫苗接种率，巩固疫情防控成果，彩虹社区通过全面排查疫苗接种工作的方式，及时了解居民的疫苗接种情况，促进新冠肺炎疫苗接种的应接尽接。但是社区护士在走访的过程中发现，大部分未接种的居民对新冠肺炎疫苗的有效性、安全性与接种必要性等信息了解较少，对新冠肺炎疫苗接种的禁忌证缺乏了解，担忧较多。

讨论：针对该社区部分居民对新冠疫苗接种存在的认知问题，社区护士如何开展健康教育？

第一节　社区健康促进

PPT

一、概述

人们健康行为和生活方式的形成是长期复杂的过程，单纯的健康教育和干预虽然能提高人们的认知和技能，促进行为和生活方式的转变。但很多情况下，由于环境的限制与个体自身的一些原因，人们采纳健康行为的意识及能力不足。例如，当人们决定就医时，医疗费用可能令他们心有疑虑；糖尿病患者进行饮食方面的自我管理时，可能存在糖尿病饮食护理相关知识的缺乏。因此，改变人们的健康行为，还应该争取政策、环境的支持以及自身健康促进能力的提升。

（一）概念

1. 健康促进（health promotion）　指运用行政或组织的手段，广泛协调社会各相关部门以及社区、家庭和个人，使其履行各自对健康的责任，共同维护和促进健康的一种社会行为和战略。

在社区卫生领域，健康促进对社区护理工作有一定的引导作用。一方面可以加强社区动员，为健康服务工作提供重要保障。另一方面可以帮助人们建立健康的生活方式，培养良好的卫生行为，从而提高人们的生活水平，促进人们的健康。

2. 社区健康促进（community health promotion）　指通过健康教育和环境支持改变个体和群体行为、生活方式与社会影响，降低本地区的患病率和死亡率，为提高社区居民生活质量和文明素质而进行的活动。社区健康促进的构成要素包括健康教育和一切能够使行为、环境改变的经济、政策、组织等支持系统。

（二）社区健康促进的活动领域

社区健康促进是实现初级卫生保健目标的重要策略，包括五个主要活动领域。

1. 制定促进健康的公共政策　社区健康促进的政策由多样而互补的各方面综合而成，它包括立法、财政措施、税收和组织改变等。科学、有效的健康促进政策可使决策者能较易做出更健康的选择，从而健康地生活。

2. 创造支持性环境　社区健康促进必须创设一种对健康有利的支持环境。如安全的、满意的和愉快的工作条件和生活环境。为了创设良好的支持性环境，应注重系统地评估环境对健康及健康相关行为的影响，合理开发并充分利用社区资源，倡导社会多部门和社区群体提出有针对性的改进策略，保证自然环境和社会环境的健康发展。

3. 强化社区行动　健康促进工作通过具体有效的社区行动，发现社区现存的和潜在的健康问题、明确社区的健康目标并确定优先项目，进而做出决策。同时，发动社区力量，挖掘社区资源，积极有效地提升社区群众参与卫生保健计划制订和实施的积极性和责任感，实现社区健康与发展目标。

4. 发展个人技能　个人的技能不仅包括基本的健康知识、疾病预防、自我保健技能、自我健康维护和家庭健康管理能力等，还涵盖维护社区健康有关的技能，如保护环境、节约资源等。为了发展个人的健康促进能力，社区应鼓励个体不断学习一些有效维护自身健康和其所在的社区健康的措施。

5. 调整卫生服务方向　基层卫生机构应将疾病预防、健康促进工作作为卫生服务工作的重点，并应根据当前的公共卫生问题、健康问题而调整卫生服务重点方向。如人口老龄化、慢性病的高发以及传染病等的暴发等，卫生重点工作则应转向老年护理、慢病管理、疫情防控等方面。

> ⊕ **知识链接**
>
> **《中华人民共和国基本医疗卫生与健康促进法》**
>
> 　　《中华人民共和国基本医疗卫生与健康促进法》是我国卫生与健康领域的第一部基础性、综合性法律。是国家为了发展医疗卫生与健康事业，保障公民享有基本医疗卫生服务，提高公民健康水平，推进健康中国建设，根据宪法而制定的。该法自2020年6月1日起实施。
>
> 　　《中华人民共和国基本医疗卫生与健康促进法》共十章110条，涵盖基本医疗卫生服务、医疗卫生机构和人员、药品供应保障、健康促进、资金保障等方面内容，确立了基本医疗卫生制、分级诊疗、现代医院管理、全民基本医保、药品供应保障、医疗卫生综合监管等基本制度，体现了"保基本、强基层、促健康"理念。

（三）影响社区健康促进活动的主要因素

1. 动员协调是首要策略　动员全社会共同参与，协调各级政府和相关部门的工作，形成政策与任务的支持性网络，共同对社区的健康承担责任，创建有益的健康促进环境。

2. 干预支持是中心环节　社区健康促进应从整体上对人群相关行为和生活方式进行干预。内容涉及疾病防治以及生态环境的改善等，范围广泛，涉及个人、家庭、社区的健康，贯穿于社区卫生保健的各个方面。

3. 信息传播是重要手段　信息传播对社区健康促进有着积极的作用，通过信息传播，可实现在社区范围内的健康信息的普及。社区卫生机构应充分利用社区的宣传渠道，采用多种健康信息传播方式，实现健康信息在社区内的传播和推广。

4. 资金投入是有力保障　开发利用社区健康促进活动资源时，应充分了解、合理利用、积极发挥社区资源优势。为了保障健康促进活动的有效实施，各级行政部门需加大社区卫生服务资金投入，积极探索以政府投入为主导、社会投入为补充的社区卫生建设投入保障机制，加大公共财政对社区健康促进工作的投入。

5. 人员培训是实施基础　基层人才队伍建设是社区健康促进的重要环节之一。人员培训可以提高社区健康促进人员的专业水平。而健康促进人员的专业水平高低直接影响着社区健康促进工作的质量。

6. 合理规划是核心要务　为避免社区健康促进工作的盲目性和减少资源浪费，社区健康促进工作应以社区健康需求评估为基础，应具有明确的目标、任务、方法、所需资源、实施步骤等，形成科学的计划并予以实施。

二、健康促进相关理论

（一）格林模式

格林模式（PRECEDE – PRICEED – Model）又称健康诊断与评价模式。由美国著名的健康教育学家劳伦斯·格林（Lawrence W. Green）主创，是世界上应用最广、最具代表性和权威性的模式。格林模式具有两个特点：一是从结果入手的程序，即用演绎的方法进行推理思考——从最终的结果追溯到最初的起因，先问"为什么"，再问"如何去进行"。在设计干预计划前对产生结果的重要影响因素做出诊断，避免以主观猜测代替一系列的需求诊断。二是考虑了影响健康的多重因素，显示出一切个人和群体行为与环境变革的努力，必须是多元的，因此健康教育与健康促进计划的设计也应该是多层面的。

格林模式前后呼应，为健康促进的规划设计、执行及评价提供了一个连续的步骤，它包括以下两个部分，共九个阶段。

第一部分：PERCEDE，即评估部分。该英文缩写是由在环境的评价中应用的倾向因素、促成因素和强化因素的英文首字母排列而成。包括社会诊断、流行病学诊断、行为与环境诊断、教育与组织诊断以及管理与政策诊断五个阶段。强调行为理论和需求诊断。涉及在目标社区和相关组织中开展调查研究以确定总目标和具体目标，并在项目的各具体目标中设定需优先解决的问题。

第二部分：PROCEED，即执行与评价部分。该英文缩写是由环境干预中应用的政策、法规和组织手段的英文首字母组成。包括健康促进计划的实施、过程评价、效果评价、结果评价。重点强调执行教育、环境干预过程中应用政策、法规和组织手段，同时将评价贯穿于整个模式始终。

格林模式中上述两个部分所包含的九个阶段具体内容如下。（图2–1）

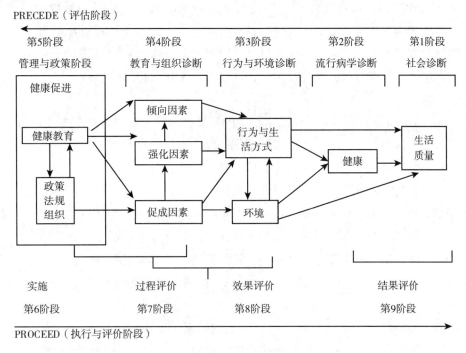

图 2-1 格林模式

1. 社会诊断（social diagnosis） 社会诊断的主要目的是分析广泛的社会问题，从而了解社会问题与健康问题的相关性，重点内容包括生活质量和社会环境评价。生活质量受社会政策、社会服务、卫生政策和社会经济水平的影响。社会环境评价包括对社会政策环境、社会经济环境、社会文化环境、卫生服务系统健康教育工作的完善性、社会资源的利用状况和对健康的投入情况的评价。

2. 流行病学诊断（epidemiological diagnosis） 流行病学诊断的主要任务是客观地确定目标人群的主要健康问题以及引起健康问题的行为因素和环境因素。流行病学诊断需要描述人群的躯体健康问题、心理健康问题、社会健康问题及其危险因素的发生率、频率、强度等，以确定健康问题的严重性，并揭示健康问题随年龄、性别、种族、生活方式、住房条件和其他环境因素变化的规律。特别是需要获取影响个体健康的信息，如疾病的发生、分布、强度、频率等，这些信息往往就是健康教育和健康促进项目的干预重点。总之，流行病学诊断最终应回答以下 5 个问题。

（1）威胁社区人群生命与健康的问题是什么？

（2）影响该疾病或健康问题的危险因素是什么？其中最重要的危险因素是什么？

（3）有这些疾病或健康问题的人群在性别、年龄、种族、职业上有何特征？

（4）这些疾病或健康问题在地区、季节、持续时间上有何规律？

（5）对哪些（哪个）问题进行干预可能最敏感？预期效果和效益可能最好？

3. 行为与环境诊断 行为诊断（behavioral diagnosis）的主要目的是确定导致目标人群疾病或健康问题发生的行为危险因素，其主要任务包括以下三个方面。

（1）区别引起疾病或健康问题的行为与非行为因素 分析导致已知疾病或健康问题因素是否为行为因素。如吸烟、高脂饮食属于引发下肢动脉硬化闭塞症的行为因素；年龄、家族史属于引发该病的非行为因素。

（2）区别重要行为与相对不重要行为 区别重要行为与相对不重要行为的原则：行为与疾病或健康问题是否密切相关；是否为经常发生的行为。如对于高血压患者，高脂、高盐饮食，缺乏锻炼就属于不利于疾病的重要行为。

（3）区别高可变性行为与低可变性行为　高可变性行为与低可变性行为是依据健康教育干预中，某行为发生定向改变的难易程度而划分。高可变性行为包括：正处在发展时期或刚刚形成的行为；与文化传统或传统的生活方式关系不大的行为；在其他计划中已有成功改变实例的行为；社会不赞成的行为。低可变性行为包括：形成时间已久的行为；深深植根于文化或传统的生活方式之中的行为；既往无成功改变实例的行为。

环境诊断（environmental diagnosis）为确定干预的环境目标奠定基础。其主要步骤为：从众多的内、外环境因素中找出与行为相互影响的环境因素；根据环境因素与健康和生活质量关系的强度，以及该环境因素所导致的发病率、患病率、罹患率状况，确定其重要性；根据环境因素是否可通过政策、法规等干预而发生变化，从而确定其可变性；将重要性与可变性结合分析，确定干预的环境目标。

4. 教育与组织诊断（educational and organizational diagnosis）　个体的行为受多种因素的影响，主要包括遗传因素、环境因素和学习因素。在格林模式中，将这些因素划分为倾向因素、促成因素和强化因素三类。任何一种健康行为均会受到这三类因素的影响，教育与组织诊断主要分析这三类因素。

（1）倾向因素　是指产生某种行为的动机、愿望，或诱发某行为的因素。倾向因素包括知识、信念、态度和价值观。

（2）促成因素　是指使行为动机和意愿得以实现的因素，即实现或形成某行为所必需的技能、资源和社会条件。包括保健设施、医务人员、医疗费用、交通工具、个人保健技术及相应的政策法规等。

（3）强化因素　是指激励行为维持、发展或减弱的因素。主要来自社会的支持、同伴影响、亲属以及保健人员的劝告等。

5. 管理与政策诊断（administrative and policy diagnosis）　管理与政策诊断的核心内容是组织评估和资源评估。组织评估包括组织内分析和组织间分析两个方面。资源评估则是对实施健康教育与健康促进的资源进行分析。

组织内分析是指对健康教育与健康促进内部的分析。如有无实施健康教育和健康促进的机构，该机构是否为专业机构，对项目重视程度如何，有无实践经验和组织能力，资源的配置等问题。

组织间分析是指主办健康教育和健康促进的组织外部环境，分析外环境对计划执行可能产生的影响。包括健康教育项目与本地区卫生规划的关系，政府卫生行政部门对健康教育的重视程度和资源投入状况，本地区其他组织机构参与健康教育的意愿和现况，社区群众接受和参与健康教育的意愿和现状，社区是否存在志愿者队伍等。

6. 健康促进计划的实施　实施计划（implementation）是按照已制订的计划执行健康促进的策略，是将科学的计划落实为具体操作的过程。我国健康促进计划的实施主要是在各级政府的领导下进行的，具有自身的特色。当前，国家正在积极推行医疗卫生体制改革，大力发展社区卫生服务，城市初级卫生保健计划也在实施。同时，国家针对社区特殊人群的健康状况，推出了相应的计划。例如，针对学生的营养问题，实施"中小学生豆奶计划""学生营养餐计划"等，并提出"政府主导、企业参与、学校组织、家长自愿"原则；为降低婴幼儿的死亡率，国家先后推行各项卫生防疫计划等。

7. 过程评价（process evaluation）　过程评价是在实施健康促进的过程中，分析实施效果及一些情况产生原因的评价。可通过审计、同行鉴定、专家评议和社区政府部门的监督等形式进行。在实施健康促进的过程中，需不断进行过程评价，找出存在的问题并及时进行计划的调整。通过评价及时修正完善计划，为决策者提供决策依据。计划是健康教育项目实施过程中的行动纲领，但不能过于教条。为此，需要通过及时的评价来修正和完善计划，使之更符合目标人群特点和需要。

8. 效果评价（impact evaluation）　效果评价是对健康促进所产生的影响进行的评价。主要评价指标有干预对象的知识、态度、信念等的转变。包括近期效果评价、中期效果评价和远期效果评价。

近期效果评价即社区健康教育干预活动实施后，短时间内评价健康教育的成果。如对社区青少年学生开展用眼卫生的健康教育，在指导学生做眼保健操之后，立刻对学生的眼保健操的做法是否规范进行评价，及时给予纠正和指导。

中期效果评价是指社区健康教育实施一段时间后，如健康教育项目进行一半时进行的效果评价。其目的是综合评估健康教育方案的设计是否合理，及时发现健康教育具体实施过程中的目标是否达成，及时解决现存和潜在的问题，促进健康教育活动的有效进行。

远期效果评价指的是社区健康教育与健康促进项目实施后接受健康教育人群的健康状况以及生活质量的改善情况等。健康状况及生活质量的提高可能不仅有健康教育的贡献，还可能包括了社会经济发展、卫生服务水平提高等因素的贡献。但是当某些因素可以控制时，是可以评估健康教育对健康结局的影响，如学生进行眼保健操一年后，学生的依从性及视力状况等。

9. 结果评价（outcome evaluation） 健康促进活动结束后，按照计划检查是否达到了预期目标，特别是长期目标。常用的结果评价指标有发病率、伤残率和死亡率等。《国家健康促进行动规划框架》指出对综合性干预措施的健康促进结果评价包括以下九个方面。

（1）知、信、行的测量 知、信、行模式是认知理论和动机理论在健康教育中的应用。其中，"知"是与行为改变相关的知识，"信"是行为改变的信念和积极的态度，"行"指的是行动。如对社区慢性阻塞性肺疾病患者进行积极有效的健康教育，不仅有助于提高患者及家属对疾病的认知水平，还可以有效约束患者的行为，从而控制疾病的进展。

（2）社会行动与影响的测量 社区健康教育活动具有一定的社会影响作用。其有效的实施可以使健康知识与技能在社区中进行传播和普及，吸引社区居民成为"健康中国行动"的参与者、实践者和受益者，进而推进"健康中国战略"的实现。通过社会行动与影响的测量可以测评接受健康教育的社区居民是否愿意继续参与健康教育项目，该健康教育活动是否能够起到辐射和带动作用，使更多的社区居民参与或者采纳相关的健康教育信息等。

（3）健康政策和组织实践的测量 系统、科学的健康教育活动的实施仅仅依靠社区医疗卫生机构是不够的，还需要整合全社会的资源与力量。《"健康中国2030"规划纲要》中提出要"统筹社会、行业和个人三个层面，形成维护和促进健康的强大合力"。因此，为更好地实施健康教育，社区护士要及时梳理相关政策法规，分析现有的资源条件，测量健康教育活动的实践效果，统筹协调各方力量与资源，为全面提升社区居民的健康水平提供坚实的保障。

（4）健康生活方式和条件的测量 健康教育活动开展的最终目标就是要提高受教育者的健康行为。测量健康生活方式和条件是评价健康教育结果的重要内容。如对受教育者烟草使用、健康食物选择、合理运动、饮酒等情况的测量。

（5）有效健康服务的测量 社区开展健康教育活动的服务项目、服务方式、健康教育策略有很多种。哪些健康教育形式更有效，哪些服务内容更受社区居民欢迎，哪些健康教育项目更适合在社区推广，都需要在社区具体工作中进行评定。这些服务项目的有效性评价是开展后续健康教育工作的前提。

（6）健康环境的测量 健康环境包括自然环境和社会环境。良好的健康教育结果离不开健康的环境。社区应努力为社区居民提供健康的居住环境，创造良好的文化环境。为了实现这一目标，社区应定期对辖区内的自然和社会环境进行测评，及时反馈不利于居民健康的环境因素，积极进行干预和改善。

（7）社会结果的测量 健康教育活动的结果评价需放在更广阔的社会环境下进行，即评价健康教育活动产生的社会效应。如开展社区孕产妇营养健康教育，不仅有利于胎儿的生长发育，同时也减少孕妇妊娠并发症出现，对于促进家庭和谐，实现优生优育及降低孕产妇的死亡率有十分重要的作用。

（8）健康结果的测量 健康结果的测量是评价健康教育效果的最直接指标。常用的测量指标有发病率、致残率、可避免性死亡率的改变、社会心理适应能力以及生活技能的改变等。如对社区老年2型糖尿病的患者进行健康教育后，评价受教育者空腹血糖、餐后2小时血糖和糖化血红蛋白的达标率都属于健康结果的测量。

（9）能力建设结果测量　社区健康教育肩负着向居民传递健康信息的责任，促使他们增强预防与自我保健的能力。然而，当前我国社区居民的健康意识有待进一步提升，对于心脑血管疾病、糖尿病等慢性非传染性疾病以及结核病、艾滋病等重大传染性疾病的防治意识和能力明显不足。做好相关的测评能够在很大程度上起到预防疾病、治疗疾病，进而助推"健康中国战略"的实施。

（二）社区健康促进策略

1. 社区健康促进的内涵　社区健康促进是推进初级卫生保健和实现"健康为人人"的全球战略的关键要素。其内涵体现在以下几个方面。

（1）社区健康促进的工作主体不仅仅是卫生部门，还包括社会的各个领域和相关职能机构。

（2）社区健康促进涉及整个人群的健康和生活的各个层面，而非仅限于疾病预防。

（3）社区健康促进直接作用于影响健康的各种因素，包括生物、生态、社会、行为和卫生服务等。

（4）社区健康促进是运用多学科、多部门、多手段来增进群体的健康。

（5）健康促进强调个体、家庭、社区和各群体积极参与健康促进活动的全过程。

（6）社区健康促进是建立在大众健康生态学基础上，强调健康 – 环境 – 发展三者合一的活动。

2. 社区健康促进的主要内容　我国的社区健康促进活动主要是在各级政府的领导下进行，具有自身的特色。国家在实施初级卫生保健规划的同时积极推行医疗卫生改革，大力发展社区卫生服务。社区健康促进是抓好社区服务、创建社区文明工作行之有效的方法。其内容如下。

（1）建立社区健康促进评价体系，并纳入社区卫生工作考评管理。

（2）动员社区参与，充分利用社区资源，建设文明健康的社区环境。

（3）完善各项管理制度，以行政、组织、社区规范、评比奖惩等措施促进社区健康促进工作的开展。

（4）提供社区基本卫生服务，如建立社区居民健康档案、重点人群健康管理、常见病的筛查、社区居民健康咨询等。

（5）评估社区健康需求，开展社区健康干预，评价社区健康促进效果。

三、健康促进发展趋向

（一）国内外发展趋向

20世纪70年代开始，一些国家在针对改变行为的健康教育基础上提出了新的方法。1974年，加拿大最早提出健康促进的概念。1986年，在加拿大渥太华召开的第一届国际健康促进大会上，提出"人人享有卫生保健"的战略目标。

1997年，第四次国际健康促进大会在印度尼西亚首都雅加达召开，会议以"新时期的新角色：将健康促进带进21世纪"为主题，发表了《雅加达宣言》，进一步思考有效的健康促进经验。2016年第九届全球健康促进大会在上海举行，围绕"可持续发展中的健康促进"这一主题，提出各国政府应当动员各个部门承担起健康促进责任，并且要迅速行动起来，制定相应措施并积极落实。

在健康促进理论的指导下，一些国家开展了各具特色的健康促进活动。新加坡将健康促进纳入全国卫生规划；韩国、菲律宾、马来西亚等国家在制定国家卫生政策、增设机构和确定重点人群方面也有一些新举措；澳大利亚用烟草税收开展健康促进活动。21世纪，世界各国进一步拓宽了健康促进的研究范畴，从社会、经济、环境方面全方位解决健康问题。随着社会的进步和科学技术的日新月异，健康促进的内涵、功能、策略乃至立法必将完善，进而推动全世界卫生保健事业的发展。

我国于 1984 年起开始正式使用"健康教育"一词，中国卫生宣传教育协会成立，健康教育工作逐步开展起来；2009 年协会更名为中国健康促进与教育协会。20 世纪 80 年代开始，各地医疗卫生机构陆续将健康教育工作列入医院的工作内容，并陆续明确了健康教育职能部门，设专职或兼职人员负责健康教育工作，也有相当一部分医院成立健康教育科，有的组成医院健康教育领导委员会，有的成立了医院健康教育咨询中心，开展各方面的健康教育工作。1995 年，我国开始引进健康促进理论，开展了以改变人文环境、提供服务、传播知识、发展健康技能等综合策略为途径的健康促进活动。进入 21 世纪，我国健康促进实践开始与国际接轨，烟草控制，艾滋病、结核病、慢性病的防治，以及妇幼保健等纳入了健康促进工作领域，并已建立了考核指标。2020 年第十三届中国健康教育与健康促进大会提出，要推动健全国家健康教育制度，落实好健康中国行动重点任务，不断加强健康促进与教育能力建设。在 2021 年第十届全球健康促进大会上，国务院副总理孙春兰指出，中国政府始终把人民生命安全和身体健康放在第一位，秉持大卫生大健康理念，为促进全球健康公平可及、构建人类卫生健康共同体作出贡献。

（二）社区健康促进发展趋向

1986 年第一届国际健康促进大会发表的《渥太华宣言》中，将"加强社区行动"列为健康促进五项领域之一。1997 年国际健康促进大会进一步申明了社区参与健康促进的重要性，并将社区列为健康促进的优先领域。阐明健康促进的核心是把社会的健康目标转化为社会的行动。由此可见，健康促进最有效、最恰当的重点在社区。

健康促进是当代卫生政策的核心举措。社区健康促进是新时期卫生体制改革的重点之一，并作为干预社区群众的健康相关行为和生活方式、改善社区环境的主要手段，在社区卫生工作中发挥着越来越重要的作用。

第二节　社区健康教育

PPT

一、概述

社区健康教育是基于健康教育学理论、工作方法、程序而建立起来的教育活动。目的在于引导社区个体和群体树立健康意识，关爱自身、家庭和社区的健康，积极参与健康教育和健康促进规划的计划与实施，增强个体和群体的健康水平。社区健康教育是实施社区健康促进的主要手段，是社区护理工作的基本工作方法。

（一）健康教育

1. 概念　健康教育（health education）是通过有计划、有组织、有系统的教育活动和社会活动，帮助个体和群体掌握卫生保健知识、树立健康观念、促使人们自觉地采纳健康的行为和生活方式，消除或减轻影响健康的危险因素，预防疾病、促进健康和提高生活质量。

2. 目的　健康教育的目的是使个体或群体改变不良行为和生活方式。通过健康教育，可以使人们掌握卫生保健知识，提高认知水平，建立追求健康的理念和以健康为中心的价值观，促进个人健康行为的养成，促进社会文明进步。

（二）社区健康教育

1. 概念　社区健康教育（community health education）是以社区为基本单位，以社区人群为教育对象，以促进居民健康为目标，有目的、有计划、有组织、有评价的系统健康教育活动。

2. 目的

（1）提高和促进社区居民健康和自我保护意识，积极培养其健康责任感。

（2）增进社区居民自我保健的知识和技能。

（3）促使社区居民养成有利于健康的行为和生活方式。

（4）合理利用社区的卫生保健服务资源。

（5）减少和消除社区健康危险因素。

3. 意义

（1）合理利用、节约社会资源。

（2）健康教育可增进社区居民自我保健意识和自我保健能力，提高其健康责任感。

（3）广泛开展不同领域的健康教育实践和研究，对健康教育的实践和理论发展具有十分重要的意义。

4. 社区护士在健康教育中的角色

（1）健康教育活动组织者　社区护士需要对人员、物资及各种健康教育活动进行安排组织，有时还需对有关人员进行培训。

（2）健康信息传递者　社区护士有责任传递健康信息，唤醒社区居民的健康意识，促使人们积极主动地寻求医疗保健，改变不良的生活方式及健康观念，注重生活质量的提升。

（3）健康行为指导者、监督者、咨询者、协助者　社区护士需要向社区居民提供各种健康教育指导与服务，对重点人群进行健康监督与管理，为社区居民提供健康咨询等。社区护士还应具备协助患者进行康复训练的能力，帮助其更好地发挥自我能力。

（4）健康教育效果评价者　社区护士通过评价健康教育效果及时发现健康教育过程中存在的问题并及时给予纠正，从而提高健康教育的效果和质量。

二、健康教育理论

（一）知-信-行模式

知-信-行模式（knowledge - attitude - belief - practice，KABP）是认知理论在健康教育中的应用。该模式认为卫生保健知识和信息是建立积极、正确的信念与态度，进而改变健康相关行为的基础，而信念和态度则是行为改变的动力。只有当人们了解了有关的健康知识，建立起积极、正确的信念与态度，才有可能主动地采取有益于健康的行为，改变危害健康的行为。

知识、信念、行为之间存在着因果关系。行为改变是目标，为达到行为改变，必须以健康知识作为基础，以信念作为动力。态度是转变行为的前提，要转变行为必须先转变态度。影响态度转变的因素有以下几点。

1. 信息的权威性　信息的权威性越强，说服力就越强，态度转变的可能性就越大。

2. 传播的效能　传播的效能越强，越能激发起受教育者的情感，越有利于态度的转变。

3. 问题的严重性认识　恐惧能使人意识到事件的严重性，但要应用恰当，否则会引起极端反应或逆反心理。

4. 行为效果和效益　行为效果和效益是很有力的因素，不仅有利于强化个体的行为，还能使信心不足者发生态度的转变。

（二）健康信念模式

健康信念模式（health belief model，HBM）是建立在需要和动机理论、认知理论和价值期望理论基础上用来解释和预测健康行为的理论模型，由社会心理学家 Hochbaum、Rosenstock 和 Kegels 在 1952 年提出。健康信念模式是经由个人认知的角度观察其信念与行为之间的关系，强调个体的健康信念形成是人们接受劝导、改变不良行为、采纳健康行为的关键。它曾被用于探索各种长期和短期健康行为问题，如危险性行为与艾滋病的传播。健康信念模式包括个人认知、修正因素和行动的可能性三部分（图2-2）。其核心为感知威胁和知觉益处；前者包括疾病易感性和严重性的认识，后者包括对健康行为有效性的认识。

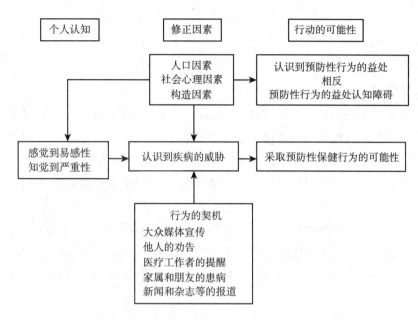

图 2-2 健康信念模式

在健康信念模式中，健康信念的形成主要涉及以下几方面因素。

1. 感知疾病的威胁 即对疾病易感性和严重性的感知。

（1）对疾病易感性的感知 指个体对自身罹患某种疾病或出现某种健康问题可能性的判断。人们越感觉自己患病的可能性大，越有可能采取行动避免疾病的发生。

（2）对疾病严重性的感知 疾病的严重性既包括疾病对生理健康的不良影响，还包括对心理健康的影响。越相信其后果严重，越有可能采纳健康行为。

2. 感知健康行为的益处和采纳健康行为的障碍

（1）感知健康行为的益处 人们对采纳行为产生益处的主观判断，包括对保护和改善健康状况的益处和其他收益，当人们认为收益很多，会更有可能采纳健康行为。

（2）感知健康行为的障碍 人们对采纳行为面临障碍的主观判断，包括行为的复杂性、花费的时间、经济负担、个人意志力等，障碍越多，个体采纳健康行为的阻碍性越大。

3. 自我效能（self-efficacy） 指个体对自己有能力执行某一特定行为并达到预期结果的评价和判断，即个体对自己有能力控制内、外因素而成功采纳健康行为并取得预期结果的自信心。人们通过自身的实践、他人的经验及劝告，激发其内在动机，使他们相信有能力改变不良的健康行为以取得预期效果。自我效能是人们能否产生行为动机进而产生行为的重要因素。自我效能高的人，更容易选择采纳有益于健康的行为。通过以下四种途径可提高自我效能。

（1）自己成功完成某种行为的经验 一次行为成功的经验，是能够表明自己具有该行为执行力的最好证据。

（2）来自他人的间接经验 看见他人成功地完成了某项行为并且结果良好，会增强自己通过努力也能完成此行为的自信心。

（3）口头劝说　通过他人的成功经验的介绍和劝说，增强了自己采取行动的决心。

（4）情感激发　采取一定方法消除其不良情绪，引发积极向上的情感，使他们相信自己的能力。

4. 提示因素（cues to action）　指诱发健康行为产生的因素，如大众媒体对健康的宣传、医生、家人、朋友、同事等的建议和提醒都有可能成为提示因素诱发个体采纳健康行为。提示因素越多，采纳健康行为的可能性就越大。

5. 其他相关因素

（1）人口学因素　包括年龄、性别、种族等。

（2）社会心理学因素　如社会压力、人格特点等。

（三）行为转变阶段模式 [e]微课-2

行为转变阶段模式（stages of behavior - change model）是美国心理学教授普罗察斯卡在1984年提出的。该理论着眼于行为变化过程及对象需求，理论基础是社会心理学。该理论认为人的行为转变是一个复杂、渐进、连续的过程，可分为五个不同的阶段。此模式最突出的特点是强调了根据个人或群体的需求来确定行为干预的策略，不同阶段所采用的转化策略也不尽相同。行为转变阶段模式将行为转变划分为五个阶段。

1. 无转变预期阶段（precontemplation）　处于无转变预期阶段的个体没有行为转变的意向。也许他们不知道或未意识到自己存在不健康的行为；也许他们曾多次尝试改变但最终失败而心灰意冷。因此对行为转变毫无兴趣，并有抵触情绪或为自己找借口。如："我身体一直很健康""吸烟不可能引起心脏病"。

无转变预期阶段的转变策略：要想使一个人产生行为改变的想法（意识），走出此阶段，进入下一个阶段，必须要开展三项工作（过程）。

（1）传播知识和信息　通过传播知识和信息提高行为改变的认知水平，如可以借助发放吸烟危害健康的科普知识手册、举办有关讲座等，使干预对象产生吸烟危害健康的意识。

（2）角色感知　通过生活中的一些角色认识，使个体产生行为改变的决心。如可以让吸烟者参加较多正式的社交活动或让吸烟的新生儿父亲照顾孩子以使其产生"不方便"吸烟的感受。

（3）环境再评估　如让干预对象意识到如果不改变现状会产生很多社会适应问题。如参加社交活动的环境受到限制、周围有很多吸烟者已经采取戒烟行动等，从而使干预对象产生要进行行为改变的压力。

2. 犹豫不决阶段（contemplation）　此阶段考虑要转变行为但犹豫不决，预计在6个月内将会采取行动。干预对象已意识到了自己某种行为问题的严重性，也已经清楚改变行为所带来的好处，但也很清楚要改变现状自己所要付出的代价，已考虑要改变这种行为。此阶段，干预对象开始产生要改变行为的情感体验，在内心中对行为改变进行权衡，出现矛盾的心态。如"我知道吸烟有害健康，总有一天我要戒烟"。不久，干预对象就会进入下一阶段。

犹豫不决阶段的转变策略：帮助他们拟定行为改变计划，促进行为的转变。通过提供专题宣传或邀请参加专题报告会等途径让他们获取必要的信息，提供行为转变的技能，指导行为转变的方法和步骤。

3. 准备阶段（preparation）　准备阶段是做出行为转变的承诺，预计行为转变将会在30天内发生。此阶段，干预对象已完全相信自己有能力改变当前的行为，并有所行动。如开始向他人咨询改变行为的相关事宜，购买一些辅助资料，制定行为转变的时间表等。

准备阶段的转变策略：提供规范的行为转变指南，确立切实可行的行为目标。采取渐进性行为改变策略，寻求家人、朋友、同事和社区的支持，克服行为转变过程中出现的困难。

4. 行动阶段（action）　处于该阶段的个体已经采取行动，行为转变的时间不超过6个月。如"我已开始戒烟，并谢绝敬烟"。但如果行为转变的过程中没有计划、具体目标、他人的帮助，往往会导致行动不成功。然而，并非所有的行动都被视为行为的改变，只有达到足以降低健康问题风险程度的才可视为行为转变。如单纯的吸烟量减少不算此阶段的成效，只有完全不吸烟才可认定为行为转变。

行动阶段的转变策略：在此阶段，可采取以下四项措施使干预对象巩固其行为改变。

（1）采取强化管理，如可以对其行为改变的行动进行奖励和表彰，既可以是物质的也可以是精神的。

（2）帮助其建立关系，如可以为干预对象建立社会支持（如社区、家庭成员、同事的支持）、帮助其建立自助互助小组等。

（3）防止其出现反复，如拒绝他人的递烟等。

（4）控制环境刺激物，如家庭成员不在其面前吸烟，避免为干预对象提供行为反复的机会。

5. 维持阶段（maintenance）　干预对象已经达到行为改变的目标，并且已经持续 6 个月以上。很多人行为转变成功之后，往往放松警戒而造成复发。常见的复发原因有过度自信、难以抵制诱惑、精神或情绪的干扰等。此阶段重要的是要不断增强干预对象的信心。

维持阶段的转变策略：此阶段需要采取巩固成功行为的工作，如创设支持性的环境等。

行为转变阶段模式打破了传统的行为干预方法的局限，将一次性行为转变模式改为阶段性改变模式，明确各阶段干预对象的特点以及干预措施，对健康教育的效果有很大影响，已成为社区行为干预广泛应用的策略和方法。

三、社区健康教育程序

社区健康教育是有组织、有计划、有目的、系统的教育活动，其效果取决于社区健康教育过程中科学的计划、组织和管理。社区健康教育的服务对象是社区居民。健康教育程序的理论来源于护理程序，其过程可以分为社区健康教育评估、社区健康教育诊断、社区健康教育计划、社区健康教育实施和社区健康教育评价五个步骤。

（一）社区健康教育评估

评估，即收集资料。社区健康教育评估是指社区健康教育者通过各种方式收集有关健康教育对象和环境的信息与资料并进行分析，了解健康教育对象的需求，为开展健康教育提供依据。

1. 评估内容

（1）教育对象　社区健康教育对象的评估内容包括教育对象的特点、知识基础以及需求。社区护士重点收集的健康教育对象资料包括：①一般资料，如性别、年龄、患病史、家族史等；②生活方式，如吸烟、酗酒、饮食、睡眠等；③学习能力，如文化程度、学习经历、学习兴趣、学习方式等；④对健康知识的认识情况，如常见病的相关知识、疾病的预防方法、服药知识等。

（2）教育环境　指社区健康教育对象在接受健康教育过程中所处的环境。评估时需要考虑社区健康教育的环境是否具备健康教育所需要的资源。如开展社区健康教育讲座时，教育环境评估需要考虑场地空间、多媒体电子设备、桌椅等；如开展个别指导形式的健康教育，则需要相对独立、避免打扰的教育环境。

（3）卫生资源　包括医疗卫生机构的数量及位置，基本医疗卫生服务的情况，卫生服务资源情况，社会经济状况等。

（4）教育者　包括教育者的学历、能力、经验水平以及对健康教育工作的热情等。

2. 评估方法　分为直接评估和间接评估。

（1）直接评估　采用观察法、焦点人物访谈、问卷调查、召开座谈会等评估方法。

（2）间接评估　采用查阅文献资料、查阅档案等评估方法。

（二）社区健康教育诊断

诊断，即是确定问题。社区健康教育诊断指社区健康教育者根据已收集的资料，进行整理与分析，针对社区群体共同的健康教育需求，确定社区健康教育对象的现存或潜在的健康问题及相关因素。

1. 确定社区健康教育诊断

（1）列出社区健康教育对象现存或潜在的健康问题　社区健康教育者应根据收集的资料，找出教育对象现存的和（或）可能出现的健康问题。

（2）选出可通过社区健康教育解决或改善的健康问题　社区健康教育者在列出的所有健康问题中，排除由生物遗传因素所导致的健康问题，从而挑选出由行为因素导致的、可通过社区健康教育改善的健康问题。

（3）分析社区健康问题对教育对象健康构成的威胁程度　社区健康教育者将挑选出的健康问题按其严重程度加以排列，并依据优先程度进行相应的干预和指导。

（4）分析开展社区健康教育所具备的能力及资源　社区健康教育者对社区内及本身所具备开展健康教育的各种人力、物力资源及能力进行分析，从而决定所能开展的健康教育项目。

（5）找出与社区健康问题相关的行为、环境因素和促进行为改变的相关因素。

2. 确定优先项目　优先项目指能够反映社区居民最迫切需要，并且通过干预能达到最佳健康教育干预效果的项目。社区健康教育者应该在尊重教育对象意愿的基础上，根据其重要性、可行性及有效性来确定优先项目。

（三）社区健康教育计划

科学地制订社区健康教育计划，是组织实施社区健康教育工作的基础和必要前提。制订社区健康教育计划要以健康教育对象为中心，遵循一定的原则，明确教育的目标，确定教育的内容，选择适当的教育方法，确定健康教育的评价方式和指标。

1. 计划设计原则　社区健康教育计划的设计应遵循以下六项原则。

（1）目标　每一项社区健康教育计划都必须有明确合理的目标。为了使教育计划能够顺利进行，设立的健康教育目标应该明确具体，且切实可行。

（2）整体性　社区健康教育是社区卫生工作的一部分，不能脱离社区卫生服务而独立存在。

（3）前瞻性　社区健康教育计划是面向未来发展的，在制订社区健康教育计划时要预测未来，考虑并把握社区卫生未来发展要求。

（4）弹性　在制订社区健康教育计划时，要尽可能预见到实施过程中可能遇到的问题，留有余地。此外，弹性还体现在社区健康教育计划要具有灵活性及可调整性，以适应健康问题及健康需求的变化。

（5）从实际出发　制订社区健康教育计划时不能从主观意愿出发，要依据社区可利用的人力、物力、财力、政策等因地制宜地制订计划。

（6）参与性　使社区居民参与到社区健康教育项目立项、计划设计和实施的整个过程，有助于推进社区健康教育计划实施。

2. 确立目标　明确通过健康教育，最终要达到什么目标，要制订远期目标和近期目标。社区健康教育的具体目标可以分为：①教育目标，旨在通过教育实现的培养受教育者的总目标。②行为目标，是指用可观察和可测量的受教育者的行为来陈述的目标。③健康目标，指目标人群在生理、心理和社会适应方面达到的改变。④政策与环境目标：指改善社区健康的支持性环境，促进其他目标的实现。

3. 确定教育者和教育对象

（1）健康人群　侧重于为健康人群提供健康生活方式指导，定期体检，提高其对健康危险的警惕性，帮助他们促进健康和维持健康。

（2）高危人群　侧重于预防性教育，帮助他们了解疾病危险因素及如何做好健康管理，学会疾病的自我检查和自我监测，纠正不良行为，消除健康隐患。

（3）患者群　侧重疾病康复知识教育，提高遵医行为，促进他们自觉锻炼，减少残障，提高生存质量。

（4）患者家属及照顾者　侧重疾病相关知识、自我监测方法和家庭基础护理技能的教育，掌握科学的护理技能。

4. 教育内容的选择　健康教育的内容根据教育对象的需求而确定，可以划分为三大类。

（1）一般性教育　包括常见病、多发病的防治知识，环境保护、饮食营养、活动与安全、心理健康、计划生育，常用药品的储存、使用和管理等。如宣传普及中国公民健康素养，配合有关部门开展公民健康素养促进行动，开展合理膳食、控制体重、适当运动、促进心理平衡、改善睡眠、限盐、控烟、限酒、科学就医、合理用药等方面的健康教育。

（2）特殊性教育　针对社区重点人群的健康问题以及特定疾病的治疗、康复、护理开展健康教育。例如开展高血压、糖尿病、恶性肿瘤、精神疾病等重点慢性非传染性疾病和结核病、肝炎、艾滋病等重点传染性疾病的健康教育。

（3）卫生管理法规教育宣传　普及医疗卫生法律法规及相关政策，使社区居民养成良好的道德观与健康观，提高责任心，自觉维护身体健康。

5. 教育方法的选择　根据社区健康教育对象、教育内容来选定教育方法。同时注意多种方法的联合应用。常用的教育方法有如下。

（1）语言教育　包括交谈、健康咨询、专题讲座、小组座谈、大会报告、演讲以及现身说法等。语言教育要求语言简单、通俗，表情自然。一次讲解的内容不要太多，尽量使抽象的内容变得具体，便于学习者理解和掌握。语言教育中的交谈、健康咨询、小组座谈具有针对性强和反馈及时的特点。而专题讲座、大会报告、演讲、现身说法则集专业性、系统性、针对性于一体，具有目的性强，内容突出的特点。

（2）文字教育　包括健康教育宣传折页、卫生宣传画、卫生标语、卫生传单、健康教育宣传读本以及健康处方等多种形式。文字教育常以纸媒、平面媒体或者电子文档为载体传递信息，便于资料的发放、使用和保存。

（3）形象化教育　可以通过图片、标本、模型、操作示范等方式进行教育。该方法可以使健康教育的内容更加直观、生动地呈现在受教育者面前，增加受教育者对知识的理解和掌握。

（4）电化教育　电化教育的形式比较广泛，包括电影、电视、手机、机器人、电子模型等信息传递载体，常以公众号、短视频、幻灯片等形式进行信息传递。随着互联网及移动电子设备的普及和发展，更智能、更便捷的信息化卫生服务内容和形式越来越受到社区居民的欢迎。

（5）咨询答疑　一些社区卫生机构设立电话咨询专线，为社区居民提供健康咨询服务。一些建立家庭医生签约的社区居民，也可以通过电话或者微信等形式就自身的健康问题咨询其签约的家庭医生。

（6）同伴教育　指通过同伴教育者与具有年龄相仿、生活环境和经历相似的人在一起分享信息、观念或行为技能，以实现健康教育目标的一种教育方法。该种教育方法首先需要对有影响力和号召力的同伴进行有目的的培训，使其掌握一定的知识和技巧，然后再由他们向周围的人传播知识和技能，甚至向更广泛的范围传播，以达到健康教育的目的。

6. 确定教育实践地点　根据社区健康教育项目实施的目的、社区健康教育对象、社区健康教育内容和方法，社区健康教育地点可以选择在社区、学校、企业或机构、公共场所、居民家中等。

（四）社区健康教育实施

社区健康教育实施是将社区健康教育计划中的各项措施变为实践。在制定了完善的社区护理健康教育计划后，即可付诸实施。实施的过程包括组织、准备、具体实施和质量控制四个环节。

1. 组织　组织社区健康教育活动涉及多部门、多学科、多手段，如果没有权威的组织来进行领导和协调将难以进行。因此，社区健康教育实施的首要任务是领导部门的参与，并动员多部门协作，建立一个支持性政策环境。具体组织内容如下。

（1）领导机构　一个有影响力、决策力和高效的领导机构是实施社区健康教育计划的前提。社区健康教育领导小组的职责是审核实施计划，听取进展报告，提供政策支持，解决实施过程中的困难。

（2）执行机构　负责社区健康教育的具体运行。执行机构由专业人员组成，每个成员应在具体的社区健康教育组织管理工作中发挥一定的作用。

（3）组织间的协调与合作　完善各部门间的合作也是社区健康教育实施成功的关键。应组织社区相关部门、机构、团体都参与进来，共同建立起社区健康教育工作网络，发挥各自的责任感和意识，保证目标的顺利实现。

（4）政策支持　社区健康教育项目成功的标志不仅是项目的完成，还包括在实施期间进行政策开发和制定，以促进社区健康教育效果的持续。

（5）动员社区人群参与　实施健康教育过程中，应动员政府各部门、各群众团体、组织、大众媒体、教育者等积极参与。帮助社区居民提高对健康的认识和参与性，向社区提供健康教育技术支持和帮助。

2. 准备　此阶段要完成以下三方面的工作。

（1）制订实施工作表　工作表是实现社区健康教育具体目标的详细操作步骤，包括每一项活动的具体内容、工作范围、活动应达到的目标、具体执行人员以及所需要的设备、资源、经费等。

（2）人员培训　社区健康教育活动需要多部门、多成员的协调配合。在健康教育开始之前，应计划好健康教育人员安排。提前做好人员分工和培训，以保证健康教育指导过程中工作人员的行动协调统一，健康教育内容的一致性传递。

（3）配备必要物资　运用于社区健康教育目标人群的设备设施，因项目不同而存在差异。如社区高血压预防项目可能需要血压计、盐勺、体重计、计步器等；用于人员培训的设备：包括电脑、投影仪、激光笔等；日常办公用品：电话、照相机、录音笔、摄像机、复印机、文具纸张等；交通工具：包括车辆等。

3. 具体实施　在实施过程中要注意以下几个方面。

（1）营造一个良好的社区健康教育环境，并获取社区相关领导的支持。

（2）采用灵活多样的社区健康教育方式和方法，并能不断创新。

（3）树立正面典型，并积极推广，争取以点带面。

（4）及时记录健康教育信息的反馈，做好健康教育资料的收集和保存。

4. 质量控制　质量控制的目的是确保各项社区健康教育活动能按照目标完成并符合质量要求。主要内容包括以下几项。

（1）进度监测　是否在特定时期完成了特定的社区健康教育工作，适时进行调整。

（2）内容监测　内容监测关系到社区健康教育项目是否能够按照计划顺利进行。为了保证计划的有效实施，应做好社区健康教育的内容监测。

（3）数量与范围监测　数量与范围监测是评价社区健康教育工作的数量与范围是否与计划一致，促进社区健康教育工作的有效实施。

（4）费用监测　对各项社区健康教育干预活动经费开支进行监测，确保整个社区健康教育项目的经费合理使用。

（5）重点人群监测　了解重点人群参与社区健康教育项目的情况，对社区健康教育项目的满意程度及建议，对目标人群认知、行为的变化进行监测，必要时调整社区健康教育干预活动。

（五）社区健康教育评价

1. 过程评价　包括对社区健康教育执行者的评价、对社区健康教育组织的评价、对社区健康教育政策和环境的评价等。过程评价应贯穿社区健康教育的整个实施过程。过程评价的指标包括：活动的执行率、活动的覆盖率、活动的有效指标、目标人群的满意度、活动经费的使用率等。可以通过查阅社区居民健康档案、目标人群调查、现场观察等手段来完成。

2. 效果评价

（1）近期效果评价　评估干预所导致目标人群健康相关行为及其影响因素的变化。评价的内容有：①倾向因素，实施前后社区健康教育目标人群的卫生知识、健康价值观、对健康行为的态度、对疾病的易感性和严重性的认识、采纳行为的动机、行为的意向及自我效能发生的变化、参与健康咨询活动和健康讲座的次数等。②促成因素：社区健康教育目标人群行为改变所需要的环境、政策、资源、技术等方面的变化。保证设施设备完好，正常使用。③强化因素：与社区健康教育目标人群关系密切的人、大众对目标人群采纳健康行为的支持度、目标人群的个人感受等方面在实施前后的变化。

（2）远期效果评价　是对健康教育的总体目标进行评价，着眼于对健康教育实施后目标人群健康状况的改善、生活质量的评估。包括社区健康教育目标人群的生理和心理健康指标、疾病与死亡指标、生活质量指数、生活满意度指数、体检的检查指标的变化等。这些资料的搜集可以通过人口学调查、问卷调查等方式进行。

目标检测

答案解析

一、选择题

1. 以下不属于影响社区健康促进活动因素的是（　　）
　A. 动员协调　　　　　　B. 技术攻关　　　　　　　　C. 信息传播
　D. 人员培训　　　　　　E. 干预支持

2. 下列哪项不是社区健康促进的活动领域（　　）
　A. 制定促进健康的公共政策　　　　　　B. 创造支持性环境
　C. 强化社区行动　　　　　　　　　　　D. 调整卫生服务方向
　E. 开展义务教育工作

3. 下列哪项不是社区护士在健康教育中的角色（　　）
　A. 健康教育活动组织者　　　　　　　　B. 健康信息传递者
　C. 健康行为指导者、监督者、咨询者、协助者　　　D. 健康教育效果评价者
　E. 健康行为的执行者

4. 下列不属于社区健康教育计划设计原则的是（　　）
　A. 目标　　　　　　　　B. 整体性　　　　　　　　　C. 前瞻性
　D. 公平性　　　　　　　E. 弹性

5. 下列哪项不是行为转变阶段模式中行动阶段的转变策略（　　）
　　A. 采取强化管理　　　　　　　　　　B. 帮助其建立关系
　　C. 确立切实可行的行为目标　　　　　D. 防止其出现反复，如拒绝他人的递烟
　　E. 控制环境刺激物

二、问答题

1. 在健康教育中，社区护士可以选取的健康教育方法有哪些？
2. 可采用哪些指标评价社区健康教育的效果？

书网融合……

本章小结　　　　　　微课　　　　　　题库

（臧爽）

第三章 社区健康护理

社区健康护理（community health nursing）是以社区为单位，以社会学、管理学、预防医学、人际沟通等知识为基础，运用护理程序的方法，对社区的自然环境、社会环境和社区人群的健康进行管理的过程。在进行社区健康护理的过程中，应将社区作为一个整体，以维持和促进社区的健康为目的，找出社区中存在的健康问题，作出社区健康诊断，从行政的角度制定社区健康护理计划，实施社区健康护理计划，并对计划实施效果进行评价。

⇒ 案例引导

案例：某社区共有 9098 户家庭，常住人口 30502 人，流动人口 970 人，60 岁以上人口有 6620 人。该社区居民慢性病健康档案资料显示：社区人群心脑血管疾病患病率高，高血压占据首位，患病率为 23.2%；糖尿病次之，患病率为 10.3%；血脂异常、心脏病、脑卒中患病顺位分别占 3、4、7 位。调查问卷结果显示该社区人群膳食结构不合理；在职人员尤其是中年男性缺乏锻炼，工作压力大；部分居民存在不良嗜好，如吸烟、饮酒等。通过实地考察发现，该社区内草坪里多见小狗粪便；社区空气污染严重，但交通方便。

讨论：

1. 作为一名社区护士，如何通过护理程序的工作方法，以社区整体为服务对象，对该社区进行评估，并确认社区护理诊断？

2. 请对目前的社区护理诊断进行排序，并制定社区干预计划。

PPT

第一节　社区健康护理模式

护理模式是从护理角度解释和描述护理的基本概念和理论框架。社区健康护理模式是社区健康护理实践的概念性框架，是社区健康护理实践的指南。通过评估、分析社区健康问题，指导护理计划的制定和实施，以及评价社区护理实践活动，使社区护士的工作更具针对性和有效性。目前国内外常用的社区健康护理模式有安德逊的"社区作为服务对象"的模式，怀特的"公共卫生护理"概念框架模式，斯坦诺普与兰开斯特的"以社区为焦点的护理程序"模式。

一、"社区作为服务对象"的模式

安德逊、麦克法林与赫尔登（Anderson，Mcfarlane & Helton，1986）根据纽曼系统模式，提出了"与社区为伙伴"的概念架构，即"社区作为服务对象"（community as client）的模式。该模式引入了压力、压力源所产生的反应、护理措施以及三级预防的概念，强调社区护理中压力源的评估，根据压力源和压力反应确定护理诊断，遵循三级预防原则制订护理计划并实施干预措施。社区护士的工作是协调和控制不利因素（压力源）对社区健康的影响，护理实施的重点是通过三级预防增强社区抵御不良因素的能力，护理目标是维持社区系统的平衡，促进社区的健康。该模式有两个核心内容，一是社区健康受多方面因素的影响；二是社区健康护理活动应用了护理程序的工作方法。

该模式认为社区健康护理可分为五步。第一步，社区健康评估，评估内容包括人口特征、物理环境、经济、教育、安全与交通、卫生保健与社会系统、娱乐、信息传递。第二步，确定社区健康护理诊断，即依据第一步收集的资料，分析社区现状，找出压力源，判断压力反应的程度。第三步，遵循三级预防原则制定社区健康护理计划。第四步，实施护理计划，调整社区系统的不平衡。第五步，评价护理效果，其决定了护理措施是否终止或需修改。

二、"公共卫生护理"概念框架模式

怀特（Marla S White）于1982年提出了社区护理的明尼苏达模式（Minnesota Model），该模式整合了护理程序的步骤、公共卫生护理的范畴与优先次序及影响健康的因素，形成了"公共卫生护理"概念框架模式。

该模式强调在社区护理中首先要评估影响社区人群健康的因素，包括人类－生物的决定因素、环境的决定因素、医学技术/医疗机构的决定因素、社会性的决定因素等；其次，社区护士应按照预防、保护和促进的优先次序制订社区护理计划；在执行护理措施时，采取公共卫生护理领域常用的三种措施。这三种措施包括：①教育，指向公众提供卫生咨询，使其行为向健康方向转变。②工程，指以科学技术的方法控制影响健康的危险因子。③强制，指以法律规则强制大众实施有利于健康的行动。此模式要求社区护士应从预防疾病、维护和促进健康的公共卫生角度对社区人群进行健康管理。该模式较适用于开展社区流行病学调查、健康教育、健康促进等工作。

三、"以社区为焦点的护理程序"模式

斯坦诺普（Stanhope M）与兰开斯特（Lancaster J）在拉菲利（Laffery）的健康促进概念的基础上发展了社区健康促进模式（model of community health promotion），即"以社区为焦点的护理程序"模式。该模式包括六个步骤：①建立关系，与服务对象建立契约式的合作关系，使居民了解社区护士的角色功能与护理目标。②评估，内容包括社区人口特征、物理环境、社会系统等。③诊断，找出社区压力源和

压力反应从而确定护理诊断。④计划，遵循三级预防护理措施制订护理计划。⑤实施，执行护理计划。⑥评价，对护理结果进行评价。

　　此模式强调社区护理程序的流程与评价的步骤，这些步骤的评价过程也涵盖了护理工作的落实情况、目标的实现情况和社区新的问题的发现情况，较适应我国社区护理的开展。

第二节　社区护理程序

PPT

　　社区护理程序是以社区健康护理模式为指导思想，以恢复和增进社区健康为目的所进行的一系列护理活动。社区护士按照护理程序的方法对社区整体进行护理，解决护理问题，以提升社区整体健康水平。社区护理程序分为五个步骤，即社区护理评估、社区护理诊断、社区护理计划、社区护理实施和社区护理评价。

一、社区护理评估

　　社区护理评估（community nursing assessment）是社区护理程序的第一步，是通过有目的、有计划地收集与社区整体健康相关的资料，并对资料进行整理和分析，发现社区健康问题及相关影响因素，为作出社区护理诊断和制订社区护理计划提供依据。

（一）社区护理评估的内容 🅔 微课-3

　　1. 社区人群　人是社区的主体，社区护士只有通过评估才能了解到居民各异的健康需求，以解决社区人群的健康问题。社区人群评估内容包括以下几项。

　　（1）人口构成　指以不同的标准对人口进行划分而得到的一种结果。构成这些标准的因素包括性别、年龄、婚姻、职业、文化程度、分娩、民族特征、宗教信仰、家庭结构等。如根据人群的年龄构成可以确定社区的主要需求；根据文化程度构成可以了解社区居民接受健康信息的能力。

　　（2）人群健康状况　包括出生、死亡、平均寿命、患病、高危人群分布情况，如了解出生率、死亡率、死因构成比、死因顺位、发病率、患病率、社区居民的主要死因及年龄分布、主要疾病谱的变化及时间分布、未婚母亲、酒精中毒及遗传因素等情况。

　　（3）居民健康行为　主要包括基本健康行为、预警行为、保健行为、定期体检、避开危险环境、戒除不良嗜好（如饮食不平衡、锻炼不科学、吸烟、酗酒、滥用药物等）等行为。

　　2. 自然环境　社区的自然环境与社区的健康密切相关。社区自然环境主要包括社区的地质环境、大气环境、水环境和生物环境等。如山川、河流可能会引起洪水、泥石流；社区内有毒、有害的动植物，变化无常的气候，尤其是温度、湿度的骤然变化也会对居民的健康造成影响。

　　3. 人工环境　广义的人工环境指由于人类活动而形成的环境要素，包括由人工形成的物质能量、精神产品以及人类活动过程所形成的人与人之间的关系；狭义的人工环境是指人类根据生产、生活、科研、文化、医疗等需要而创建的环境空间，如交通网、建筑群、园林和城乡设施等。评估内容主要包括居民居住条件、社区的空间布局、绿化及垃圾处理，社区周围的生活设施、健身设施、商店、工业设施的分布及使用管理情况，如房子的面积、朝向、是否通风，供水、取暖和照明设备是否齐全；社区周围的工厂排放的废水、废气对空气、水资源是否产生污染，附近加油站、化工厂是否存在安全隐患等。

　　4. 社会系统　社区内人与人互动的过程会形成不同的社会系统，如保健、教育、娱乐系统等。社区社会系统影响着社区居民的生活方式和日常行为，进而影响社区居民的健康。主要评估内容如下。

　　（1）卫生保健系统　社区卫生保健系统是社会系统中最重要的评估内容。全面、系统的社区卫生保健服务可有效提升居民健康素质，提高居民生命质量。主要评估内容包括提供卫生服务机构的种类、地理分布，服务功能、范围、时间，卫生经费来源、收费情况、技术水平等，以及居民对社区卫生资源的利用率、接受度及满意度等。

（2）社区经济状况　社区经济状况与社区对卫生服务福利事业的投入有着紧密的联系，而社区居民的经济水平也可直接影响其对健康的需求和利用医疗资源的行为，在评估时要了解居民的经济状况，如职业、收入、社区贫困户的分布等。

（3）交通与安全系统　评估居民日常生活中的交通情况，尤其是评估前往医疗机构的交通是否便利，有无设置残障人士专用的无障碍通道等；评估社区的安全情况，如社区的治安情况、居民的安全感、消防设备的配备等，附近有无消防队、派出所、环保局等相关部门。

（4）信息传播系统　健全的信息传播系统，可及时、迅速、全面地向社区居民提供健康信息，传播健康知识，提高社区居民的保健意识和能力。社区护士评估时，应了解社区传播信息的方式以及社区居民最易接受的、常用的获取信息的途径，如网络、电视、电话、杂志、报纸、公告栏等。

（5）娱乐系统　应评估社区娱乐设施的分布、种类、数量、利用度和居民满意度等，如社区公园、儿童活动场所、居民健身场所、影院和游乐场等。此外，还应注意评估社区内是否存在对健康具有潜在威胁的场所，如 KTV 和网吧等，并判断它们对社区居民的影响。

（6）教育系统　评估的内容包括社区居民接受教育的情况，如适龄儿童的上学率、完成义务教育率和居民受教育的水平；社区内教育资源的类型、数量、地理分布、师资力量、教育经费投入、学校卫生保健系统的利用情况以及居民对教育的接受度和满意度。

（7）宗教系统　宗教信仰可以影响到社区居民的健康行为、生活方式和价值观等。应评估社区宗教组织的类型、活动场地分布、信徒人数、有无领导人以及对居民健康的影响等情况。

（8）政治系统　安全、稳定的政治环境可保障社区卫生保健事业的持续性健康发展。评估的内容包括社区卫生保健相关政策、政府对居民健康的重视程度、对卫生保健系统的经费投入情况以及社区内主要管理机构（如居委会、民政局等）的种类、地理位置、工作时间以及社区管理者的联系方式等。

（9）社区服务及福利系统　社区服务机构让居民的生活更加便利，而社区福利系统则为社区居民提供物质福利、生活服务和精神关怀服务，提升居民幸福指数。主要评估内容包括社区服务及福利机构的种类、分布及利用程度，社区福利政策及申请福利的条件，福利政策的惠及率以及居民的接受度、满意度等。

（二）社区护理评估的方法

社区护理评估内容包含主观资料和客观资料，两者相辅相成、不可或缺。评估者可根据不同的目的、不同的对象选择以下评估方法收集资料。

1. 实地考察法　也称挡风玻璃式调查。是指通过对社区进行实地考察（步行或坐在车上），观察社区居民的生活形态、互动方式，了解地理、人文、社会、环境、经济发展等情况。

2. 重点人物访谈法　通过对居住或工作在社区、对社区非常了解的人进行访谈，调查其对社区健康服务的看法及对健康、保健的期望，以了解社区的发展过程、社区特性、社区的主要健康问题及需求等。

3. 查阅文献法　通过全国性或地方性的调查、其他机构的卫生统计报告，判断社区整体状况。也可以通过了解社区组织机构种类、数量，居委会数量、社区人口特征、人员流动等情况，收集社区有关资料。

4. 参与式观察法 社区护士以社区成员角色直接参与社区活动，通过直接或间接对社区居民活动的观察，收集社区居民目前健康状况资料，了解社区活动安排及居民参与情况。

5. 问卷调查法 社区护士可通过问卷调查来收集相关信息。问卷中设置的问题可为开放式、闭合式或两者结合，其内容的设计直接影响调查效果和质量。调查问卷可以分为自填式问卷和访问式问卷两大类。自填式问卷是由被调查者自己填写，按照其发送方式的不同又可分为现场填写问卷、邮寄问卷、网络调查问卷等类型。访问式问卷是调查者在现场或通过电话访问被调查者，针对问卷内容对被访者进行询问并填写的问卷。与其他调查问卷相比，由于是调查者填写的问卷，因此访问式问卷的回收率是最高的，调查收集到的资料也是最可靠的。

二、社区护理诊断

社区护理诊断（community nursing diagnosis）是指社区护士运用评判性思维方式对收集的社区资料进行整理分析，推断现存或潜在的社区健康问题的过程。

（一）社区护理诊断的提出

社区护理诊断反映的是社区存在或潜在的影响社区人群健康的护理问题，社区护理诊断的提出正确与否可直接影响社区护理计划的提出和实施，并最终影响护理目标的达成。

（二）社区护理诊断的形成

1. 社区护理诊断标准

（1）护理诊断能够反映出社区目前的健康状况。

（2）护理诊断综合考虑了与社区健康需求有关的各种因素。

（3）护理诊断合乎逻辑且确切。

（4）护理诊断是以现有的各项资料为根据。

2. 社区护理诊断的形成和陈述

（1）得出结论 通过对资料的分析比较，得出结论。如对某社区居民进行高血压筛查，得出"该社区高血压发病率高于全国平均水平"的结论。

（2）核实 进一步对相关资料进行分析，核实结论的有关因素。如针对上述结论，收集的资料显示，该社区居民偏爱咸食、生活规律性差、文化程度低、对高血压病有错误的认知。通过对这些情况的核实，上述结论可以确定。

（3）社区护理诊断的陈述 对社区中家庭、群体或社区的护理诊断可参考北美护理诊断协会（NANDA）公布的护理诊断名称。表述形式采用 PES 公式，即健康问题（problem，P）、症状和体征（signs & symptoms，S）、原因（etiology，E）。如：P—社区应对能力失调：社区高血压患病率高于全国平均水平；S—社区护士对预防和控制疾病的认识不足，社区群体缺乏高血压相关知识；E—与社区开展健康教育不够有关。

3. 社区护理诊断优先顺序的确定 当出现多个社区护理诊断时，社区护理人员需要根据社区居民的意愿、社区资源的可利用情况、护理问题的严重性、社区的关注度、干预有效性、可预防性等多方面综合考虑，判断哪个问题最重要、最需要优先予以处理。确定护理诊断的优先顺序常用 Muecke 法（1984 年）和 Stanhope & Lancaster 法（1996 年）。

（1）Muecke 法

1）准则　每个社区护理诊断从 8 个准则进行评分。①社区对问题的了解。②社区对解决问题的动机。③问题的严重性。④可利用的资源。⑤预防的效果。⑥社区护士解决问题的能力。⑦健康政策与目标。⑧解决问题的迅速性与持续的效果等。每个社区护理诊断以 0~2 分的标准（0 表示不太重要，不需优先处理；1 表示有些重要，可以处理；2 表示非常重要，必须优先处理）给予评判。

2）步骤　①列出所有社区护理诊断。②选择排定优先顺序的准则。③决定诊断重要性的比重（比重由社区护理人员调整，比重越高，表示越优先处理）。④评估每个诊断的重要性。⑤计算每个诊断所有评估准则的综合得分。总分越高意味着越需优先处理。

（2）Stanhope & Lancaster 法

1）准则　Stanhope & Lancaster 法所使用的准则为 7 项，与 Muecke 法的准则内容相比，缺少一项"可利用的资源"准则。每个项目以 1~10 分的标准给予评判。

2）步骤　①列出所有的社区护理诊断。②选择排定优先顺序的准则。③决定诊断重要性的比重（1~10 分）。④评估每个诊断的重要性。⑤就每个诊断的每项准则，依据社区具有资源的多少打分。⑥将每个诊断每项准则所得的重要性得分与资源得分相乘。⑦计算每个诊断所有评估准则的得分总和，总分越高代表越需优先处理。

（三）Omaha 系统

以 Martin 为首的美国 Omaha 访视护士协会的研究团队于 1970 年开始发展适用于社区护理实践的 Omaha 系统。该系统将护理程序、评判性思维、问题解决程序、临床实践等融为一体，为社区护士评估患者及家属的健康问题，实施护理干预，评价干预效果提供了可靠的工具。OMAHA 系统目前在我国使用的不多，应用过程中应注意结合我国的文化特点。OMAHA 系统由护理诊断（问题）分类系统、护理干预分类系统和护理结果评价系统三部分构成。

⊕ 知识链接

奥马哈系统的发展史

奥马哈系统（Omaha System）是一种简化了的护理程序运作系统，其发展大体分为以下三个阶段。

（1）问题分类系统形成期（1975—1980 年）　多个研究机构用前瞻性和描述性的研究方法，从无数案例中归纳总结出 36 个常见问题，初步形成问题分类系统。

（2）干预系统形成期（1984—1986 年）　居家照护和公众保健等机构进行多中心临床研究，补充了问题分类系统并对干预措施进行分类，形成了干预系统及结果的评价标准。

（3）奥马哈系统完善期（1989—1993 年）　多家护理机构联合对奥马哈系统进行信度与效度的检测，最终提出了结果的评价标准，改进和完善了奥马哈系统。

1. OMAHA 护理诊断（问题）分类系统　OMAHA 系统中的护理诊断（问题）包括环境、心理社会、生理和健康相关行为四个领域，42 个患者存在的或护士关注的问题（表 3-1）。护理人员需全面评估患者，从中找出相关的健康问题，对研究对象的类型（个人、家庭、社区等）及问题的状态（如促进健康的、潜在的、现存的缺乏/危害等）加以描述。

表 3 – 1　Omaha 护理诊断（问题）分类系统

领域分类	问题目录
环境：生活区、街坊、社区周围的物质资源和物理环境	收入、公共卫生、住所、邻居/工作场所的安全、其他
心理社会：行为模式、情感、沟通、人际关系和发展	与社区资源的联系、社会接触、角色转变、人际关系、精神压力、忧伤、心理健康、性健康、照顾/抚养、忽略儿童/成人、虐待儿童/成人、生长与发育、其他
生理：维持生命的功能和过程	听觉、视觉、语言表达能力、口腔健康、认知能力、疼痛、知觉、皮肤、运动神经系统功能、呼吸、循环、消化功能、排便功能、泌尿功能、生殖功能、孕期/产后、感染情况、其他
健康相关行为：促进健康、促进恢复的行为模式和减少疾病危险因素	营养、休息与睡眠形态、体育活动、个人护理、物质使用障碍/滥用、家庭计划、医疗卫生监督、药物治疗、其他

2. Omaha 护理干预分类系统　由健康教育、指导和咨询，治疗和程序，个案管理和监测四类干预措施组成（表 3 – 2）。

（1）健康教育、指导和咨询　提供信息和资料，提高患者自我照护和应对问题的行为及意识，协助个人、家庭或社区做出决策和解决问题。

（2）治疗和程序　为预防疾病或缓解症状和体征而实施的护理活动，如口腔护理、伤口换药、药物治疗、标本采集、压力性损伤护理等。

（3）个案管理　指采取协调、倡导和向其他机构或同行转诊等措施，帮助个体、家庭或社区使用恰当的资源，为患者提供方便、可及的护理服务活动等。

（4）监测　包括对护理活动的追踪随访，测评个人、家庭及社区的健康状况，确认健康危险因素等。

表 3 – 2　Omaha 护理干预分类系统

类别	健康教育、指导和咨询；治疗和程序；个案管理；监测
目标	解剖/生理、愤怒管理、行为矫正、膀胱护理、黏合/连接、肠道护理、心血管护理、照顾/育儿技巧、石膏护理、沟通、社区志愿者服务、连续性照顾、应对技巧、日间照顾/短时照顾、饮食管理、管教、换药/伤口护理、长期使用医疗设备、教育、职业、临终护理、环境、运动、计划生育服务、喂养方法、理财、步态训练、遗传咨询、生长和发育护理、家庭、家务/家政、感染预防、传染病、口译和翻译服务、化验结果、相关法规、医疗处置和牙科保健、药物作用和不良反应、药物管理、药物协调和订购、药物处方、药物设置、移动和转移、基础护理、营养咨询、职业治疗、造口护理、呼吸治疗、呼吸护理、休息和睡眠、安全、疾病筛查、疾病和损伤的护理、精神及情绪的症状、躯体症状、皮肤护理、社会工作/辅导服务、标本采集、语言训练、心理保健、刺激/养成、压力管理、药物滥用、支持小组、支持系统、交通、安适状态、其他

3. OMAHA 结果评价系统　从认知、行为、状态三个方面对患者健康问题的改善状况进行评分（表 3 – 3）。分值越高，说明患者健康状况越好，护理干预效果越好。通过该评价系统可反映出护理干预的进展情况，从而为护理质量控制和科学研究提供参考。

表 3 – 3　OMAHA 护理结果评价系统

类别	1 分	2 分	3 分	4 分	5 分
认知：个案记忆与解释问题的能力	完全没有认知	具有少许认知	具有基本知识	具有足够认知	具有充分认知
行为：个案表现出的可被观察的反应或行为	不恰当	甚少恰当	间有恰当	通常恰当	一贯恰当
状态：个案表现的主、客观症状以及体征	非常严重	严重	一般	轻微	没有

三、社区护理计划

社区护理计划（community nursing planning）是社区护士为解决护理诊断中的问题，从而达到预期目标所制订的行动方案。确定社区护理诊断后，社区护士应根据社区卫生服务条件及社区可利用的资源，制订切实可行的社区护理计划，其内容包括社区护理目标、社区护理计划及社区护理评价计划等。

（一）制订社区护理目标

预期目标是期望服务对象在接受护理干预后所能达到的结果，包括功能、认知、情感及行为等方面的改变。为使护理计划具有针对性和可操作性，利于实施和评价，目标的制订应针对目标人群，尽可能利用社区现有资源，遵循 SMART（specific、measurable、attainable、relevant、timely）原则，即特定的、可测量的、可达到的、相关的、有时间期限的目标。社区护理目标可根据实现目标所需时间的长短分为长期目标和短期目标，长期目标可由多个短期目标组成。短期目标的制订使各阶段工作任务更加具体并更容易实现，可增加患者对实现长期目标的信心。制定目标时应注意以下内容。

1. 目标的内容是针对提出的护理诊断（问题），陈述时应尽量使用可测量或可以观察到的指标，目标应明确，利于评价。

2. 一个护理诊断可设置多个目标，但一个目标只针对一个护理诊断。

3. 目标陈述中要包括具体的评价日期和时间，以便检查护理过程和效果。

（二）制订社区护理计划

社区护理计划是社区护士为帮助护理对象达到预期目标所采取的具体方法。预期目标确定后，社区护士应与个人、家庭或群体协商，选择合适的、具体的实施措施。如采取哪些具体的行动，落实这些行动的方法，需要什么资源，谁来落实该行动，每一项行动执行的时间，完成这些行动需花费的时间，这些行动在什么地方进行等。然后在反复评价和修改的基础上制订计划。其步骤如下。

1. 选择合适的社区护理措施　社区护士鼓励护理对象积极参与，共同协商护理措施，以争取得到护理对象的支持与配合。制订的护理措施应能促进护理对象的健康。

2. 为社区护理措施排序　可以参照社区护理诊断的排序标准或马斯洛的需要层次理论来对社区护理措施进行排序。通过排序可以及早执行有效的措施，尽早控制社区健康问题。

3. 确定所需的资源及其来源　社区资源是护理措施实施的前提，制订社区护理措施首先要确定实施者或合作者（如疾病预防控制中心、当地的红十字会、肿瘤协会等）、所需的器械、场所、经费以及分析相关资源的可能来源与获取途径等。

4. 记录社区护理计划　确定社区护理措施后，将社区护理诊断、目标、具体措施等成文，完整地记录。

5. 修改和评价社区护理计划　记录成书面形式后，要和护理对象共同探讨，及时发现问题并修改，以使护理措施能顺利实施。

（三）制订社区护理评价计划

为使护理计划在执行时更易于实施并避免遗漏，对社区护理计划的评价是护理计划中不可缺少的一步。可参照 4W1H 原则和 RUMBA 准则拟定社区护理评价计划。

1. 4W1H 原则　指社区护理计划应明确参与者（who）、参与者的任务（what）、执行时间（when）、地点（where）及执行的方法（how）。

2. RUMBA 准则　指真实的（realistic）、可理解的（understandable）、可测量的（measurable）、行为目标（behavioral）、可实现的（achievable）。

四、社区护理实施

社区护理实施（community nursing implementation）是指社区护理计划制定后，社区护士根据拟定的预期目标和计划中的具体措施实施护理活动。在实施护理计划的过程中，应将护理对象视为合作者，而非被动接受者。社区护理人员有义务唤起社区居民的健康意识，培养社区居民的健康责任感，鼓励居民主动参与计划实施，从而保障各项护理措施的落实。同时，社区护理计划能否顺利实施，与护理人员的领导、决策、组织、管理和沟通能力有较大关系。计划实施的步骤如下。

1. 准备工作　在实施计划前要做好人力资源分配和信息传播等活动，并与参与者确认计划实施的时间和地点，实施者应知晓提供服务所需的相关知识和技能、所需承担的责任等。

2. 实施、完成计划　落实护理计划中的具体措施，及时发现并处理出现的各种问题；鼓励服务对象的参与，并与居委会、民政部门、疾病控制中心等其他部门人员分工协作，共同完成护理计划。

3. 计划实施的质量控制　质量控制是指利用一系列的方法和政策保证实施过程中的质量。质量控制通常包括是否按时间表执行计划，实施的内容是否与计划相符，实施者的知识、技能是否满足计划需求等。

4. 记录　社区护士要及时、如实、准确地记录护理计划的实施情况、参与对象的反应情况及产生的新需求等，常采用 PIO 的记录格式，即"问题 + 护理措施 + 结果"的书写格式。

五、社区护理评价

（一）社区护理评价方法

社区护理评价（community nursing evaluation）是护理程序五个步骤中的最后一步，但同时也是下一个护理程序的开始或制定下一步社区护理计划的基础。主要评价实施护理活动后的效果，将护理后服务对象的健康状态与护理目标作比较，确定达标的程度。如果已达到目标，则终止护理程序；如果部分达到或完全没有达到目标，则要分析原因，并重新进入护理程序中，直至问题得到解决。社区护理评价主要有以下方法。

1. 医疗文书评价法　通过系统回顾社区居民健康档案、病历、辅助检查、家庭诊疗护理文书等，按月份、季度、年份对社区居民的患病情况、发病情况、死亡情况等进行评价。

2. 统计指标评价法　收集医疗文书、问卷调查、行为观察等资料，采用医学统计学方法对数据进行分析，对政策和社区环境因素的改变、社区居民行为危险因素等进行评价。

3. 护理服务项目评价法　社区新开展的护理服务项目可采用项目评价法进行评价。

4. 满意度评价法　社区居民对社区护理服务规范及服务提供过程可使用满意度评价法。

（二）社区护理评价内容

1. 健康目标达标程度　将社区护理结果与预期目标进行比较，以明确健康目标达标程度。在健康目标未达标时，应认真分析资料，找出未达标原因，并制定改进方案。

2. 护理活动的效果　护理活动效果是社区护理干预的终末评价，要针对社区护理干预的目的，分析护理活动对社区居民健康状况、维持健康、预防疾病的实际效果。

3. 护理活动的效率　主要通过比较实施结果与目标的差异来判断，如分析判断实施结果的价值程度，护理活动的投入与产出比，影响护理活动效率的因素等。

4. 护理活动的影响力　评价护理活动为社区居民带来的社会效益，分析护理活动效益的持久性、影响程度及受益人群的广泛性。

（三）影响社区护理评价的因素

1. 社区护士的能力　在社区护理评价过程中，需要应用统计指标评价法、护理服务项目评价法等评价护理工作。因此，社区护理评价需要护士具备扎实的统计学知识，掌握项目评价及满意度评价的常用方法等。另外，还需要护士具有观察问题与分析问题的能力，要求护士应用评判性思维对护理过程和结果进行评价，这些都会直接影响评价的结果。

2. 社区护理评价方法　社区护理评价有不同的评价方法，护士在进行评价时，应根据资料的特点、评价的项目及内容，选择恰当的评价方法。

PPT

第三节　社区健康档案

社区健康档案是社区医疗卫生机构对社区居民提供医疗卫生服务过程中的规范记录，是以个人健康为核心、贯穿整个生命过程，涵盖各种健康相关因素的系统化文件记录，是社区医疗机构掌握社区居民健康信息的基本方式，是顺利开展社区各项卫生保健工作的基础，也是进行社区卫生服务管理的重要前提。目前，我国城乡居民健康档案管理服务规范已纳入《国家基本公共卫生服务规范》。

一、社区健康档案建立的目的和意义

科学、完整和系统的健康档案，是为居民提供连续性、综合性、协调性社区卫生服务的重要依据和保证。

（一）社区健康档案建立的目的

社区健康档案涉及内容广泛全面，通过建立档案，可以达到帮助社区医务人员全面了解社区人口基本信息和人群健康状况的目的。同时，使他们能够立足社区全科医疗的基本条件和有限的资源，为社区居民提供更好、更有针对性的卫生服务。

（二）社区健康档案建立的意义

1. 有利于掌握社区居民健康状况和卫生资源配置　一套连续的、完整的健康档案不仅记录了居民个人健康问题、所患疾病及相关危险因素，还记载了有关社区卫生机构、卫生人力等社区资源的信息，这些资料有助于社区卫生服务人员及时了解居民健康状况、健康需求、社区卫生资源配置及利用情况，有的放矢地为社区居民提供高质量、连续的社区卫生服务。

2. 有利于开展社区卫生服务　全科医生和社区护士利用健康档案能够全面了解社区、家庭、个体的健康问题及健康问题发生、发展、转归的相关资料，为有针对性地开展社区卫生服务提供可靠的依据。

3. 有利于开展教学和科研活动　社区健康档案记录了社区居民个体及家庭的基本信息、健康状况及健康信息管理的数据等资料，因此，系统、完整的健康档案资料可用于全科医学和社区护理学的教学中，有助于对学生临床思维能力的培养，同时也为社区卫生服务人员继续教育的相关培训提供了素材。另外，对电子健康档案信息数据的有效提取和分析，可为全科医学和社区护理科研工作提供宝贵的资料。

4. 有利于评价社区卫生服务质量和水平　动态、连续的居民档案信息记录可真实反映社区卫生服务的过程，社区卫生服务的效果等；通过居民健康档案也可评价全科医生和社区护士的技术水平，作为对其服务评价和绩效考核的依据之一。

5. 为社区卫生服务工作提供法律依据　完整的居民健康档案还是司法工作的重要参考资料，必要时可作为医疗纠纷的依据以维护患者的合法权益。

二、社区健康档案的类型和内容

社区健康档案根据档案主体不同，可分为个人健康档案、家庭健康档案和社区健康档案三种类型；根据档案记录载体形式的不同，可分为纸质健康档案和电子健康档案。

（一）个人健康档案

个人健康档案（personal health record）建立的对象是辖区内常住居民（指居住半年以上的户籍及非户籍居民），以0~6岁儿童、孕产妇、老年人、慢性病患者、严重精神障碍患者和肺结核患者等人群为重点。居民健康档案内容包括个人基本信息、健康体检、重点人群健康管理记录和其他医疗卫生服务记录（见附录一）。

1. 个人基本信息表　用于居民首次建立健康档案时填写。内容包括：①人口学资料，包括姓名、性别、出生日期、工作单位、职业、民族、血型、文化程度等。②既往史、家族史、遗传病史，包括药物过敏史、暴露史、患者本人和家族疾病史、手术史、外伤史、输血史、遗传病史等。③生活环境，包括厨房排风设施、燃料类型、饮水、厕所、禽畜栏等情况。

2. 健康体检表　用于居民首次建立健康档案及老年人、高血压、2 型糖尿病和严重精神障碍患者等的年度健康检查时填写。内容包括：①一般状况，包括居民的生命体征、身高、体重、腰围、体质指数、老年人健康状态评估等内容。②生活方式，包括体育锻炼、饮食习惯、吸烟情况、饮酒情况、职业病危害因素接触史等内容。③脏器功能，包括口腔、视力、听力、运动功能等检查。④查体，包括眼底、皮肤、巩膜、淋巴结、肺、心脏、腹部、下肢水肿、足背动脉搏动、肛门指诊、乳腺、妇科检查等内容。⑤辅助检查，包括血常规、尿常规、空腹血糖、肝肾功能、心电图、B 超、胸部 X 线检查等内容。⑥现存主要健康问题，指曾经出现或一直存在，并影响目前身体健康状况的疾病。⑦住院治疗情况，指最近 1 年内的住院治疗情况。⑧疾病用药情况，指长期服药的慢性病患者最近 1 年内的主要用药情况。⑨非免疫规划预防接种史，指最近 1 年内接种的疫苗的名称、接种日期和接种机构。

3. 重点人群健康管理记录表　包括 0~6 岁儿童、孕产妇、老年人、慢性病、严重精神障碍患者和肺结核患者等各类重点人群的健康管理记录。

（1）0~6 岁儿童健康管理　服务内容包括新生儿家庭访视、新生儿满月健康管理、婴幼儿健康管理、学龄前儿童健康管理和健康问题处理。记录表包括新生儿家庭访视记录表、1 岁以内儿童健康检查记录表、1~2 岁儿童健康检查记录表、3~6 岁儿童健康检查记录表。

（2）孕产妇健康管理　服务内容包括孕早期、孕中期、孕晚期健康管理，产后访视及产后 42 天健康检查。孕产妇健康管理记录表包括第 1 次、第 2~5 次产前随访服务记录表，产后访视记录表，产后 42 天健康检查记录表。

（3）老年人的健康管理　服务内容包括生活方式和健康状况评估、体格检查、辅助检查和健康指导等内容，常见的评估表是老年人生活自理能力自评量表，分别从进餐、梳洗、穿衣、如厕、活动这五个方面评估老年人的自理能力。

（4）高血压患者和 2 型糖尿病患者的健康管理　服务内容包括疾病的筛查、患者的随访评估、对疾病的分类干预以及健康体检，与之相对应的随访服务记录表是高血压患者随访服务记录表和 2 型糖尿病患者随访服务记录表。填写内容包括患者的症状、体征、生活方式指导、辅助检查、服药依从性、药物不良反应、低血糖反应、随访分类、用药情况、转诊和下次随访日期等。

（5）严重精神障碍患者管理　服务内容包括患者信息管理、随访评估、分类干预、健康体检。管理过程中需要填写严重精神障碍患者个人信息补充表，记录患者监护人的姓名、住址，初次发病时间、既往主要症状、既往关锁情况、既往治疗情况等。还需填写严重精神障碍患者随访服务记录表，主要记录患者的危险性评级、目前症状、自知力、睡眠情况、饮食情况、社会功能情况、危险行为、两次随访期间关锁情况等。

4. 其他医疗卫生服务记录　包括接诊、转诊、会诊记录等。接诊记录应如实反映居民接受医疗卫生服务的全过程。会诊记录由责任医生填写，于居民接受会诊时使用。双向转诊时需填写双向转诊记录单。

（二）家庭健康档案

家庭健康档案（family health record）是以家庭为单位，对患者家庭相关资料、家庭主要健康问题进行记录而形成的系统资料。包括以下内容。

1. 家庭基本资料　是家庭健康档案的首页内容，主要包括家庭住址、人数及家庭成员的基本资料（如姓名、年龄、性别、职业、教育程度、联系电话等）等。

2. 家谱资料　以家系图的形式表示一个家庭至少三代的婚姻、死亡、生育、家庭结构、家庭成员的关系种类和亲疏情况等。详见第四章家庭健康护理。

3. 家庭卫生保健情况　即家庭的卫生环境状况、居住条件、生活起居方式等，是评价家庭功能、确定健康状况的重要参考资料。

4. 家庭评估资料　主要包括家庭结构、家庭功能、家庭生活周期、家庭内外资源等资料的收集。

5. 家庭主要健康问题　主要记录家庭生活周期各阶段的重大生活事件及家庭功能评价结果。记录内容主要包括健康问题、发生时间、问题描述、处理情况等。

6. 家庭成员健康记录　家庭成员个人健康档案的内容可参考上述个人健康档案部分。

（三）社区健康档案

社区健康档案（community health records）是对社区健康问题、社区特征及社区人群健康需求的记录。其内容主要包括：①社区基本资料，如社区人口资料、社区自然环境、社区人文环境、社区经济和文化等情况。②社区卫生资源及卫生服务情况，如辖区内卫生服务机构的种类、数量、位置、服务项目及其人力资源情况，居民就诊、双向转诊、家庭访视、开展健康教育情况等。③社区居民健康状况，如人口数量及构成、社区人群疾病谱、患病率、发病率、死亡率、死因顺位、健康的危险因素评估等。

三、健康档案的建立与使用

《国家基本公共卫生服务规范（第三版）》中明确了居民健康档案管理服务规范，例如确定建档对象流程（图3-1）和档案管理的流程（图3-2）。

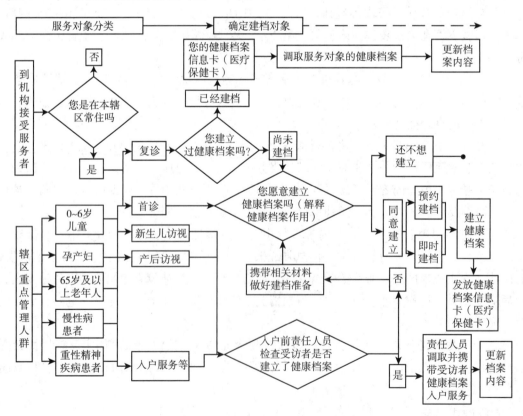

图3-1　确定建档对象流程图

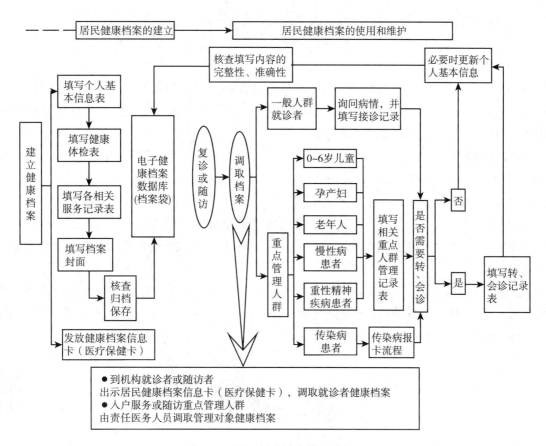

图 3 - 2　居民健康档案管理流程图

（一）健康档案的建立

1. 辖区居民到乡镇卫生院、村卫生室、社区卫生服务中心（站）接受服务时，由社区医护人员负责为其建立居民健康档案，并根据其主要健康问题和服务提供情况填写记录，同时向服务对象发放居民健康档案信息卡。对于已建立电子健康档案的地区，应向建档服务对象发放居民健康卡，以作为电子健康档案进行身份识别和调阅更新的凭证。

2. 通过入户服务（调查）、疾病筛查、健康体检等多种方式，由乡镇卫生院、村卫生室、社区卫生服务中心（站）组织医护人员为居民建立健康档案，并根据其主要健康问题和服务提供情况填写相应记录。

3. 已建立居民电子健康档案信息系统的地区应由乡镇卫生院、村卫生室、社区卫生服务中心（站）通过上述方式为个人建立居民电子健康档案。并按照标准规范上传至区域人口健康卫生信息平台，实现电子健康档案数据的规范上报。

4. 将医疗卫生服务过程中填写的健康档案相关记录表单，装入居民健康档案袋统一存放。居民电子健康档案的数据存放在电子健康档案数据中心。

（二）健康档案的使用与管理

1. 居民档案的使用

（1）已建档居民到乡镇卫生院、村卫生室、社区卫生服务中心（站）复诊时，应持居民健康档案信息卡（或医疗保健卡）。接诊医生调取其健康档案，根据其复诊情况，及时更新、补充相应记录内容。

（2）入户开展医疗卫生服务时，应事先查阅服务对象的健康档案并携带相应表单，在服务过程中记录、补充相应内容。已建立电子健康档案信息系统的机构应同时更新电子健康档案。

（3）对于需要转诊、会诊的服务对象，由接诊医生填写转诊、会诊记录。

（4）所有的服务记录由责任医护人员或档案管理人员统一汇总、及时归档。

2. 健康档案的管理

（1）建立健全相关制度　采用健康档案的建立、管理和使用一条龙的管理办法，在基础建档、更新和补充、信息利用三个重要环节上制订、补充、完善和强化各项制度与措施，加强对健康档案的管理，保障信息安全，从而提高健康档案使用率。

（2）逐步实现健康档案的信息化　健康档案通过信息化手段，可实现不同医疗卫生机构之间健康信息资源共享，促进公立医院与基层医疗卫生机构的双向转诊和分工协作，有利于提高卫生服务效率，改善服务质量，节约医药费用等，对于最大限度地发挥健康档案的作用具有十分重要的意义。

（3）加强督导考核力度　卫生部门定期对各地建档工作情况进行监督，对工作的完成度、档案的完整度和准确度进行评价，将健康档案建立的数量、质量和居民满意度纳入考核范围，科学核定建立健康档案经费补助标准等。

（4）妥善保管健康档案　有必需的档案保管设施设备，指定专（兼）职人员负责健康档案管理工作，保证健康档案完整、安全；电子健康档案应有专（兼）职人员维护，未经健康档案管理人员同意，任何人不得调取和转借健康档案。

目标检测

答案解析

一、选择题

1. 社区护士小王在对社区护理诊断进行排序时，应排在优先次序的是（　　）

    A. 儿童安全知识缺乏　　　　　　　　　　B. 居民住房条件差

    C. 高血压发病率增高　　　　　　　　　　D. 缺少幼儿园

    E. 新肺结核感染者数比去年增加

2. 社区护理人员通过自己的观察，主动收集社区资料的方法称为（　　）

    A. 重点查阅考察　　　　B. 参与式观察　　　　C. 社区实地考察

    D. 社区环境观察　　　　E. 问卷调查

3. 制定社区护理目标的原则不包括（　　）

    A. 特定的　　　　　　　B. 可测量的　　　　　C. 可达到的

    D. 相关的　　　　　　　E. 无时间期限的目标

4. 制订社区护理评价计划时，不属于 RUMBA 准则内容的是（　　）

    A. 真实的　　　　　　　B. 可实施的　　　　　C. 可测量的

    D. 行为目标　　　　　　E. 可实现的

5. 张先生和李女士的儿子上周出生了，以下不属于社区重点管理群体的是（　　）

    A. 刚出生的婴儿　　　　　　　　　　　　B. 患有冠心病的婆婆

    C. 刚刚经历剖宫产的李女士　　　　　　　D. 患有高血压的张先生

    E. 正在准备中考的大女儿

二、问答题

1. 社区护理评估时，使用的评估方法有哪些？

2. 制订社区护理评价计划时，参照的4W1H原则和RUMBA准则是什么？

书网融合……

本章小结

微课

题库

（马江平）

第四章　家庭健康护理

知识要求

1. 掌握　家庭护理程序；家庭访视的概念、访视对象和访视程序；居家护理的概念及目的。

2. 熟悉　家庭的生活周期和各阶段的发展任务；健康家庭的特征；家庭访视的目的及类型；居家护理的服务对象和形式。

3. 了解　家庭的定义和类型；家庭的结构和功能。

技能要求

学会运用家庭护理程序完成社区家庭的健康护理。

素质要求

树立以家庭为单位的社区健康护理理念，增强社区护理大健康观念。

⇒ 案例引导

案例： 李某，男，72岁。2个月前因脑梗死致左侧肢体偏瘫、运动性失语，生活自理困难。目前李某与老伴、儿子、儿媳及孙子一起生活。家中情况如下：老伴68岁，患有冠心病、高血压，日常生活能自理，但不能劳累；儿子，40岁，系一家外企职员，平日工作事务繁忙；儿媳，36岁，没有工作，在家中负责照顾孩子、做家务、照顾老人；孙子，5岁，上幼儿园中班。社区护士对患者李某家庭访视时，发现李某儿媳照顾负担沉重，身心疲惫，并表示出对李某疾病复发的担忧，欲寻求照护帮助。

讨论：

1. 李某目前的家庭类型是什么？
2. 该家庭目前存在的主要问题是什么？
3. 社区护士如何促进该家庭的健康？

PPT

第一节　家庭与家庭健康

家庭是构成社会的基本单位，是人群和社区健康的基础，也是影响个人健康和疾病发生发展过程最重要的背景因素。不同的家庭其类型与结构可能大不相同，但是功能基本类似。每个家庭在不同的生活周期阶段，其发展任务也各不相同。家庭结构特点、功能状态等与家庭成员健康和疾病之间存在重要的联系，社区护士应与家庭成员一起共同参与家庭健康护理，维持家庭稳定，发挥家庭最大的健康潜能，以促进家庭健康。

一、家庭的概念及类型

（一）家庭的概念

家庭（family）有狭义和广义之分，狭义的家庭指一夫一妻制构成的社会单位；广义的家庭则泛指人类进化的不同阶段中形成的家庭利益集团，即家族。从社会设置来说，家庭是最基本的社会设置之一，是人类最基本最重要的一种制度和群体形式。随着社会的发展，家庭的概念也发生了变化。传统的家庭指在婚姻关系、血缘关系或收养关系基础上产生的亲属之间社会生活团体。而现代家庭的概念则是一种重要的关系，它是通过生物学关系、情感关系或法律关系联结在一起的团体。

（二）家庭的类型

家庭的代际层次和亲属关系决定家庭的类型。

1. 核心家庭　指由已婚夫妇和未婚子女或收养子女两代组成的家庭。其中由夫妇两人组成的无子女家庭又称为丁克家庭，也属于核心家庭。核心家庭是我国现代社会最主要的家庭类型，其特点是人员少、结构相对简单，家庭内只有一个权力或活动中心，家庭成员间较易沟通、相处。

2. 主干家庭　又称直系家庭，指父母和一个已婚子女或未婚兄弟姐妹生活在一起所组成的家庭模式。也包括父或母和一对已婚子女及其孩子所组成的家庭，一对夫妇同其未婚兄弟姐妹所组成的家庭。其特点是家庭内不仅有一个主要的权力和活动中心，还有一个次要的权力和活动中心存在。在现代家庭中，由于孩子小，需要和老人一起居住以方便照顾，在一定时期内三代人共同居住组成的家庭即为主干家庭。而随着孩子入学，家庭成员慢慢从大家庭分离，家庭类型就转变为核心家庭。

3. 联合家庭　又称旁系家庭，指包括父母、已婚子女、未婚子女、孙子女、曾孙子女等几代居住在一起组成的大家庭，也包括 2 对以上已婚兄弟姐妹组成的家庭。联合家庭的特点是人数较多、结构复杂，家庭内不仅存在一个主要的权力和活动中心，还存在几个次要的权力和活动中心，家庭决策受多方面影响。

4. 单亲家庭　指由离异、丧偶或未婚的单身父亲或母亲及其子女或领养子女组成的家庭。其特点是人数少、结构简单，家庭内只有一个权力和活动中心，但可能会受其他关系的影响。

5. 重组家庭　指夫妇双方至少有一人已经经历过一次婚姻且有一个或多个前次婚姻的子女，也可有夫妇重组后的共同子女。其特点是家庭成员关系比较复杂，相对而言家庭成员比较敏感。

6. 其他　如同性恋家庭、同居家庭等。

二、家庭的结构与功能

（一）家庭结构

家庭结构（family structure）指家庭中成员的构成及其相互作用、相互影响的状态，以及由这种状态形成的相对稳定的联系模式。家庭结构分为外部结构和内部结构。外部结构指家庭人口结构，即家庭的类型。内部结构指家庭成员间的互动行为，包含家庭角色、家庭权力、家庭沟通与家庭价值观四个因素。

1. 家庭角色（family role）　指家庭成员在家庭中所占有的特定地位。家庭角色是没有选择余地的，代表的是成员应执行的职能。家庭的每一位成员一般都承担多个角色，如青年女性在家庭中可能同时承担母亲、妻子及女儿的角色。如果不能履行好各角色义务，常会发生角色冲突，导致负性情绪产生，发生心理功能紊乱，甚至出现躯体功能障碍、家庭功能障碍，影响家庭健康。

2. 家庭权力（family authority）　指家庭成员对家庭的影响力、控制权和支配权等。可分为传统独裁型、情况权威型、分享权威型三种。

（1）传统独裁型　　是由家庭所在的社会文化传统规定而形成的权威。如男性主导社会，家庭成员均以父亲为权威人物，是"一家之主"，而不考虑其社会地位、职业、收入、能力等。

（2）情况权威型　　指家庭权力会因家庭情况的变化而产生权力转移，即家庭中谁负责供养家庭、掌握家庭经济大权，其权力便最大，被看作为家庭的权威人物。可以是丈夫，也可以是妻子、父母或子女。如长子供养家庭，则长子为家庭的决策者。

（3）分享权威型　　指家庭成员分享权力，共同承担家庭义务，共同协商做出家庭决策。家庭成员以个人的兴趣和能力来决定所承担的责任。

每个家庭都可以有一种或多种权力结构，在不同的时期也可以有不同的家庭权力类型。

3. 家庭沟通（family communication）　　指家庭成员间在情感、愿望、需求、意见与价值观等方面进行交换的过程，由信息的发送者、信息和接收者组成传递轴。在传递过程中，任何一个环节出现差错都会影响沟通的效果。沟通内容与情感有关时，称为情感性沟通。情感性沟通障碍一般发生在家庭功能不良的早期。沟通内容仅为传递普通信息或与家庭生活动作有关时，称为机械性沟通。机械性沟通中断说明家庭功能障碍非常严重。

4. 家庭价值观（family values）　　指家庭成员对家庭活动的行为准则及生活目标的思想、态度和信念。家庭价值观影响家庭的整体行为、生活方式、对子女的教育方式等，其形成也受到家庭所处的社会地位、宗教信仰与经济状况的影响。家庭价值观也影响家庭的疾病观、健康观，直接影响家庭成员的就医、遵医行为以及不良生活方式、行为方式的改善等方面，需要给予重点关注。

社区护理人员在评估家庭护理问题，指导家庭成员建立科学可行的家庭护理计划时，需要充分了解家庭的内部结构和外部结构，特别是家庭价值观，明确家庭成员对健康的认识与态度，这有助于护理人员确定健康问题在家庭中的地位，有效地优先解决影响家庭健康的主要问题。

（二）家庭功能

家庭功能（family function）是指家庭在家庭成员生产生活和社会发展中所发挥的有效作用。

1. 情感功能　　满足家庭成员感情的需要是家庭的基本功能之一。家庭成员之间通过相互理解、关心和情感支持，缓解或消除社会生活带来的烦恼及压力，从而维持良好、和谐的心理状态，使成员获得家庭的归属感和安全感。

2. 经济功能　　提供经济资源，满足家庭成员衣、食、住、行、教育、娱乐、医疗等基本需要，是家庭的基本功能之一。

3. 生育功能　　繁衍、养育下一代、赡养老年人是家庭的主要功能。通过生育子女、赡养照顾老年人，起到延续人类社会的作用。

4. 社会化功能　　家庭有帮助年幼成员从"生物人"逐步向"社会人"转化的功能。家庭是年幼成员学习语言、知识、社会规范及社会行为标志的主要场所，家庭为年幼成员提供适应社会的经验。

5. 健康照顾功能　　促进和维护成员的健康是家庭的基本功能之一。家庭不仅有保护、促进成员健康的功能，更有在成员患病时提供照顾和支持的功能。

三、家庭生活周期及发展任务

（一）家庭生活周期概念

家庭生活周期（family life cycle）也称家庭生命周期，指家庭遵循社会与自然的规律所经历的产生、发展与消亡的过程。有多位学者提出了不同的家庭生活周期的划分，最常采用的是美国杜瓦尔（Duvall）1997 年提出的家庭生活周期模型，根据家庭功能将家庭生活周期分为新婚期、第一个孩子出生期、有学龄前儿童期、有学龄儿童期、有青少年期、子女离家期、空巢期和退休期八个不同的阶段。

（二）家庭发展任务

家庭发展任务（family development task）是家庭在不同发展阶段所面临的、普遍出现的、由正常变化所致的与家庭健康有关的课题。家庭作为社会单元需要满足家庭成员不同阶段的需求，包括生理需求、文化规范需求、人的愿望和价值观需求。家庭的发展任务是要成功满足成员成长的需要，妥善处理各阶段的问题，否则家庭生活将出现矛盾或不愉快，给家庭自身发展带来困难。杜瓦尔提出的家庭生活周期及其各阶段面临的发展任务见表4－1。

表4－1　Duvall 家庭生活周期及其发展任务

序号	阶段	定义	发展任务
1	新婚期	男女结合	发展夫妻间亲密关系；新的人际关系的适应；分享价值观、承诺及忠诚；夫妻生活方式的适应；性生活协调及计划生育；要孩子的决定和准备
2	第一个孩子出生期	最大孩子介于0～30个月	父母角色的适应；婴幼儿的养育及照顾；母亲产后恢复；稳定婚姻关系的维持
3	有学龄前儿童期	最大孩子介于30个月～6岁	儿童身心发育的促进；孩子与父母部分分离的适应；儿童意外事故和传染病的预防
4	有学龄儿童期	最大孩子介于6～13岁	儿童身心发展的促进；儿童学习生活适应的帮助；意外事故的预防
5	有青少年期	最大孩子介于13岁至离家	开放性亲子关系的维持；青少年的性教育；与异性交往问题的引导
6	子女离家期	最大孩子离家至最小孩子离家	鼓励认同孩子的独立；重新适应婚姻关系；孤独感的逐步适应
7	空巢期	父母独居至退休	巩固婚姻关系；应对更年期问题；慢性病防治；计划退休后的生活
8	退休期	退休至死亡	社会角色的转变与适应；经济收入变化的应对；各种老年相关健康问题的应对；面对老伴及亲友死亡的打击

四、健康家庭的特征

健康家庭指家庭中每一个成员都能感受到家庭的凝聚力，能够获得满足身心健康需要的家庭资源。家庭资源是指维持家庭的基本结构和功能、应对各种危机事件、满足家庭成员发展需求的物质和精神方面的支持。家庭资源越充足，越能满足家庭成员的需求，越有利于家庭及家庭成员的健康。家庭资源一般分为内部资源和外部资源。家庭内部资源包括经济支持、情感支持、维护支持、健康照顾、结构支持、信息和教育。家庭外部资源包括社会资源、教育资源、经济资源、文化资源、宗教资源、环境资源和医疗资源。

健康家庭能够满足家庭成员的成长需要，维系稳固关系以共同面对生活中各阶段的挑战，顺利完成生命中各种角色的变换。通过所有成员的共同努力，克服家庭内出现的各种危机，维持家庭健康状态。健康家庭的特点为：①有良好的交流氛围，能使用有效的沟通方式化解冲突。②能提供对家庭成员发展的支持。③能积极地面对问题并解决问题。④有健康的居住环境及生活方式。⑤与社会保持积极的联系。

第二节　家庭护理程序

PPT

家庭护理程序（family nursing process）是指护理人员以满足家庭护理对象的身心需要、恢复或增进护理对象的健康为目标，运用系统方法实施计划性、连续性、全面整体护理的一种理论与实践模式。家庭护理程序是家庭护理工作的基础和核心，也是科学的工作方法。可分为五个步骤，即评估、诊断、计划、实施和评价。护理人员只有熟练掌握和运用家庭护理程序，才能为家庭提供有效的健康护理服务。

一、家庭护理评估

家庭护理评估（family nursing assessment）是为了了解家庭及其成员的健康状况，对家庭的基本资料及背景、家庭结构、家庭资源、家庭环境等进行评估，了解家庭成员不同年龄阶段的心理、角色、压力等反应，为家庭护理诊断提供依据。

（一）评估内容

当家庭面临家庭生活周期中重大事件或家庭成员出现了健康问题时需要进行家庭评估。评估对象可以是有已知的健康问题如罹患脑卒中刚出院的患者；或是患慢性病需要连续的监测如糖尿病患者；或是有潜在的健康问题的家庭成员，如产妇和新生儿。

家庭护理评估应包含两个方面的内容。一方面，充分收集个体服务对象现存或潜在的健康问题的资料，这是家庭护理评估的首要部分。个体需求评估的内容可以随着个体年龄和健康状况不同而有所差异，主要包括全面的生理健康评估、精神心理评估及有关特殊健康问题重点资料的评估。另一方面，评估服务对象所在家庭的健康资料，了解家庭的结构和功能，分析家庭与个人健康状况，掌握健康问题的来源，使护理人员能和家庭共同做出护理计划，帮助家庭成员达到最佳的健康目标。具体评估内容如下。

1. 家庭基本资料　包括家庭地址、电话，家庭成员基本资料（姓名、性别、年龄、家庭角色、职业、文化程度、婚姻状况、宗教信仰）。

2. 家庭成员的健康状况　包括生理、心理、社会、精神等健康评估。家中如有患病成员还应评估所患疾病情况，家庭角色履行情况，患者个人日常生活能力评估，医疗保险形式及疾病消费等。

3. 家庭生活周期与发展阶段　评估家庭目前所处的发展阶段及其发展任务履行情况。

4. 家庭结构与功能

（1）家庭结构评估　包括家庭外部结构的评估，即家庭的类型；家庭内部结构的评估，即家庭角色、家庭沟通、家庭权力、家庭价值观等。

（2）家庭功能评估　是否满足家庭的情感功能、经济功能、生育功能、社会化功能及健康照顾功能等。

5. 家庭资源

（1）家庭内部资源　包括经济支持、情感支持、维护支持、健康照顾、信息和教育支持、结构支持。

（2）家庭外部资源　包括家庭周围社会支持性资源、社会保障设施等。

6. 家庭环境　包括居家环境、家庭周围环境等。

（二）常用评估工具

家庭护理评估应从多维度考虑，在国内外家庭健康护理研究领域也出现多个评估工具，如家系图、APGAR 家庭功能评估表、社会支持评估量表、家庭功能评定量表（FAD）、家庭适应度及凝聚度评估量表（FACES）、家庭环境量表（FES）等。应依据评估目的选取适用的评估工具。我国社区常用评估工具如下。

1. 家系图（family tree）　又称家族谱，以绘图方式展示整个家庭结构、健康问题、家庭人口学信息、家庭生活事件、社会问题和信息，是收集和分析家庭健康资料的主要工具。家系图绘制方法：一般包含三代人。长辈在上，晚辈在下；同辈中，长者在左，幼者在右；夫妻中，男在左，女在右。一般从家庭中首次就诊的患者这一代开始，向上、向下延伸。在代表每个家庭成员的符号旁边，可根据需要标注成员的出生年月日、重大生活事件发生的时间、遗传病、慢性病等。家系图常用符号见图 4-1。

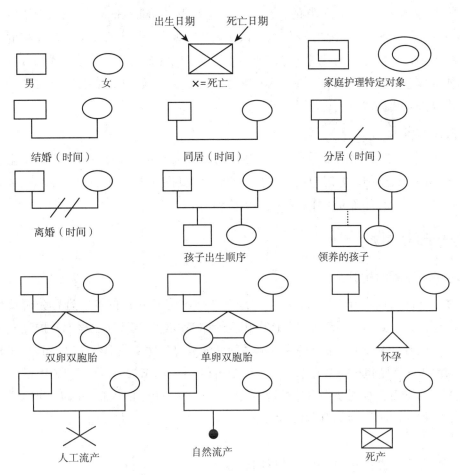

图 4－1　家系图常用符号

2. APGAR 家庭功能评估表　又称家庭关怀度指数问卷，由美国西雅图华盛顿大学 Smilkstein 于 1978 年设计，用于评价家庭功能，反映家庭成员对家庭功能的主观感受。该问卷是根据家庭功能的特征设计的，其特点是简单、用时短，约在 5 分钟内完成测评。适用于青少年以上年龄组的受测试者对自己家庭的功能进行主观的、量化的评价，并进一步指出家庭问题存在的可能层次，因而易于在社区使用。APGAR 分为 5 个部分：A（adaptation，适应度），指家庭在发生问题或面临困难时，家庭成员对于家庭内外资源的运用情形；P（partnership，合作度），指家庭成员对权利与责任的分配情况；G（growth，成熟度），指家庭成员互相支持而趋向于身心成熟与自我实现的情形；A（affection，情感度），指家庭成员彼此之间相互关爱的情形；R（resolve，亲密度），指家庭成员彼此间享受共同时间、空间和经济资源的承诺。家庭 AP-GAR 问卷共有 5 个问题，每个问题依次从上述 5 个方面反映家庭功能的情况。每个问题有 3 个答案可供选择，选择"经常"得 2 分，"有时"得 1 分，"很少"得 0 分。具体问题可见表 4－2。

表 4－2　APAGAR 家庭功能评估表

维度	问题	经常 （2分）	有时 （1分）	很少 （0分）
适应度	（1）当我遇到问题时，可以从家人处得到满意的帮助			
合作度	（2）我很满意家人与我讨论各种事情及分担问题的方式			
成熟度	（3）当我希望从事新的活动或发展时，家人都能接受并给予支持			
情感度	（4）我很满意家人对我表达感情的方式及对我情绪（如愤怒、悲伤、爱）的反应			
亲密度	（5）我很满意家人与我共度时光的方式			

注：评分标准，将 5 个问题得分相加，总分为 7～10 分表示家庭功能良好；4～6 分表示家庭功能中度障碍；0～3 分表示家庭功能严重障碍。

3. 社会支持评估量表　肖水源编制的社会支持评定量表（Social Support Rating Scale，SSRS）能较好地反映个体的社会支持水平，已被广泛使用。该量表从客观支持、主观支持、对支持的利用度三个方面评价社会支持水平，具体为：①客观支持，即个体所接收到的客观的、可见的或实际的支持。②主观支持，即个体所能体验到的情感上的支持。③对支持的利用度，即个体对各种社会支持的主动利用，包括倾诉方式、求助方式和参加活动的情况。

（三）评估注意事项

社区护理人员应认识到家庭的多样性，重视家庭背景的独特性。在评估过程中，采用观察法、交谈法、体格检查等多种形式全面、客观地收集资料，避免主观判断；要有意识地从家庭成员中获得有价值的资料；也可以充分利用其他医务工作者所收集的资料。

二、家庭护理诊断

（一）家庭护理诊断的构成

家庭护理诊断（family nursing diagnosis）是对家庭护理评估收集来的资料进行分析及判断，确定家庭的主要健康问题，并根据其主要健康问题提出相应的护理诊断。在诊断过程中，护理人员应进一步判断哪些问题需要并能通过护理干预独立解决；哪些问题还需要其他专业人员解决；哪些问题可以依靠家庭独立解决。家庭护理诊断包括4个基本要素：诊断名称、定义、诊断标准、相关因素。

1. 诊断名称　以简明扼要的文字描述护理对象现存或潜在的健康状况。多以"改变""障碍""缺失""无效"等几个特定词语表示健康状态的改变，如"家庭应对能力缺陷""决策冲突""家庭应对无效"等。

2. 定义　是对诊断名称的一种清晰、准确的表达。

3. 诊断标准　是做出该护理诊断的临床判断依据。这些判断标准可以是一种体征，亦可是一种症状，或是一群症状及体征，还可以是危险因素。其来自于个体或家庭主动表达或被观察到的反应或信息。

4. 相关因素　是指造成个人或家庭健康状况改变或产生其他问题的情况。而这些通常都是"与"护理诊断"有关"的。相关因素可以是生理上的、心理上的、与治疗有关的、与家庭事件发生有关的、与环境改变有关的等。

（二）家庭护理诊断的陈述方式

1. 一部分陈述　只有 P（problem）问题，即护理诊断的名称。

（1）现存的　指目前存在的健康问题。如"持家能力障碍"。

（2）潜在的　指有危害家庭或家庭成员健康的因素存在，如不采取护理措施将会发生健康问题。陈述形式为："有……危险"，如"有照顾者角色紧张的危险"。

（3）健康的　是对个体、家庭或社区具有向更高健康水平发展潜能的描述。陈述方式可为："潜在的……增强""执行……有效"，如"婴儿有行为能力增强的潜力""执行治疗方案有效"。

2. 二部分陈述　即 PE 公式。E（etiology）病因，即相关因素。如"保持健康无效：与不能识别、处理和寻求帮助有关"。

3. 三部分陈述　即 PES 公式。S（symptoms or signs）症状和体征，包括实验室检查结果。如家庭执行治疗方案无效：照顾者未能按医嘱定时协助患者口服药物：与健康照顾系统复杂有关。

家庭护理诊断提出后，社区护理人员需要从整体的角度预测家庭健康问题护理干预的结局效果，使护理目的更加明确。护理服务可以从以下几种目的入手：①预防问题；②减轻问题；③稳定问题（防止问题恶化）；④解决问题。护理诊断和预测有助于指导社区护理人员制订家庭护理计划。另外，护理人员还需及时判断护理诊断的严重性，并根据问题的严重程度，按照由重到轻、由急到缓的原则将护理诊断排序，确定首优、中优、次优问题。对家庭威胁最大、后果严重、家庭急待解决的健康问题排在第一位，并立即拟订护理计划，优先解决。

（三）家庭护理诊断的步骤

1. 确定所收集资料的全面性和准确性。
2. 分析家庭健康问题。
3. 判断需要护理及援助的项目。
4. 分析健康问题之间的关系。
5. 确定解决问题的优先顺序。

三、家庭护理计划

家庭护理计划（family nursing planning）是根据家庭护理诊断，提出解决健康问题的目标，制订家庭护理干预计划和评价计划。

（一）制订护理目标

家庭护理目标在家庭成员层面是以改变个体的认知、行为及态度为目标，在家庭层面是以改变家庭角色关系、沟通类型、促进功能发挥、完成发展任务等为目标。分为短期目标和长期目标。短期目标的期限可以是几天、几周或几个月。一系列的短期目标是为最终的长期目标做准备，短期目标的达成是长期目标设立的基础，因此短期目标亦可被称为长期目标的分目标。目标设立要符合家庭实际情况，考虑成员的意愿和家庭的特点、结构、功能和资源等条件。

（二）制订护理干预计划

完整的家庭护理计划应包含 what（任务）、how long（周期）、when（何时）、how（采用的方法），还应包含可利用的资源等。家庭护理计划制订中，需要注意以下方面：①家庭成员应参与护理计划的制订。②计划制订要结合家庭价值观和卫生保健信念。③计划应切实可行，操作性强，对促进家庭健康有指导意义。

（三）制订护理评价计划

家庭护理评价计划依据护理目标和护理干预计划来制订，明确评价主体、评价实践、评价内容和评价方法，了解护理措施的执行情况及效果，以及时修改或重新制订家庭护理计划。

四、家庭护理实施

家庭护理实施（family nursing implementation）是将家庭护理计划付诸行动的过程。社区护理人员在明确的家庭护理目标下，依据家庭护理干预计划，以恰当的护理方式提供护理服务。在实施家庭护理计划的过程中社区护理人员主要的职责有：①健康教育。正确教育和指导家庭成员，帮助家庭处理现存的和潜在的健康问题，提供家庭健康成长、发展及适应所需的知识及信息。②提供支持和援助。帮助家庭应对各种问题，如疾病或家庭纠纷，为其提供情感支持，帮助家庭成员采取正确应对方式，避免过度消极。根据实践经验提供直接护理，消除家庭潜在的危害因素，保持家庭环境健康并应对不良环境。③协调沟通。帮助家庭协调、联系切实可及的卫生资源等社会支持，协调家庭成员间的沟通，共同完成家庭护理计划，提升健康水平。

五、家庭护理评价

家庭护理评价（family nursing evaluation）是对家庭护理计划实施效果的评价，同时也是对家庭护理活动的全面检查与控制，应贯穿于家庭护理计划实施的全过程。

（一）过程评价

过程评价是对整个家庭护理过程进行持续性评价，包括：①评估阶段的评价，评价收集资料的完整性、客观性。②诊断阶段的评价，评价家庭护理诊断和家庭健康资料的统一性及问题排序的合理性。③计划阶段的评价，评价家庭护理目标的可及性、合理性及护理措施的可行性。④实施阶段的评价：评价护理计划执行的准确性，发生偏差或出现障碍的原因等。

（二）结果评价

可以从家庭成员的健康、家庭成员间互动关系、家庭与社会的关系三个方面进行评价。

1. 对家庭成员健康的评价

（1）家庭成员的健康状态、生活质量改善的程度。

（2）家庭成员对健康问题的了解程度、采取健康相关行为的意识提高程度。

（3）家庭成员对护理服务的满意程度。

2. 对家庭成员间互动关系的评价

（1）家庭成员对家庭功能的满意程度。

（2）家庭成员间沟通交流方式的改善及效果的提升程度。

（3）家庭成员判断和决策能力的提高程度。

（4）家庭成员角色分工合理性的提高程度。

3. 对家庭与社会的关系的评价

（1）家庭对社区卫生资源利用度的提高程度。

（2）家庭成员改善家庭环境的效果。

（3）家庭成员社会支持度及主动利用改善情况。

⊕ 知识链接

国际家庭护理协会

国际家庭护理协会（International Family Nursing Association）于 2009 年成立，旨在为全球家庭护理发声，分享知识、实践和技能以加强和促进家庭护理实践，通过家庭护理教育、研究、学术、社会化和学院交流等引领家庭护理。协会每 2 年举办一次国际家庭护理会议。2021 年举办的第 15 届国际家庭护理会议的主题为"全生命周期的家庭护理"。会议关注于护士、跨学科团队及家庭共同探索和讨论全生命周期的家庭护理，强调促进家庭、研究人员、教育工作者和临床医务人员之间的国内和国际合作，以促进家庭护士在全生命周期中作为家庭健康的倡导者的能力。

第三节　家庭访视

PPT

家庭访视是社区护理的基本服务形式之一。社区护理人员通过家庭访视，了解访视对象及其家庭的健康状况，发现现存或潜在的健康问题，完成对社区健康人群及居家患者的预防保健、健康促进、护理照顾和康复护理工作，使患者及其家庭能接受到上门的直接护理服务，让护理的内涵和外延真正渗透到家庭和社会，达到维护和促进人类健康的目的。

一、家庭访视的概念与目的

（一）概念

家庭访视（home visit）是指到服务对象家庭里，为访视对象及其家庭成员提供护理服务，以维持和促进个人和家庭健康的活动。社区护理人员对辖区内居民家庭访视，旨在对患病、活动能力丧失或身体受到损失的人，在他们居住的地方，提供技术性的护理措施以及疾病三级预防的保健工作。

（二）目的

家庭访视是以家庭为单位，通过协调家庭内部和外部资源，为家庭成员提供综合性、连续性的健康护理服务。其目的包括：①发现家庭健康问题；②确定影响家庭健康的危险因素；③寻求在家庭内共同解决问题的方法；④提供需要的保健和护理服务；⑤促进家庭功能的发挥；⑥促进家庭有效利用支持系统；⑦与访视家庭建立友好信任关系。

二、家庭访视的对象与类型

（一）家庭访视的对象

原则上应包括辖区内所有家庭成员，但在具体实施过程中以存在健康问题或潜在健康问题的个人及其家庭成员等弱势群体为重点，包括：①行动不便的特殊群体和患者；②有慢性病患者且缺少支持系统的家庭；③有新生儿的家庭；④有心理社会问题或不明原因不遵医嘱的患者；⑤临终患者及其家庭；⑥某些急症患者；⑦需要做家庭结构和功能评价者；⑧需要家庭咨询和治疗者。

（二）家庭访视的类型

依据家庭访视的对象和目的，家庭访视分为以下四种类型。

1. 评估性家庭访视（home visit for assessment）　是对服务对象的家庭进行健康问题和卫生服务评估的访视，为制订和实施家庭护理计划奠定基础。常用于考察有家庭危机或心理问题的患者，以及对老年人、残疾人的家庭环境进行评估。

2. 预防性家庭访视（home visit for preventive care）　以预防疾病、促进健康为目的的家庭访视。如为孕产期妇女提供保健服务。

3. 急诊性家庭访视（home visit for emergency care）　以处理访视对象出现的临床问题或紧急情况为目的，如为突发家庭暴力、虐待老人、外伤等状况的家庭提供急救护理，多为随机性的。

4. 连续照顾性家庭访视（home visit for continuing care）　主要针对慢性病患者、出院后需要康复的患者或临终患者提供连续性照顾的家庭护理服务。

三、家庭访视程序　微课-4

（一）访视前准备

1. 确定访视对象　根据辖区内居民情况、家庭健康档案及访视护理记录，优先考虑健康问题严重、影响范围广、易产生后遗症的家庭，遵循群体为先、个体为后；传染病为先，非传染病为后；急性病为先，慢性病为后的原则，确定本次访视对象。

2. 明确访视目的　家庭访视前必须先确定访视目的，以促进访视过程的有效性。如首次访视则以了解访视家庭的环境、熟悉家庭情况、做好家庭护理评估为主；连续照顾性访视需依据上次访视的总结和评价为依据，发现问题并确立新的访视目的。

3. 联系访视家庭　电话联系或根据之前的预约，确定访视的具体时间。必要时为了避免因提前约定时间导致家庭有所准备，掩盖了医护人员想要了解的真实情况，也可安排临时性突击访视。如吸毒、虐待老人的家庭访视。

4. 安排访视顺序和路线　社区护士同一天内需访视多个家庭时，优先访视新生儿或免疫力缺陷的患者、病情较重者，其次为无传染性疾病的儿童、慢性病患者，传染性疾病的患者放在最后。依据访视顺序的优先原则，结合访视对象家庭地址、预约时间等，合理设计访视路线，可以由近而远或由远而近。告知社区卫生服务中心（站）欲访视家庭的家庭地址、联系方式、出发时间、预计返回时间等。

5. 准确访视物品　根据访视对象、访视目的不同，护理人员准备相应的访视物品。如新生儿家庭访视可在访视基本用物的基础上增加体重秤、经皮黄疸仪。对于传染病患者家庭访视，社区护理人员需按不同疾病的防护要求准备防护用品，如工作服、工作帽、口罩、鞋套、护目镜、隔离衣、手套等。

（二）访视中工作

1. 自我介绍　向被访视家庭礼貌地做自我介绍，解释访视目的、所需时间，取得信任与配合。

2. 护理评估　通过交谈、观察、体检、测评等，评估服务对象身心状况，及时发现问题。

3. 护理计划与实施　依据评估结果及时调整护理计划，有效实施护理措施，如护理技术操作、健康教育、康复指导等。在访视过程中，及时解答访视对象提出的问题。

4. 护理记录　及时记录护理评估收集的信息、发现的健康问题或健康问题的进展与转归、提供的护理服务，填写在相应的表格或手册上。

5. 结束访视　访视结束后，妥善整理用物。根据实际情况，必要时预约下次访视时间。

在访视过程中，社区护理人员应注意自身的安全：①穿着合适、得体，随身携带手机、工作证等。②访视家庭地址偏僻，或者家庭中只有独居异性时，应有陪同人员同行。③访视过程中如遇患者情绪异常，或有不能控制的不安全因素，在提供急需的护理服务后应根据实际情况立即离开现场，保障自身安全，并可与有关部门取得联系。④访视用物应放在护理人员的视野内，以免他人随意触碰。⑤提供护理服务时，尽量要求服务对象的家属在场。

（三）访视后工作

1. 检查、整理、消毒处理使用过的访视用物，并补齐基本用物。

2. 在相关管理系统或档案内记录此次访视结果。

3. 评价此次访视活动效果及分析护理目标达成情况。

4. 与社区卫生服务中心（站）内辖区服务团队沟通，介绍访视情况，共同讨论调整家庭护理计划。

家庭访视是社区卫生服务最具特色且最为重要的工作之一。由于社区护理工作具有持续性、全面性、协调性、可及性、负责性等特点，家庭访视实践过程应注意：①尊重访视对象及其家庭，以真诚的态度和良好的沟通技巧与访视对象进行交流，尊重其参与接受访视服务的权利，尊重其隐私、文化背景和社会经历，不以自己的价值观影响访视对象的抉择，建立良好的治疗性护患关系。②选择并控制访视时间，经沟通选择恰当的访视时机，以免时间冲突。访视时长控制在 1 小时内。③明确访视形式及服务项目，经访视家庭确定后，可与被访家庭签订家庭访视协议，明确服务项目及收费标准，并做好访视过程相关记录。

PPT

第四节　居家护理

由于医疗资源的日益紧张和医疗费用的高涨，居家护理逐渐被重视。发达国家居家护理已经有几十年的发展历史，形成了一套相对规范的居家护理服务体系。居家护理是综合性家庭健康服务系统的一部分，作为医疗机构服务的延伸，为有照护需求的患者提供专业、便利的护理服务。服务对象主要是老年患者、慢性病患者、疾病后遗症需要进行康复指导和训练的患者。其目的在于增进和恢复患者健康，延缓病情发展，减少并发症，防止疾病复发和再入院治疗，提高患者生活质量。居家护理可以使患者获得持续性医疗照护，增进照护者的知识与技能，减轻家庭的经济负担和照护负担。

一、居家护理的概念与目的

（一）居家护理的概念

居家护理（home care nursing）是指社区护理人员直接到患者家中，应用护理程序，向社区中有疾病的个人即出院后的患者或长期家庭疗养的慢性病患者、残障人、精神障碍者，提供连续的、系统的基本医疗护理服务。居家护理服务对象大部分时间住在家里接受照顾和治疗，获得定期的专业健康照护服务的同时，避免了往返医疗机构的奔波，节省医疗和护理费用。

（二）居家护理的目的

1. 患者方面　通过连续性的居家治疗与护理，增强患者自我管理的意识与能力，缩短其住院时间，预防并发症的发生，降低疾病复发率和死亡率。

2. 家庭方面　增强家庭成员照顾患者的意识；提高家庭成员相关护理知识与技能；减轻家庭经济负担。

3. 专业方面　增加医院病床周转率与利用率，降低医疗费用支出，扩展护理专业工作领域，使医院护理延伸至社区护理，促进护理专业的发展。

二、居家护理服务对象

居家护理服务对象主要包括两类群体，一类是处于疾病亚急性期需要护理的患者，即出院后需要继续接受医疗护理的患者；另一类是需长期照护的患者，如慢性病患者、失能老年人等。对符合以下任意一项或一项以上的患者，签订居家护理服务协议书，可实施居家护理服务。

1. 病情稳定，需在家接受长期医疗护理服务的慢性病患者，如冠心病、高血压、糖尿病、慢性阻塞性肺疾病患者等。

2. 有明确的医疗护理项目需求的患者，如导尿管、造瘘口、压疮伤口等护理需求。

3. 自护能力有限，到医疗机构就诊困难的患者，如活动受限者。

4. 处于疾病恢复期，需要继续观察、治疗和康复的患者，如脑卒中患者。

5. 需要支持性治疗和减轻痛苦的临终患者或植物人。

6. 在家中进行隔离治疗的传染病患者。

三、居家护理的原则与内容

（一）居家护理原则

社区护理人员在提供居家护理服务的过程中，应遵循以下原则。

1. 综合性原则　以社区护理人员为主体，与全科医生、康复治疗师、营养师、公共卫生医师、心理治疗师等建立合作伙伴关系，提供全方位的专业服务。

2. 个体化原则　以居家护理服务对象的需求为导向，尊重服务对象的价值观、文化习俗、宗教信仰，提供个性化服务。

3. 赋能原则　调动服务对象及其照顾者的潜能和主动参与的意识，提高患者自我健康管理的能力。

4. 协调性原则　协调社区资源，为服务对象提供所需健康领域的人力和物力资源。

5. 延续性原则　将专业化护理从医院延伸到社区、家庭，为服务对象提供连续性、专业化、全面的居家护理服务。

6. 安全性原则　实施安全有效、医疗风险低、易操作实施的服务项目。

（二）居家护理内容

依据实施居家护理服务的机构及服务对象的不同，居家护理服务内容有所不同，主要提供下列服务项目。

1. 病情观察与周期性体检　进行一般身体检查，开展病情评估，及时发现患者的病情变化。

2. 健康教育　开展运动护理、营养膳食护理、心理健康护理和康复护理等方面的健康教育，进行疾病预防知识的宣传教育，并为家庭照顾者提供护理咨询服务。

3. 赋能指导　利用社区适宜技术对服务对象及其照顾者进行赋能指导服务，如运动康复技巧、饮食安排与制作指导、心理调适指导，以促进患者自我管理，提高照顾者照护技能。

4. 专业护理服务　通过医生定期访诊，结合护理评估结果和健康需要，提供相应护理技术服务，如伤口造口护理、管道护理、雾化吸入、膀胱训练等服务。

5. 心理护理　舒缓患者焦虑、抑郁等不良情绪，提供临终患者及其家属心理关怀。

6. 生活护理　协调家庭内部、外部资源，提供日常生活照护服务，满足居家护理对象基本生活需要。

四、居家护理的形式

（一）家庭病床

家庭病床（family bed）是我国常见的居家护理形式，也是社区卫生服务重要的形式。家庭病床指医疗单位对适合在家庭条件下进行检查、治疗和护理的某些患者，在其家庭中就地建立的病床。由社区卫生服务中心的护理人员为建立家庭病床的患者提供护理服务。

1. 家庭病床的发展　20 世纪 50 年代中期，天津等城市曾推行过家庭病床，被认为是行之有效的医疗服务方式。但 60 年代后期因医院规章制度的变化使家庭病床陷入自流状态。1984 年，卫生部相继颁发了《关于进一步加强家庭病床工作的通知》和《家庭病床暂行工作条例》，将家庭病床服务纳入规范化管理。而后由于公费医疗制度改革，各地建立社会医疗保险制度，家庭病床出现了萎缩，地区发展也不平衡。主要原因是：家庭病床利润相对较低，服务者收益微薄；未纳入医疗保险范围；不合理的卫生资源配置使患者趋向于直接到大医院就诊；家庭病床服务管理不规范，医疗安全得不到保障；未形成医院与社区卫生服务中心的双向转诊机制等。近年来，由于系列政策的出台和各级政府对基层卫生服务投入的加大，家庭医生签约制的推行，家庭病床潜在的社会需求的增大，各地纷纷制定家庭病床管理实施办法和家庭病床服务规范，家庭病床服务已经成为社区卫生服务的主要模式之一。

2. 建立家庭病床的意义

（1）缓解专业医疗机构病床相对不足的情况　家庭病床开设在患者家中，提供了集家庭医疗、家庭护理、家庭保健、生活照料、功能康复和健康教育为一体的服务，缓解了住院难的问题，为基本公共卫生服务开创了新局面。

（2）有效地降低医疗费用　在我国的医疗卫生体制改革下，上门医疗和家庭病床均逐渐纳入医保。家庭病床的设立，让处于疾病恢复期的患者可以早日出院，由家庭病床解决出院后的医护问题，大大减轻了家庭及社会的经济负担。

（3）有利于保持良好心境，提高生存质量　建立家庭病床后，患者在熟悉的家庭和生活环境进行康复，能够很方便地接受家庭及其他亲属成员的照料。而且家庭病床医护人员与患者建立较好的信任关系，使得相应诊治、护理、康复措施依从性比较好，对患者的健康和生活质量的提升起到积极的作用。

3. 家庭病床的管理

（1）家庭病床的建立　有开设家庭病床需求的患者或其法定监护人到社区卫生服务中心申请建立家庭病床，社区卫生服务中心根据收治范围和患者情况确定是否建床，告知家庭病床诊治范畴、服务收费及注意事项，双方签订家庭病床服务协议书，明确双方权利义务，约定服务范围与内容、服务管理、费用结算等内容。指定责任全科医师和护士，约定首次上门服务日期。设置家庭病床的情形有：①出院后转回社区仍需治疗的患者。②慢性疾病需长期治疗的患者。③需安宁疗护的患者。④高龄、行动不便老年人的健康监测和访视。

（2）家庭病床的服务项目　随着社区居民的需要，家庭病床的服务项目逐渐增多。遵循"安全有效"的原则提供非创伤性、不易引起失血和严重过敏的项目，主要包括四类：①上门查体、观察病情和进行符合规定的诊疗，按需开具处方。②治疗项目，包括中医服务项目（如针灸、推拿）和医疗护理服务项目（如外科换药、肌肉注射、导管护理、雾化吸入等）。③检查项目，如血常规、尿常规、心电图、动态血压、床旁B超等。④远程家庭病床服务，如线上巡诊，在线查看医疗图文信息，记录病情等诊疗服务。责任护士根据医嘱执行治疗计划，严格遵守各项护理操作规范，严格执行查对制度，严格遵循无菌操作原则。指导家庭照顾者进行生活护理和心理护理，如翻身、预防压疮、口腔护理等。家庭病床原则上不开展静脉输液。

（3）建立分级查床制度　为提高家庭病床质量，实行分级查床制度。责任全科医师根据患者病情制定查床计划，一般每周查床1~2次。病情需要或出现病情变化可增加查床次数，必要时请上级医师查床。对新建病床患者，上级医师应在3天内完成查床，并在病情变化或诊疗改变时及时查床。上级医师应对诊断、治疗方案和医疗文书书写质量提出指导意见。

（4）家庭病床的服务收费　家庭病床服务项目的收费标准按照物价部门的规定执行，医疗保险参保人员接受家庭病床服务所产生的基本医疗费用，由医保基金按规定支付。家庭病床服务医保结算办法及医保不予支付的情形，应充分告知建床患者或其法定监护人。

（5）家庭病床的综合评价　家庭病床的综合评价分主观和客观评价，主观评价包括患者满意度、患者家属满意度、医护人员满意度及卫生科技人员支持等内容；客观评价包括患者生理功能、社会心理功能以及经济学评价，此外还包括家庭病床的效果和效益评价。

（二）居家护理服务机构

居家护理服务机构是对家庭中需要护理服务的人提供护理的机构，已经成为我国居家护理的发展方向。私有居家护理服务机构是美国、加拿大等发达国家居家护理的主要形式，在美国被称为家庭服务中心，在日本被称为访问护理中心。

1. 机构设置　我国鼓励社会力量举办护理中心、康复中心、安宁疗护中心，为居家患者提供上门服务，也鼓励在社区建立护理中心，提供日间护理服务。在我国现有政策与制度下，护理站应运而生。护理站是经卫生行政部门审批取得医疗机构执业许可证的机构，以维护社区人群健康、满足社区人群基本医疗护理需求为宗旨，由以护士为核心的各类护理人员组成的团队，为老年人、长期卧床患者、婴幼儿、残疾人、临终患者等居民，提供上门访视、家庭护理和康复指导等社区或居家医疗护理服务。主要由企事业单位、社会团体、个人等社会力量建立。护理站可在所在区范围内设置多个执业点。在美国，居家护理服务私营机构包括访视护理协会等居家照护协会连锁基金会、家庭医生开办的私人诊所、社区卫生服务中心及一些志愿者组织等。

2. 服务方式　由有照顾需求的居民到居家护理服务机构提出并办理申请手续，经评估后依据服务对象具体情况确定护理内容、护理时长与频次等。服务内容包括专业性护理和非专业性护理服务。专业护理服务由护理人员上门提供，如糖尿病管理、给药治疗、营养护理等。非专业护理由经培训的护理员提供，如生活照顾。在国外服务内容，服务形式多样，服务内容主要有：个人护理和支持、家务料理、社区支持服务、卫生专业人员的上门服务等。服务形式包括：①社区"托老中心"，提供就餐、群体活动等护理服务。②组织"互助养老"，老人互助结伴以缓解孤独感，提高健康质量。③居家上门服务，护士上门提供照护服务、基本护理、专科护理服务。④短时托付服务，白天全托接受日间照料而晚上送回家中的日间护理服务形式，或者短期服务业务机构提供的短期托付护理形式，主要针对家庭成员因暂时外出而需将服务对象暂时托付的情况。⑤长期照护服务，因家庭不能长期照料，而由服务机构提供3个月以上的全方位服务。

3. 服务费用支付　护理站开展的服务项目，物价管理部门无明确规定收费标准的，按照市场调节价执行、自主定价。在国外，服务费用有个人支付、商业保险及政府社会医疗保险支付三种类型。我国支付制度也在不断发展与完善中。2016年试点运行长期护理保险制度，长期护理保险参保人员提出申请并经评估确定后，由长期护理保险居家定点服务机构提供居家护理服务，可以享受长期护理保险待遇，用于支付服务费用。

（三）延续性护理服务

延续性护理是通过设计一系列护理活动确保患者在不同健康照顾场所（如从医院到家庭）及同一健康照护场所（如医院的不同科室）间转移时得到连续、协调的护理服务。通常是指从医院到家庭护理服务的延续，使出院患者能在恢复期得到持续的卫生保健、康复指导、心理社会支持，从而促进患者的康复，减少因病情恶化出现再住院的需求。基于医院开展的延续性护理主要通过成立延续护理中心、开设专家门诊等，对出院患者进行电话随访、访视护理、健康教育等。延续性护理服务团队以医院护士为主，联合医生、康复师组建多学科团队。近年来，不断涌现出新的延续护理模式，如医院－社区－家庭联动模式、4C延续护理模式、出院计划模式等，以提高延续护理质量。随着互联网及信息技术的发展，延续护理的方式逐渐拓展为借助微信、QQ群、移动医疗APP、延续护理信息平台等，打破时空限制，为患者提供更便捷的护理服务，以提高患者自我护理能力，提升生活质量。

（四）互联网＋护理服务

随着移动医疗和共享经济的发展，2019年，国家卫生健康委员会发布《关于开展"互联网＋护理服务"试点工作的通知》《"互联网＋护理服务"试点工作方案》，明确提出"互联网＋护理服务"重点服务对象为高龄或失能老年人、出院后患者、康复期患者、终末期患者等行动不便的人群。医疗机构建立网格化护理服务平台，由患者通过拨打专线电话或登录互联网平台预约居家护理服务，经机构对患者健康状况及需求评估，双方签订服务协议，由具备相应资质和技术能力的注册护士按护理服务方案提供上门服务。"互联网＋护理服务"将护理服务从机构内延伸至社区、家庭，促进医疗资源的合理分配，有效解决了患者居家医疗护理问题，同时降低了患者就医的成本，减轻家庭负担。

五、居家护理的发展方向

1. 加强居家护理队伍建设，完善层级管理机制　专业护理人员相对短缺，服务水平不高。应加大对居家护理行业的扶持力度，鼓励高学历护理人才加入居家护理行列，进一步充实社区卫生服务中心的医护人员数量，建立职能完善的全科团队。提高居家护理服务人员能力素质和服务水平，纳入志愿者团队参与照护服务。建立和完善居家护理分层级管理机制，定期进行居家护理工作的监控与督导，确保居家护理服务质量。

2. 建立居家护理质量指标体系，制定居家护理规范 不同患病群体的居家护理需求不同，服务集中在医疗护理服务、健康指导、生活照护、心理及精神慰藉、康复护理等方面。构建居家护理质量服务指标体系，健全居家护理管理规章制度，制定居家护理服务规范，确保居家护理规范化、专业化运行。

3. 以信息化技术为支撑，建立居家护理质量监控体系 推进社区卫生服务中心与大医院、实体医疗机构与互联网平台之间的信息数据共享，实现互联互通。以互联网信息平台为基础，对居家护理服务过程进行追踪与监控，完善健康档案及护理过程记录，促进护理计划实施。构建适合国情的居家护理评估工具，以指标监控提升居家护理质量，体现"以服务对象为中心"的理念。

4. 创新居家护理服务模式，提供便利、经济、高效的健康管理服务 鼓励基层医疗机构和优质民营资本投入居家护理服务，推动社区护理多元化发展，完善居家护理医疗保障体系，推进居家护理服务模式创新，以持续提升居家护理服务能力。

目标检测

答案解析

一、选择题

1. 根据 Duvall 家庭生活周期表，重要发展任务"儿童的身心发育的促进，孩子与父母部分分离的适应"属于以下哪个阶段（　　）

    A. 有学龄前儿童期　　　　　B. 有学龄儿童期　　　　　C. 子女离家期

    D. 有青少年期　　　　　　　E. 空巢期

2. "家庭成员对家庭的影响力"属于家庭内部结构的（　　）

    A. 家庭角色　　　　　　　　B. 沟通类型　　　　　　　C. 家庭权力

    D. 价值观　　　　　　　　　E. 家庭人口

3. 以下有关居家护理的目的，叙述错误的是（　　）

    A. 缩短住院时间　　　　　　　　　　B. 扩展护理专业的工作领域

    C. 使家属免于亲自照顾患者　　　　　D. 鼓励患者学习自我照顾技能

    E. 使患者在出院后仍能获得完整的照护

4. 在家庭健康护理中错误的做法是（　　）

    A. 从家庭的患者中可获得家庭健康的相关资料

    B. 对健康问题相同的家庭可以用相同的模式进行护理

    C. 护士用专业知识，站在对方的立场明确家庭存在的问题

    D. 家属是收集资料中非常重要的提供者

    E. 有时邻居也可提供家庭健康的关键资料

5. 家庭访视时首先要做的准备工作是（　　）

    A. 明确访视目的　　　　　　　　　　B. 确定访视对象

    C. 准备家庭访视的用物　　　　　　　D. 安排路线

    E. 制订访视计划

二、问答题

　1. 简述家庭访视实施中的工作要点。

　2. 简述家庭护理评估内容。

书网融合……

本章小结　　　　　微课　　　　　题库

（程蕾）

第五章　社区儿童、青少年保健与护理

📖 学习目标

知识要求

1. 掌握　儿童年龄分期及各期保健与护理的重点；预防接种程序，预防接种常见反应及其护理。

2. 熟悉　社区儿童与青少年保健工作的内容及意义；各年龄期儿童身心发育特点。

3. 了解　幼托机构保健和学校卫生保健要求及内容。

技能要求

能够灵活、熟练地针对社区儿童与青少年常见健康问题开展保健与护理。

素质要求

认识社区儿童、青少年保健与护理工作的重要意义，具备爱岗敬业、创新、奉献精神和高度的责任感。

⇒ 案例引导

案例：陈某，女，28岁，大专毕业，6天前顺产一男婴。陈某出院后第2日，社区护士对其及新生儿进行家庭访视。访视中，社区护士发现房间光线较暗、门窗紧闭。沟通后得知，陈某初为人母，身边没有老人照顾指导，在对宝宝喂养、保暖、清洁等方面有诸多问题不知如何处理。此外，社区护士对新生儿进行体格检查时，发现新生儿皮肤轻度黄染，头皮皮脂结痂较多，背部有多处红色皮疹，颈部、腋窝、腹股沟皮肤发红。

讨论：

作为社区护士，应如何对陈某进行新生儿日常保健指导？

第一节　概　述

PPT

社区儿童与青少年保健是指社区卫生服务人员根据儿童、青少年生长发育特点，以促进和维护其健康为中心，满足其健康需求为目的，以解决其健康问题为核心所提供的系统化、综合性服务。现阶段，我国儿童保健的主要对象是0~6岁的学龄前儿童，尤以3岁以内婴幼儿为重点对象。学龄期和青春期是卫生保健知识需求量较大的时期。目前，我国学龄期儿童和青少年保健工作主要是以学校为主体，社区护士在协助学校做好卫生保健的同时，亦应对学龄期儿童、青少年及家长进行保健指导，使学龄期儿童和青少年在家长、学校及全社会的共同努力下健康成长。

一、社区儿童及青少年保健工作的意义

儿童是祖国的花朵，民族的未来，家庭的希望，是社区的重点保护人群之一。儿童的生长发育和健

康状况是衡量一个国家社会发展、经济、文化、卫生水平的重要指标之一，也是家庭、社会、卫生工作者所关注的问题，开展社区儿童、青少年保健，促进儿童和青少年生长发育、维护和增进儿童身心健康，是社区护理工作的重要内容。

1. 促进生长发育 社区护士通过新生儿家庭访视、生长发育监测、定期健康检查、预防接种等系统化、综合性服务，引导儿童、青少年及家长提高保健意识，指导家长用科学方法保护和养育儿童；同时，及时发现儿童、青少年生长发育过程中出现的问题，早期采取有效措施进行干预。

2. 开展早期教育，增强体质 通过对儿童及家长开展早期教育、体格锻炼、营养保健等指导，达到增强儿童身体素质、维护身心健康、早期开发智力的目的。

3. 降低发病率和死亡率 随着计划免疫的广泛推行、安全教育和科学育儿知识的普及，儿童各种疾病的发病率和死亡率有所下降，许多严重威胁儿童生命的传染病已经被控制，某些儿童期的传染病逐渐被消灭。

4. 依法保障儿童和青少年权益 依据国家颁布实施的《中华人民共和国母婴保健法》《中华人民共和国未成年人保护法》《中华人民共和国民法典》等法律法规，社区卫生服务人员与有关部门协调配合，依法保障社区内儿童的生存权、发展权、受保护权和参与权，控制并减少儿童受虐待、使用童工等侵害儿童人身权利案件的发生。

⊕ **知识链接**

中国儿童发展纲要

《中国儿童发展纲要（2001—2010 年)》坚持"儿童优先"原则，保障儿童生存、发展、受保护和参与的权利，提高儿童整体素质，促进儿童身心健康发展。《中国儿童发展纲要（2011—2020 年)》除坚持"儿童优先"原则外，更强调保障儿童利益最大化、确保所有儿童享有平等的权利和机会以及鼓励儿童参与家庭、文化和社会，为儿童创造更好的生存和发展环境。《中国儿童发展纲要（2021—2030 年)》除了将"坚持鼓励儿童参与"作为基本原则之一，强调尊重儿童主体地位，鼓励和支持儿童参与家庭、社会和文化生活，创造有利于儿童参与的社会环境以外；还将"培养什么人、怎样培养人、为谁培养人"这一主线贯穿始终，充分了体现全面落实立德树人的根本任务。

二、社区儿童及青少年保健工作的内容

社区儿童及青少年保健工作主要以满足社区儿童及青少年健康需要，防治社区内儿童及青少年的健康问题，促进其健康为主要内容。具体包括对儿童及青少年进行体格检查、生长发育监测、健康教育、预防保健与健康管理、健康档案建立等。

1. 体格检查、生长发育监测

（1）评估社区儿童及青少年的生长发育和健康状况 根据儿童生长发育的规律及检查的频度，依据我国儿童生长发育的标准，定期对辖区内儿童进行健康检查。通过这种连续纵向观察和比较可获得个体儿童生长趋势、心理发育及健康状况的信息，以便早期发现问题，及时给予指导。

（2）评估心理行为发育状况 根据儿童心理发展理论，向其家长介绍亲子关系对儿童成长的重要意义，指导家长建立良好亲子关系的方法和技巧，促进建立和谐的亲子关系。

2. 健康教育

（1）开展健康教育 运用发放印刷资料、播放音像资料、设置宣传栏、开展公众健康咨询活动、

举办健康知识讲座等多种方式，宣传儿童营养、喂养、活动与安全、环境、常见病防治、意外伤害预防、儿童心理健康等知识。

（2）保健指导　通过家庭访视、体格检查、疾病治疗等途径，进行个性化保健指导。

（3）幼托机构和学校的健康指导　社区工作人员须密切联系幼托机构和学校相关人员，进行儿童的体格检查、健康教育和保健指导。

3. 预防保健与健康管理　宣传预防接种的重要性，根据国家免疫规划疫苗免疫程序，对社区适龄儿童进行常规接种。做好儿童常见病、多发病和传染病的防治工作，依据季节的变化，做好传染病的宣传工作，必要时进行家庭访视，促使儿童及家长积极配合医师进行治疗。

4. 建立社区儿童健康档案　为社区内每一位儿童建立电子健康档案，记录儿童的健康状况。根据《国家基本公共卫生服务规范（第三版）》的要求，0～6岁儿童健康档案包括：新生儿家庭访视记录表、1～8月龄儿童健康检查记录表、12～30月龄儿童健康检查记录表、3～6岁儿童健康检查记录表、男（女）童生长发育监测图。

第二节　学龄前儿童保健护理

根据儿童、青少年不同阶段生长发育的特点，按照其年龄划分为新生儿期（neonatal period）、婴幼儿期（infancy and toddlerhood）、学龄前期（preschool period）、学龄期（school age period）和青春期（adolescence）。各期之间既有区别又有联系，不能截然分开。了解各期特点及其影响因素，有助于社区护士对各阶段儿童及青少年进行保健指导和健康管理。

一、新生儿期保健护理

新生儿期指从胎儿娩出、脐带结扎至出生后28天。在此期间，小儿脱离母体而独立生存，所处的内外环境发生了根本的变化，需完成多方面的生理调整来适应母体外的生活环境。社区医务人员需充分认识新生儿特点，及时给予正确的指导和护理，为其一生的健康奠定基础。

（一）生长发育特点

新生儿平均身长为50cm；平均体重为男婴3.3kg，女婴3.2kg。皮肤红润，局部特殊色素沉着可致臀部、腰部、背部等部位出现青色斑，随着年龄增长会慢慢消退。安静时，呼吸频率40～45次/分，以腹式呼吸为主；心率120～140次/分，血压平均为70/50mmHg（9.3/6.7kPa）。吸吮、吞咽功能较完善，有溢乳和呕吐现象，胎粪约出生后2～3天内排完。睡眠时间长，每天睡眠时间维持在20小时左右。新生儿视觉、听觉、味觉、触觉、温度觉发育良好，喜欢看人脸，能够辨别父母的声音、音调的高低、语速的快慢，对不同的味觉会产生不同的反应，出生后2小时就能对甜味表示愉快，尝柠檬汁会皱眉，对冷有反应；但痛觉、嗅觉（除对母乳外）发育相对较差。具有原始的神经反射，如觅食反射、吸吮反射、拥抱反射、握持反射和交叉伸腿反射。新生儿免疫功能差，容易发生感染；体温调节功能差，室温过高会发热，过低可引起硬肿症。另外，新生儿可有生理性黄疸、假月经、乳腺肿大、马牙、粟粒疹等生理现象。

依据艾瑞克森心理社会发展理论，人生第一年的发展任务是与照顾者（通常是父母）建立起信任感，学习爱与被爱。新生儿来到一个陌生的环境，必须依靠他人来满足自己的需要。如果母亲或母亲代理人的喂养、抚摸等使小儿的各种需要得到满足，小儿的感受是愉快的和良好的，其对父母的信任感就得以建立，这一信任感则是小儿对外界和他人产生信任感的来源。信任感发展的结果是乐观，对环境和将来有信心。与此相反，如果小儿经常感受到的是痛苦、危险和无人爱抚，便会产生不信任感，小儿会把对外界的恐惧和怀疑情绪带入以后的发展阶段。

（二）社区保健护理

新生儿身体各器官、生理功能发育尚未成熟，免疫功能低下。因此，新生儿期是小儿最脆弱的时期，儿童发病率和死亡率均较高。此期的保健护理内容主要包括新生儿家庭访视、日常保健指导及疾病和意外伤害预防与护理等。

1. 新生儿家庭访视　新生儿家庭访视是新生儿保健的重要措施，是社区与医院构建连续性护理体系的具体体现。社区护士须在新生儿出院后1周内，到新生儿家中进行家庭访视。访视时，须询问新生儿的一般情况、预防接种和先天性疾病筛查情况，观察家居环境，进行体格检查和健康指导。具体包括以下内容。

（1）询问　新生儿出生前、出生时及出生后的情况，包括孕母情况、分娩方式、有无新生儿窒息、出生时体重和身长、喂养情况、睡眠情况、大小便情况、卡介苗和乙肝疫苗接种情况及新生儿疾病筛查情况等。

（2）观察　新生儿居室内的环境，如温湿度、通风状况以及安全、卫生状况等。观察新生儿一般情况，如精神、面色、呼吸、吸吮能力等。

（3）测量　新生儿体温、体重、身长、头围、胸围，评价出生后的身体发育状况。

（4）检查　新生儿皮肤有无黄染、贫血、湿疹、出血点、色素沉着等；头部大小与形状、囟门；口腔；脐带是否干燥；外生殖器；四肢关节活动度、有无水肿；姿态、肌张力、运动及反射等。

（5）处置　发现异常问题及时给予指导和处理。如发现新生儿未接种卡介苗和第1剂乙肝疫苗，提醒家长尽快补种；发现新生儿未接受新生儿疾病筛查，告知家长到具备筛查条件的医疗保健机构补筛。另外，指导家长在新生儿出生后28～30天，结合接种乙肝疫苗第2剂，在乡镇卫生院、社区卫生服务中心进行随访。对于低出生体重、早产、双多胎或有出生缺陷等具有高危因素的新生儿根据实际情况增加家庭访视次数。

（6）建立《母子健康手册》。

2. 日常保健指导

（1）合理喂养　新生儿期的食物以乳类为主，有三种喂养方式，即母乳喂养、部分母乳喂养和人工喂养。根据产妇和新生儿的实际情况，指导和建议选择合理的喂养方式。

1）母乳喂养　世界卫生组织目前推荐纯母乳喂养至6个月，母乳喂养可持续至2岁。母乳是新生儿最理想、最适宜的食品。母乳营养价值高，含有婴儿生长发育所必需的营养物质；比例适当，易被吸收和利用；温度适中，清洁卫生，方便喂哺；可增强婴儿免疫力；母乳喂养可以促进母婴情感交流，增进母子感情，有利于婴儿智力发育。若母亲和婴儿无禁忌证，应鼓励母乳喂养。

母乳喂养指导：①保持乳房清洁，哺乳前，用温水毛巾清洁乳头与乳晕。②掌握正确的哺乳方法，哺乳时，母亲全身肌肉放松，以体位舒适为宜，一手拇指放在乳房上方，其余四指放于乳房下方，将乳头和乳晕大部分放入婴儿口中，用手扶托乳房，防止乳房堵住婴儿口鼻；哺乳后，将婴儿直立抱起，头部靠在母亲肩上，轻拍其背部，使胃内空气排出以防溢乳。③控制哺乳时间，新生儿可在产后半小时内尽早开奶，按需哺乳；之后每2～3小时哺乳一次，逐渐延长到两次哺乳间隔3～4小时，夜间逐渐停喂一次，6～7次/天；每次15～20分钟。4～5个月可减至5次/天。④养成良好的哺乳习惯，婴儿不应口含乳头睡觉，以防发生婴儿窒息及母亲乳腺炎；两侧乳房应先后交替进行哺乳，吸空一侧乳房后再换另一侧。

2）部分母乳喂养　母乳不足或其他原因不能全部以母乳喂养时用牛乳或其他代乳品混合使用的一种喂养方法。喂养时应先哺母乳，待母乳吸尽后，再给予其他乳品。每日母乳喂养不可少于3～4次，若由于各种原因不能进行母乳喂养时，应将乳汁挤出或吸出，以免影响乳汁的分泌。

3）人工喂养　无母乳或母亲因各种原因不能哺喂母乳时使用配方乳或动物乳如牛、羊乳或其他代乳品进行喂养的方法。牛乳因蛋白质比例不合适、饱和脂肪酸高、糖含量低，使用时需要经稀释、加糖、煮沸后才适合于婴儿的营养需求与消化能力；且运输途中容易污染，所以现在很少采用纯牛乳喂养。羊乳成分与牛乳相似，乳清含量较牛乳高，易消化，但叶酸和维生素 B_{12} 含量低，容易导致巨幼红细胞性贫血。目前多采用经过改良的配方乳进行喂养，如新生儿配方乳、早产儿配方乳、较大婴儿配方乳及各种特殊配方乳等。

人工喂养指导：①评估婴儿情况，选择合适的代乳品。②选用合适的奶嘴和奶瓶。奶嘴的软硬度应适宜，奶嘴孔的大小以倒置时液体呈滴状连续滴出为宜。③配方奶现用现配，浓度必须严格依照奶粉外包装上的说明进行，未经医生建议不可改变浓度。④测试乳液的温度。每次喂哺前将乳汁滴于自己手腕内侧测试乳汁的温度，以不烫手为宜。⑤避免吸入空气。喂奶时将婴儿斜靠于怀中，奶瓶呈斜位，使奶嘴及奶瓶前半部充满乳汁；喂哺完毕轻拍婴儿背部，促使其将咽下的空气排出。⑥加强食具卫生。每次喂哺后食具应清洗并煮沸消毒。⑦观察婴儿进食情况，随时调整喂乳量。⑧两次喂奶之间需喂适量温开水以补充水分。

（2）保暖　新生儿体温调节能力差，容易受环境的影响而变化，因此要随时调节环境温度，增减衣被，防止体温过高或过低。居室应阳光充足，通风良好，室内温度保持在 $22\sim24$℃，湿度 $55\%\sim65\%$。

（3）衣着　新生儿衣着材质应采用柔软、吸水性好的棉布，样式简单，不用纽扣，宽松且易于穿脱。

（4）皮肤清洁指导　家长做好沐浴前准备，教会家长给新生儿沐浴的方法。用物准备：大小毛巾、小儿衣服、尿布、小儿沐浴产品、小儿润肤露、棉签等；环境准备：关闭门窗、室温维持在 $26\sim28$℃；新生儿准备：喂奶前或喂奶后 1 小时进行；家长准备：洗净双手，预防交叉感染。沐浴顺序：面、头、颈、上肢、躯干、下肢、腹股沟、臀和外生殖器。沐浴时注意事项：①浴盆内先加冷水再加热水，以手腕内侧试温，水温维持在 $37\sim39$℃；②水或泡沫不得进入耳、眼内；③不可用力清洗新生儿头顶部的皮脂结痂；④应注意皮肤皱褶处的清洁，如耳后、腋窝、腹股沟等处；⑤防止新生儿在盆内滑跌，清洗过程中始终握牢新生儿；⑥沐浴后对脐部进行消毒和包扎，保持脐部清洁干燥。

（5）抚触　新生儿抚触有助于新生儿体格和智力发育，提高免疫力，促进神经系统完善；同时还可增进亲子感情，增强新生儿的社会适应能力。新生儿抚触以每天 3 次，每次 15 分钟为宜。要求房间安静、室温维持在 25℃左右，可播放柔和音乐做背景。抚触前，清洁双手后倒适量婴儿润肤油于掌心，并相互揉搓使双手温暖。

抚触的步骤与手法：①脸部，有利于舒缓紧绷的脸部。双手拇指从前额中间往外推压，同样用双手拇指从眉头、眼窝、人中和下巴往外推压，划出微笑状。②头部，以舒缓头部肌肤。两手掌面从前额发际向上、向后滑动，至后下发际，并停止于两耳后乳突处，轻轻按压。③胸部，使呼吸通畅，促进循环。双手放在两侧肋缘，右手向上滑至新生儿右肩，复原后，换左手同样动作进行抚触。④手部，以增强新生儿上肢的灵活性。将新生儿双手下垂，用一只手攥住其胳膊，另一只手从上臂到手腕轻轻挤捏，然后用手指按摩新生儿手腕。同样方式按摩另一只手后，双手夹住新生儿手臂，上下滚搓，并按摩其手腕和小手。确保手部不受伤的前提下，用拇指从掌心按摩至手指端。⑤腹部，有助于肠胃活动。用指腹以顺时针方向按摩腹部，但在脐痂未脱落前不要按摩腹部。⑥腿部，以增强运动协调功能。按摩新生儿大腿、膝部、小腿，轻轻挤捏大腿至踝部后，按摩脚踝和足部。双手夹住新生儿小腿，上下滚搓，并按摩脚踝和脚掌。确保脚踝不受伤的前提下，用拇指从脚跟处按摩至脚趾端。⑦背部，旨在舒缓背部肌肉。双手平放于新生儿背部，从颈部向下按摩，并用指腹轻轻按摩脊柱两侧的肌肉，然后再次从颈部沿脊柱向下做迂回按摩。

抚触时应注意：避免在新生儿过饱、饥饿、疲倦或烦躁时抚触，最好选择在沐浴后进行；注意保暖；避免润肤露或润肤油进入新生儿眼睛。

3. 疾病和意外伤害预防与护理

（1）预防脐部感染　脐带残端一般在出生后 3 ~ 7 天脱落，脱落前要保持脐带残端的清洁与干燥。在使用尿布时注意勿使其超过脐部，以免尿、粪污染脐部。应每天用 75% 乙醇棉签消毒脐带残端及脐轮周围 1 次，每次由内向外消毒 3 遍，然后用无菌纱布包扎。如脐部有分泌物，则需用 3% 过氧化氢溶液（双氧水）冲洗后再用 75% 乙醇擦拭使其干燥；如脐部周围皮肤红肿、有脓性分泌物，则提示感染，应及时就诊。

（2）预防尿布皮炎　新生儿由于小便次数较多，如果不注意及时更换尿布和加强臀部护理，特别是频繁使用一次性尿布，容易发生尿布皮疹。指导家长尽量使用吸水性好、透气的棉质尿布，勤换尿布，大小便后清洗臀部，涂护臀霜。在保暖等条件适宜的情况下，充分暴露新生儿臀部，以预防尿布疹的发生。

（3）预防感染性疾病　保持新生儿居室空气新鲜，物品专用，尽量避免接触外来人员。凡患有皮肤、消化道、呼吸道感染性疾病或其他传染病者，不能接触新生儿。接触新生儿前要脱掉外衣、洗手、洗脸并漱口。母亲感冒时需戴口罩喂奶。

（4）教会家长识别异常症状　①发热：指导家长正确使用体温计、评估发热情况，在排除衣物包裹过多或环境温度过高等因素后，仍有发热者，应及时就诊。②黄疸：教会家长正确识别生理性黄疸和病理性黄疸。生理性黄疸一般在新生儿出生后 2 ~ 3 天出现，且黄疸仅限于面部，10 ~ 14 天后逐渐消失；病理性黄疸则表现为黄疸颜色加深、范围扩大，或退而复现。新生儿一旦出现病理性黄疸，应及时就诊。

（5）用药指导　新生儿各组织器官发育不成熟、功能不完善，必须严格遵守医嘱服药，不能盲目使用抗生素，不随意停药，不随意使用中药。

（6）预防新生儿窒息　窒息是新生儿期最常见的意外伤害。因此，需指导家长避免各种可能导致新生儿窒息的因素，如：提倡母婴分睡，以免被褥、母亲的身体堵住新生儿口鼻造成窒息，禁忌边睡觉边哺乳；哺乳时，母亲注意哺乳姿势，避免乳房堵住新生儿鼻部；哺乳后，应将新生儿直立抱起，轻拍其后背，待胃内气体排出后再放下，以防溢奶引起窒息。

4. 帮助新生儿建立信任感　新生儿与亲人之间良好的情感联结是小儿心理社会发展的基础。鼓励家长多与新生儿进行语言、目光、肢体等多种形式的交流，帮助新生儿建立信任感，不仅有利于亲子感情的培养，也有利于小儿良好个性的培养和智力的发育。

二、婴幼儿期保健护理

婴幼儿期是指从出生到 3 周岁，其中婴儿期指从出生到 1 周岁，幼儿期指 1 ~ 3 周岁。

（一）生长发育特点

婴幼儿期儿童生长发育迅速，对热量、营养素、蛋白质的需求量相对较高。此期儿童开始添加辅食，但由于消化和吸收功能发育尚不完善，容易发生消化不良和营养障碍性疾病；另外，从母体获得的抗体逐渐减少，加之自身免疫力低下，容易发生感染性疾病。

1. 体重　婴幼儿体重增长快，正常儿童体重估算公式如下。

（1）3 ~ 12 个月婴儿体重（kg）＝（月龄 +9）/2

（2）1～6岁儿童体重（kg）=年龄×2+8

（3）7～12岁儿童体重（kg）=（年龄×7-5）/2

2. 身长（高）　身长（高）的增长规律与体重相似，年龄越小，增长越快。出生后第1年身长增长最快，平均增长25cm，至1岁时身长可达75cm。正常儿童身高估算公式如下。

（1）2～6岁儿童身高（cm）=年龄×7+75

（2）7～10岁儿童身高（cm）=年龄×6+80

3. 头围和囟门　出生后第1年头围增长较快，平均增长12cm，6月龄时头围平均为42cm，1岁时为46cm，2岁时为48cm。出生时颅骨缝尚分离，约于3～4月龄时闭合；出生时前囟大小1～2cm，1～1.5岁闭合。后囟出生时很小或已闭合，最迟约于生后6～8周闭合。

4. 躯体　刚出生的新生儿胸廓呈桶状，胸围一般为32～34cm，此时胸围比头围小，到1岁时胸围等于头围，1.5岁以后胸围逐渐增大，大于头围。出生后第1年脊柱增长快于四肢增长，1岁以后则慢于四肢增长。新生儿时脊柱仅轻微后凸，3月龄随抬头动作出现颈椎前凸，此为脊柱第一个弯曲；6月龄会坐时出现胸椎后凸，为脊柱第二个弯曲；1岁左右能行走时出现腰椎前凸，为脊柱第三个弯曲。

5. 牙齿　生后4～10个月乳牙开始萌出，约2.5岁乳牙出齐，13个月未萌出者为乳牙萌出延迟。出牙顺序一般为先下颌后上颌、自前向后。

依据艾瑞克森心理社会发展理论，婴儿期主要的心理社会发展问题为信任与不信任。信任感的建立必须与具体的人或事物相联系，因此该期照护者的关爱至关重要，这有助于儿童信任感的建立与发展。幼儿期主要的心理社会发展问题为自主对羞怯或怀疑（autonomy vs shame or doubt）。此阶段幼儿通过爬、走、跳等动作来探索外部世界，很快明确独立与依赖之间的区别，并开始觉察到自己的行为会影响周围环境与环境中的人，从而形成独立自主感。他们在许多领域开始独立的探索，通过模仿他人的动作和行为进行学习；同时由于缺乏社会规范，小儿任性行为达到高峰，喜欢以"不"来满足自己独立自主的需要。此时，如果父母替孩子做每一件事，而不允许他们去做想做的事，或对其独立行为缺乏耐心，甚至进行嘲笑、否定和斥责，将会使小儿产生羞愧和疑虑，小儿将怀疑自己的能力，并停止各种尝试和努力。因此，父母对孩子合理的自主行为必须给予支持和鼓励，避免过分干预；同时，应以温和、适当的方式约束小儿，使其按社会能接受的方式行事、学会适应社会规则，此期顺利发展的结果是自我控制和自信。

（二）社区保健护理

根据婴幼儿生长发育特点，该期儿童保健具体内容如下。

1. 合理喂养　6个月以内婴儿提倡纯母乳喂养，部分母乳喂养或混合喂养者应选配方奶粉。6个月以上婴儿应及时添加辅食，辅食添加的顺序为：6月龄，含铁配方米粉、菜泥、水果泥；7～9月龄，稀饭、菜末、肉末、蛋、鱼泥、豆腐、配方米粉、水果；10～12月龄，稠粥、软饭、碎肉、碎菜、蛋、鱼、豆制品、水果。辅食添加原则：由少到多、由稀到稠、由细到粗、由一种到多种，注意食物的选择和制作方法等。在添加辅食的过程中，家长要注意观察婴儿的粪便，以便及时判断辅食添加是否恰当。根据具体情况指导断乳，断乳以春、秋季较为适宜，应采用渐进的方式。断乳时婴幼儿可能出现焦躁不安、易怒、失眠或啼哭等表现，家长应给予特别的关心和爱抚。断乳后应注意供给足够的能量和优质蛋白，保证各种营养素充足且均衡。婴幼儿在2～2.5岁以前，乳牙尚未出齐、咀嚼和胃肠消化能力较弱，食物应尽量细、软、烂，食物的种类和制作方法需经常变换，同时还需保证菜色美观，以增进幼儿食欲。

2. 定期体格检查与生长发育监测　根据国家卫生健康委员会制定的《国家基本公共卫生服务规范

（第三版）》的要求，须按期对社区内婴幼儿定期进行体格检查与生长发育监测，以了解儿童生长发育状况，及早发现影响生长发育的因素并进行处理，具体要求如下。

（1）时间　婴儿期至少4次，建议分别在3、6、8和12月龄；3岁及以下幼儿每年至少2次，每次间隔6个月，时间在1岁半、2岁、2岁半和3岁；3岁以上儿童每年至少1次。可根据儿童个体情况，结合预防接种时间增加健康管理次数。

（2）内容　①问诊：询问上次随访到本次随访之间婴幼儿喂养、患病等情况；②体格检查：通过连续的纵向观察获得个体儿童的体格生长趋势；③心理行为发育监测；④其他：在婴幼儿6~8、18、30月龄时分别进行1次血常规（或血红蛋白）检测，在6、12、24、36月龄时使用行为测听法分别进行1次听力筛查。

3. 按时预防接种 📱微课-5　预防接种是儿童计划免疫的核心。为有效预防和控制传染病，保障人民群众身体健康，经国务院批准，从2007年起，扩大国家免疫规划疫苗范围，在原全国范围使用的国家免疫规划疫苗基础上，将甲肝疫苗、流脑疫苗、乙脑疫苗、麻疹腮腺炎风疹联合疫苗、无细胞百白破疫苗纳入国家免疫规划，对适龄儿童实行预防接种；并根据传染病流行趋势，在流行地区对重点人群进行流行性出血热疫苗、炭疽疫苗和钩端螺旋体疫苗接种。我国卫生健康委员会规定，婴儿必须在1岁内完成卡介苗、脊髓灰质炎疫苗、百白破联合疫苗、麻腮风疫苗和乙肝疫苗接种的基础免疫。国家免疫规划疫苗儿童免疫程序见表5-1。社区护士应督促家长按时完成幼儿的计划免疫接种，并做好预防接种管理工作。

表5-1　国家免疫规划疫苗儿童免疫程序表

疫苗种类	接种年（月）龄	剂次	接种部位	接种途径	剂量	备注
乙肝疫苗	0、1、6月龄	3	上臂外侧三角肌	肌内注射	酵母苗10μg，中国仓鼠卵巢（CHO）细胞苗10μg或20μg	出生后24小时内完成第1剂，<12月龄完成第3剂
卡介苗	出生时	1	上臂三角肌中部略下处	皮内注射	0.1ml	<3月龄完成
脊灰灭活疫苗	2、3月龄	2	上臂外侧三角肌	肌内注射	0.5ml	
脊灰减毒活疫苗	4月龄、4周岁	2		口服	1粒或2滴	<12月龄完成第1剂，<5周岁完成第2剂
百白破疫苗	3、4、5、18月龄	4	上臂外侧三角肌	肌内注射	0.5ml	<12月龄完成第3剂，<24月龄完成第4剂
白破疫苗	6周岁	1	上臂外侧三角肌	肌内注射	0.5ml	<7周岁完成
麻腮风疫苗	8、18月龄	2	上臂外侧三角肌下缘附着处	皮下注射	0.5ml	<12月龄完成第1剂，<24月龄完成第2剂
乙脑减毒活疫苗	8、24月龄	2	上臂外侧三角肌下缘附着处	皮下注射	0.5ml	<12月龄完成第1剂，<3周岁完成第2剂

续表

疫苗种类	接种年（月）龄	剂次	接种部位	接种途径	剂量	备注
乙脑灭活疫苗	8（2 剂次）、24 月龄，6 周岁	4	上臂外侧三角肌	肌内注射	0.5ml	第 1、2 剂间隔 7~10 天，<12 月龄完成第 2 剂，<3 周岁完成第 3 剂，<7 周岁完成第 4 剂
A 群流脑多糖疫苗	6、9 月龄	2	上臂外侧三角肌下缘附着处	皮下注射	0.5ml	<18 月龄完成第 2 剂
A 群 C 群流脑多糖疫苗	3、6 周岁	2	上臂外侧三角肌下缘附着处	皮下注射	0.5ml	<4 周岁完成第 1 剂，<7 周岁完成第 2 剂
甲肝减毒活疫苗	18 月龄	1	上臂外侧三角肌下缘附着处	皮下注射	0.5ml 或 1ml	<24 月龄完成
甲肝灭活疫苗	18、24 月龄	2	上臂外侧三角肌	肌内注射	0.5ml	<24 月龄完成第 1 剂，<3 周岁完成第 2 剂

注：预防流行性乙型脑炎可选择乙脑减毒活疫苗或乙脑灭活疫苗；预防甲型病毒性肝炎可选择甲肝减毒活疫苗或甲肝灭活疫苗。

（1）接种前准备　接种工作人员在对儿童接种前应查验儿童预防接种证（卡、簿）及电子档案，核对受种者姓名、性别、出生日期及接种记录，确定本次受种对象、接种疫苗的品种。询问受种者的健康状况以及是否有接种禁忌等，告知受种者或者其监护人所接种疫苗的品种、作用、禁忌、不良反应以及注意事项，可采用书面或（和）口头告知的形式，并如实记录告知和询问的情况。

（2）接种时工作　接种工作人员在接种操作时再次查验核对受种者姓名、预防接种证、接种凭证和本次接种的疫苗品种，核对无误后严格按照《预防接种服务规范》规定的接种月（年）龄、接种部位、接种途径、安全注射等要求予以接种。接种工作人员在接种操作时再次进行"三查七对"，无误后予以预防接种。

（3）接种后工作　告知儿童监护人，受种者在接种后应在留观室观察 30 分钟。接种后及时在预防接种证、卡（簿）上记录，与儿童监护人预约下次接种疫苗的种类、时间和地点。

（4）接种注意事项

1）选择适宜接种时机　接种场所应光线明亮、空气流通，冬季室内应温暖；接种用物及急救用品摆放有序。做好解释、宣传工作，争取家长和儿童的合作；接种宜在儿童饭后进行，以免晕针。

2）严格执行免疫程序　掌握接种的剂量、次数、间隔时间和不同疫苗的联合免疫方案。严格按照规定的接种剂量接种，注意预防接种的次数，按使用说明完成全程和加强免疫。两种及以上注射类减毒活疫苗如果未同时接种，应间隔不小于 28 天进行接种。国家免疫规划使用的灭活疫苗和口服类减毒活疫苗，如果与其他灭活疫苗、注射或口服类减毒活疫苗未同时接种，对接种间隔不做限制。

3）严格执行查对制度　接种工作人员在接种操作时需仔细核对受种对象姓名和年龄，同时检查：①制品标签，包括名称、批号、有效期及生产单位，并做好登记；②药物安瓿有无裂痕，药液有无发霉、异物、凝块、变色或冻结等，若发现药液异常，立即停止使用。

4）严格执行操作规程　严格无菌操作，做到一人一针；按照规定方法稀释、溶解、摇匀后使用；用 75% 乙醇消毒皮肤，待干后再接种。接种完成后，根据防护原则妥善处理注射器和针头，剩余药液废弃、活疫苗烧毁。

（5）预防接种不良反应及处理　预防接种使用的活菌苗、活疫苗对人体是一种轻度感染，而死菌苗、死疫苗对人体是一种异物刺激，因此，接种后可能会有不同程度的局部或全身反应。如发现疑似预防接种异常反应，接种人员应按照《全国疑似预防接种异常反应监测方案》的要求进行处理和报告。

1）一般反应　主要表现为局部红肿和全身发热。①局部反应：于接种后数小时至 24 小时左右，注射部位可发生红、肿、热、痛现象，或伴局部淋巴结肿大或淋巴管炎。轻者不必处理，重者（卡介苗除外）局部可用干净毛巾热敷，并抬高患肢。卡介苗接种后2周左右局部可出现红肿，后变成小脓疱，6~8周呈现结核菌素试验阳性，8~12周后小脓疱自然结痂，脱痂后留下一小疤痕，此系正常反应；形成小脓疱时切勿挤或挑破，注意保持局部干燥和清洁。②全身反应：一般于接种后24小时内，体温出现不同程度的升高，多增至37.5~38.5℃；可伴有头痛、眩晕、乏力、恶心、呕吐、腹痛、腹泻等症状。轻者一般不需处理。必要时可进行对症处理，指导家长让小儿适当休息、多饮水，高热持续不退时应到医院诊治。

2）异常反应　①过敏性休克：一般于接种后数秒或数分钟内发生，表现为面色苍白、口周发绀、烦躁不安、出冷汗、四肢冰冷、呼吸困难、脉搏细速、恶心呕吐、大小便失禁甚至昏迷。如不及时抢救，可在短期内危及生命。护理时，应使患儿平卧、头稍低，注意保暖，吸氧，并立即皮下注射1:1000肾上腺素0.5~1ml，必要时可重复注射，病情稍稳定后，应尽快转至医院继续治疗。②过敏性皮疹：以荨麻疹最多见，一般于接种后几小时至几天内出现。服用抗组胺药即可痊愈。③全身感染：严重的原发性或继发性免疫缺陷者在接种活疫苗后，可发展为全身感染，应对症治疗。④晕厥：个别小儿在接种时或接种后数分钟突然发生晕厥，是由于各种刺激引起反射性周围血管扩张所致的一过性脑缺血。表现为头晕、心慌、面色苍白、出冷汗、手足冰凉、心跳加快等症状，重者知觉丧失、呼吸减慢。多发生于空腹、疲劳、室内闷热、精神紧张的接种者中。护理时，应立即使患儿平卧、头稍低，保持安静，饮少量热开水或糖水，短时间内即可恢复正常。数分钟后不恢复正常者，可按过敏性休克处理。

4. 培养良好的生活习惯

（1）饮食习惯　从婴儿期就应培养良好的饮食习惯，每次喂养时间不宜超过30分钟，避免养成边玩边进食的习惯。从4个月开始训练用小匙喂养，12月龄的幼儿可开始练习自己用餐具进食，2岁后可独立进餐。婴幼儿饮食应逐渐过渡到多样化，预防挑食、偏食。家长应为儿童创造愉悦的进餐环境，避免进餐时训斥、恐吓、打骂儿童。

（2）排便习惯　18~24个月时幼儿开始能够自主控制肛门和尿道括约肌，可以表示便意，理解应在何时、何地排便。训练过程中，家长应多采用赞赏和鼓励的方式，不宜责备幼儿，以培养其良好的排便习惯。

（3）睡眠习惯　充足的睡眠是婴幼儿健康成长的保证。2个月婴儿每天睡眠时间需达16~18小时；12个月婴儿每天需达13~14小时，其中包括1~2小时午睡。家长应为儿童创造安静舒适的睡眠环境，从婴儿期开始培养其良好的睡眠习惯，鼓励早睡早起、独立睡眠，避免养成夜间醒来玩耍的习惯。

（4）卫生习惯　培养幼儿养成良好的卫生习惯，包括饭前便后洗手、不喝生水、不吃未洗净的瓜果、不食掉在地上的食物、不随地吐痰和大小便、不乱扔瓜果纸屑等。

5. 早期教育

（1）语言的发展　幼儿有强烈的好奇心、求知欲和表现欲，父母应满足其欲望，经常与其交谈，鼓励其多说话，通过游戏、讲故事、唱歌等促进幼儿语言发育，并借助于动画片等电视节目扩大其词汇量，纠正其发音。

（2）动作的发展　玩具可促进动作的发展，应根据不同的年龄选择合适的玩具。1~2岁幼儿要选择可促进走、跳、投掷、攀登等肌肉能力发展的玩具，如球类、拖拉车、积木、滑梯等。2岁后的幼儿开始模仿成人的活动，喜欢玩水、沙土、橡皮泥，喜欢在纸上随意涂画，喜欢奔跑、蹦跳等激烈、刺激性运动，故2~3岁幼儿要选择能够发展动作、注意、想象、思维等能力的玩具，如形象玩具、能拆能装的玩具、三轮车、攀登架等。成人可从旁引导或帮助幼儿玩耍，鼓励幼儿独自活动，以发展其动作的协调性。

（3）品德教育　幼儿应学习与他人分享、互助友爱、尊敬长辈、使用礼貌用语等。家长对孩子的成功和努力要予以鼓励，对失败和尝试性行为要耐心引导，避免要求过高。家长对幼儿教育的态度和要求应一致，要平等对待每个幼儿，以免造成幼儿心理紊乱、缺乏信心或顽固任性。当幼儿破坏了家长屡次强调的某些规则如安全注意事项时，须给予适当的惩罚。此期小儿模仿力极强，家长要做好榜样，多与孩子进行言语交流，通过做游戏、讲故事等促进孩子的语言和动作发育。

（4）自理能力的发展　幼儿具有较强的自主意识，喜欢独立完成一些事情。家长可通过鼓励幼儿独立进食、洗手、穿脱衣服、整理玩具等促进幼儿自主性的发展，培养其自理能力。避免过分溺爱孩子或替孩子包办、剥夺幼儿学习生活自理的机会，否则将导致幼儿养成过分依赖他人的习惯。

6. 预防疾病和意外　肺炎、腹泻、营养性疾病、贫血是婴幼儿期好发疾病，社区护士应指导家长做好此类疾病的预防保健指导。另外，婴幼儿具有一定的行动能力和极强的好奇心，但运动功能和认知能力不完善，对事物的危险性缺乏认知，容易发生各种意外伤害，如烫伤、触电、高空坠落、坠床、气管异物、误食药物等。因此，加强家长安全教育至关重要，指导家长做好居住环境及生活用品的安全管理，妥善看管儿童，避免意外伤害发生。

三、学龄前期保健护理

自满 3 周岁到 6～7 岁为学龄前期。

（一）生长发育特点

此期小儿体格生长发育处于稳步增长状态，体重平均每年增加 2kg，身高平均增加 5cm。6 岁时头围增至 50cm，已接近成年人。6～7 岁时颈椎前凸、胸椎后凸和腰椎前凸被周围韧带固定呈"S"形，即正常的脊柱生理弯曲形成。乳牙开始脱落，恒牙依次萌出。中枢神经系统发育日趋完善，智能发育更加迅速，语言和思维能力进一步发展，自我观念开始形成，总是以强烈的好奇心主动去探索周围的各种未知事物，模仿性强，是小儿性格形成关键时期。防病能力有所增强，但仍易患免疫性疾病。

根据艾瑞克森心理社会发展理论，学龄前期主要的心理社会发展问题为主动对内疚。随着身体活动能力及语言的发展，小儿探究范围进一步扩大，他们开始主动探索周围的世界，敢于有目的地去影响和改变环境，并能以现实的态度去评价个人行为。如果对他们的好奇和探究给予积极鼓励和正确引导，则有助于他们的主动性发展，这意味着他们愿意发明或尝试新活动或新语言，他们自己订计划、订目标，并极力争取达到目标，而不是单纯地模仿其他孩子或父母的行为。反之，如果成人总是指责孩子的行动，禁止他们有一些离奇的想法或游戏活动，或要求他们完成力所不能及的任务，则会使其产生内疚感、缺乏自信、态度消极、怕出错、过于限制自己的活动。此期顺利发展的结果是建立方向感和目标。

（二）社区保健护理

学龄前期儿童保健护理是社区护士协助托幼机构共同完成的。此期的主要保健任务包括平衡膳食、日常照护指导、早期教育、预防疾病和意外等，以期为进入小学做好准备。

1. 平衡膳食　学龄前期儿童饮食接近成人，每日 3 餐，可有 2～3 次加餐，食品制作要多样化，粗、细、荤、素要合理搭配，保证能量和蛋白质的摄入。注意培养小儿健康的饮食习惯和良好的进餐礼仪。学龄前儿童喜欢参与食品制作和餐桌的布置，家长和老师可利用此机会进行营养知识、食品卫生和防止烫伤等方面的健康教育。

2. 日常照护指导

（1）自理能力培养　学龄前儿童虽然进食、洗脸、刷牙、穿衣等动作不协调，常需要他人帮助，但已具备自我照顾的能力，家长和老师应给予鼓励和帮助，使他们尽快独立完成。

（2）睡眠　学龄前期儿童想象力极其丰富，部分儿童会出现怕黑、做噩梦等情况，常需要成人的陪伴。可在儿童入睡前与其进行一些轻松、愉快的活动，也可在卧室内开小夜灯。

（3）体格锻炼　继续进行户外活动及空气浴、日光浴、水浴锻炼。

3. 早期教育

（1）品德教育　培养儿童关心集体、遵守纪律、团结协作、互相谦让、热爱劳动、勇于克服困难等良好品质。安排儿童学习手工制作、唱歌和跳舞、参观博物馆等活动，培养他们的兴趣爱好，陶冶情操，促进想象、思维能力发展。

（2）智力发展　学龄前儿童绘画、搭积木、剪贴和做模型的复杂性和技巧性明显增加，且游戏的模仿性更强。应有意识地引导儿童进行较复杂的智力游戏，增强其思维能力和动手能力。

4. 预防疾病和意外　每年健康检查 1~2 次，筛查与矫治单纯性肥胖、龋齿、视力低常、缺铁性贫血等疾病，继续监测生长发育，按计划免疫程序进行加强免疫。开展安全教育，采取相应的安全措施，预防外伤、溺水、中毒、交通事故等意外发生。

5. 防治常见心理行为问题　此期儿童常见的心理行为问题包括吮拇指、咬指甲、遗尿、攻击性或破坏性行为等。社区护士应指导家长和老师正确对待儿童的心理行为问题并针对原因采取有效措施。

6. 社区健康管理　为 4~6 岁儿童每年提供一次健康管理服务。散居儿童的健康管理服务应在乡镇卫生院、社区卫生服务中心进行，集居儿童可在托幼机构进行。每次服务内容包括询问上次随访到本次随访期间的膳食、患病等情况，进行体格检查和心理行为发育评估，血常规（或血红蛋白）检测和视力筛查，进行合理膳食、生长发育、疾病预防、预防伤害、口腔保健等健康指导。对健康管理中发现的有营养不良、贫血、单纯性肥胖等情况的儿童应当分析其原因，给出指导或转诊的建议。对心理行为发育偏异、口腔发育异常（唇腭裂、诞生牙）、龋齿、视力低常或听力异常的儿童，应及时转诊并追踪随访转诊后结果。

四、幼托机构卫生保健

托儿所是儿童集体生活的场所，开展幼托机构的卫生保健也是促进学龄前儿童身心健康的一项重要措施。托幼机构作为社区内的一个群体组织，社区护士有责任对机构内的儿童群体提供保健护理及管理。托幼机构卫生保健重点包括各种制度的建立，如生活制度、膳食管理制度、安全制度、疾病预防制度等。

1. 生活制度　根据各年龄段儿童的生理、心理特点，结合本地区的地理位置、季节变化和本托幼机构的实际，制定合理生活制度。根据各年龄阶段的不同需求，有针对性地安排进食、游戏、学习、睡眠的时间。已建立的制度不要随便更改。

2. 膳食管理制度　膳食管理人员及炊事人员需经培训。根据各年龄阶段小儿生理需求，参考推荐摄入量制定膳食计划；根据膳食计划制定量化食谱，1~2 周更换一次；食物品种要多样化且合理搭配，并注意食品卫生和烹调方法。托幼机构至少每季度进行一次膳食调查和营养评估。同时，培养小儿按时进食、不偏食、不挑食等良好习惯。

3. 安全制度　定期检查房屋设备，及时维修；室内电器、煤气、煤炉、门窗、阳台和楼梯应有防护设施；妥善保存药物、热水瓶、刀、剪等物品；各种玩具的选择应确保儿童安全；要有接送制度，防止儿童走失。

4. 疾病预防制度

（1）体检制度　①入园儿童体检：要求入园的儿童必须在当地的妇幼保健机构或卫生行政部门指定的医疗机构进行全面的体格检查，并统一填写"儿童入园（所）健康检查表"。入园前体检内容包括身高、体重及全身各器官的体格检查。入园应询问并记录儿童既往史、传染病史、过敏史、家族病史及生活习惯等情况。在园儿童，凡离园 3 个月以上，再入园者须重新体检。若患传染性疾病或近期与传染病患者有接触史应暂缓入园。1~3 岁儿童每年健康检查 2 次，每次间隔 6 个月，3 岁以上儿童每年健康检查 1 次，以全面了解在园儿童的生长发育及健康状况，干预不利于生长发育的因素，及时治疗体检中发现的疾病与缺陷，并建立儿童的健康档案。②工作人员体检：工作人员必须在经县级以上人民政府卫生行政部门指定的医疗卫生机构进行全面的体格检查，经检查证明身体健康及近期无传染病接触史方可入园。

（2）晨晚间检查制度　每日晨间或午间来园（所）时应作简单体检及询问，以便及早发现疾病。

（3）清洁、消毒制度　经常进行清洁卫生大扫除，常洗晒被褥，开窗通风；对水源、食具、食物应有卫生监督；食具、茶杯、毛巾和便器应便于清洁消毒，一人一巾一杯一用；应有防蚊蝇设施；流水洗脸、洗手，以防沙眼或结膜炎等。

（4）隔离制度　托幼机构内发现疑似传染病例时，应当及时设立临时隔离室，对患儿采取有效的隔离控制措施。发生传染病期间，托幼机构应当加强晨午检和全日健康观察，并采取必要的预防措施，保护易感儿童。

5. 体格锻炼　卫生保健人员应参与制定体格锻炼计划。注意动静结合、集体活动与自由活动结合、室内活动与室外活动结合，不同形式交替进行。每日要有充足的户外活动时间，正常情况下儿童户外活动时间不少于 2 小时，寄宿制儿童不少于 3 小时，寒冷、炎热季节可酌情调整。婴幼儿可开展被动操，幼儿做简单的主动操，学龄前儿童可开展游戏、体操、舞蹈等丰富多彩的活动。在锻炼时充分利用自然资源，条件许可时进行"三浴"。做好运动前的准备工作，加强运动中的保护，避免运动伤害。

6. 早期教育　应根据不同年龄儿童的神经精神和心理发育特点进行早期教育，注意个别教育和集体教育相结合。教育内容应符合儿童体格与心理发育规律，教育方式以启发、诱导和正面教育为主，寓教于乐，注意激发儿童的创造力和想象力，把教育工作融进儿童的每一项生活与活动中。

7. 加强配合　采取多种形式与家长配合，共同做好儿童的体格和智力保健工作。

第三节　学龄期儿童与青少年保健护理

PPT

一、学龄期保健护理

自 6~7 岁到进入青春期前为学龄期。

（一）生长发育特点

学龄期儿童体格生长发育相对缓慢，骨骼弹性大而硬度小，不易骨折但易变形；除生殖系统外，各系统器官的发育接近成人；机体抵抗力增强，急性传染病发病率逐渐减少；智能发育更加趋于成熟，求知欲强，综合、理解、分析、控制能力逐步增强。此阶段是小儿接受科学文化教育的重要时期，也是小儿心理发展上的重大转折时期。

依据艾瑞克森心理社会发展理论，学龄期儿童主要的心理社会发展问题为勤奋对自卑。此期是成长过程中的一个决定性阶段，小儿迫切地学习文化知识和各种技能，学会遵守规则，从完成任务中获得乐趣，并强烈追求如何将事情做得完美。如果在这个时期小儿能出色地完成任务并受到鼓励和赞扬，则可发展勤奋感；如果无法胜任父母或老师所指定的任务，遭受挫折和指责，小儿就会产生自卑感。父母、老师等都有责任帮助小儿发掘其自身的勤奋潜力。此期顺利发展的结果应是学会与他人竞争，求得创造和自我发展。

（二）社区保健护理

根据学龄期儿童身心发育特点，此期主要保健任务是协助学校保健医生重点做好以下保健工作。

1. 合理膳食　膳食中各营养成分充分而均衡，以满足儿童体格生长、心理和智力发展、紧张学习和体力活动等需求。要重视早餐和课间加餐，同时，要特别重视补充强化铁食品，以降低贫血发病率。

2. 培养良好的生活习惯

（1）培养良好的饮食习惯　学龄期儿童的饮食习惯和方式受大众传媒、同伴和家人的影响较大，学校应开设营养教育课程，进行营养卫生教育，培养良好的饮食卫生习惯，纠正偏食、吃零食、暴饮暴食等不良习惯。

（2）合理安排作息时间 家长要教会孩子合理安排学习、睡眠、游戏和运动的时间，保证每天9～10小时的睡眠时间，不熬夜，不贪睡。

（3）加强用眼卫生 读书写字时要求光线良好，眼睛与书本的距离保持30cm以上，避免不良用眼习惯。教会儿童简单有效的视力保健方法，定期进行视力检查，以及早发现弱视、斜视、近视等。

（4）培养正确的坐、立、行姿势 儿童期是骨骼生长发育的重要阶段，如果长时间保持歪头、弯腰、歪肩等不正确姿势，会影响孩子脊柱、骨骼的正常发育，甚至造成畸形，所以，需培养儿童正确的坐、立、行姿势。

（5）其他习惯的培养 注意儿童的口腔卫生，此期儿童恒牙逐渐替换乳牙，应限制含糖量高零食的摄入，坚持早晚刷牙、饭后漱口，以防龋齿。养成不吸烟、不饮酒、不随地吐痰的良好习惯。注意培养良好的学习习惯和性情，加强素质教育，通过体育锻炼培养儿童的毅力和奋斗精神，通过兴趣的培养陶冶高尚情操。

3. 预防疾病和意外 每年进行一次体检，监测生长发育情况，做好常见健康问题如超重、肥胖、营养不良、脊柱弯曲异常、视力不良、龋齿等的防治工作。学龄期儿童常发生的意外伤害包括车祸、溺水，以及活动时易发生的擦伤、割伤、挫伤、扭伤、骨折等。对儿童进行法制教育，学习交通规则和意外事故的防范知识，减少伤残的发生。

4. 防止学校或家庭虐待 学习及教育相关的矛盾是导致此期家庭关系紧张的重要因素，应指导家长和老师树立正确的养育观念，多与孩子交流，解除其困惑，防止家庭或学校虐待。

5. 正确对待性早熟 目前儿童性早熟发生率升高，性早熟是指女孩在8周岁以前、男孩在9周岁以前出现第二性征或女孩在10周岁以前出现月经。社区护士应协助学校进行性健康教育，同时指导家长正确对待性早熟问题，避免对儿童心理造成不良影响。

6. 防治常见心理行为问题 不适应上学是此期常见问题，表现为焦虑、恐惧或拒绝上学。家长应查明原因，采取相应措施，并与学校相互配合，帮助儿童适应学校生活。

二、青少年期保健护理

从第二性征出现到生殖功能基本发育成熟、身高停止增长的时期称青少年期，又称青春期。一般女孩从11～12岁开始到17～18岁；男孩从13～14岁开始到18～20岁。

（一）生长发育特点

此期体格生长是出生后第二个高峰，女孩身高平均每年增加8～9cm，男孩增加9～10cm。女孩体内脂肪明显增多，而男孩肌肉开始发达。生殖系统发育渐趋成熟，第二性征明显，女孩乳房、阴毛、腋毛生长，13岁左右出现月经初潮，子宫长大，阴道增长，阴道黏液腺发育，至17～20岁卵巢成熟，具备生育功能；男孩阴毛、腋毛和胡须及喉结突起，并伴有变音，10岁左右睾丸开始发育，12～16岁迅速增大，15岁左右出现首次遗精，17岁左右睾丸大小达到成人水平。此期是决定性格、体质、心理、智力发育和发展的关键时期，青少年认知、心理社会和行为发展日趋成熟。

依据艾瑞克森心理社会发展理论，青少年期主要的心理社会发展问题为角色认同对角色混淆。随着身体迅速而显著的变化，青少年开始关注自我，探究自我，经常思考我是怎样的人或适合怎样的社会职业（角色）等问题。他们极为关注别人对自己的看法，并与自我概念相比较，一方面要适应他们必须承担的社会角色，同时又想扮演自己喜欢的新潮形象。因此，他们为追求个人价值观与社会观念的统一而困惑和奋斗。青少年正常的社会心理发展主要来自于建立其独立自主的人生观念并完善自己的社会能力和发展自身的潜能。如无法解决上述冲突，则会导致角色混淆，没有自控力，没有安全感。

（二）社区保健护理

根据青少年身心发育特点及常见健康问题，应重点做好以下保健工作。

1. 供给充足营养　青少年体格生长迅速，脑力劳动和体力运动消耗大，必须增加热能、蛋白质、维生素及矿物质如铁、钙、碘等的摄入；但由于其缺乏营养知识，喜欢吃营养成分不均衡的快餐，易导致营养失衡而影响健康。家长、学校和保健人员均有责任指导青少年选择营养适当的食物及保持良好的饮食习惯。

2. 健康教育

（1）培养青少年良好的卫生习惯　重点加强少女的经期卫生指导，如保持生活规律、避免受凉、剧烈运动及重体力劳动，注意会阴部卫生，避免坐浴等。

（2）保证充足睡眠　青少年需要保证充足的睡眠和休息以满足其迅速生长的需求，因此，须养成早睡早起的睡眠习惯。家长和其他成人应起到榜样和监督作用。

（3）养成健康的生活方式　加强正面教育，利用多种途径大力宣传吸烟、酗酒、滥用药物、吸毒、赌博、沉溺网络的危害，帮助其养成健康的生活方式。

（4）进行性教育　家长、学校和保健人员可通过交谈、发放宣传手册、开展生理卫生知识教育等方式对青少年进行性教育。提倡正常的男女学生之间的交往，引导青少年自觉抵制黄色书刊、录像等的不良影响。对于青少年的自慰行为如手淫等应给予正确引导，避免夸大其对健康的危害；解释遗精现象和频繁发生遗精的原因，如与学习生活过度紧张、手淫与性有关的文字、语言和声像刺激等有关，以减少恐惧、苦恼和追悔的心理冲突和压力。

3. 开展法制和品德教育　青少年思想尚未稳定，易受外界一些不健康的、错误的风气影响。因此，青少年需要接受系统的法制教育，学习助人为乐、勇于上进的道德风尚，自觉抵制腐化堕落思想的影响。

4. 预防疾病和意外　每年健康体检 1 次，积极防治超重、肥胖、营养不良、脊柱弯曲异常、视力不良、龋齿等常见健康问题。此外，由于青少年神经内分泌调节不稳定，还需防治痤疮、肥胖、甲状腺肿、高血压、月经不调、青春期自慰行为等特殊健康问题。同时需要加强安全教育，防止运动创伤、溺水、交通事故及打架斗殴等意外伤害的发生。

5. 防治常见心理行为问题　青春期是躯体、认知、情感和人际关系等均发生较大变化的特殊时期，也是心理行为问题的高发阶段。青少年心理行为问题常表现为离家出走、自杀及对自我形象不满等。家庭及社会应给予重视，并采取积极的措施解决此类问题，必要时可对其进行心理治疗。

三、学校卫生保健

学校保健是以在校学生为服务对象。加强学校卫生保健，是促进儿童和青少年身心健康的重要措施。

（一）学校卫生工作要求

根据 1990 年 6 月 4 日，国家教育委员会颁布的《学校卫生工作条例》，对学校卫生工作要求归纳如下。

1. 学校应当合理安排学生的学习时间。学生每日学习时间（包括自习），小学不超过 6 小时，中学不超过 8 小时，大学不超过 10 小时。

2. 学校教学建筑、环境噪声、室内微小气候、采光、照明等环境质量以及黑板、课桌椅的设置应当符合国家有关标准。新建、改建、扩建校舍，其选址、设计应当符合国家的卫生标准，并取得当地卫生行政部门的许可。竣工验收应当有当地卫生行政部门参加。

3. 学校应当按照有关规定为学生设置厕所和洗手设施。寄宿制学校应当为学生提供相应的洗漱、洗澡等卫生设施。学校应当为学生提供充足的符合卫生标准的饮用水。

4. 学校应当建立卫生制度，加强对学生个人卫生、环境卫生以及教室、宿舍卫生的管理。

5. 学校应当认真贯彻执行食品卫生法律、法规，加强饮食卫生管理，办好学生膳食，加强营养指导。

6. 学校体育场地和器材应当符合卫生和安全要求。运动项目和运动强度应当适合学生的生理承受能力和体质健康状况，防止发生伤害事故。

7. 学校在安排体育课以及劳动等体力活动时，应当注意女学生的生理特点，给予必要的照顾。对参加劳动的学生，进行安全教育，提供必要的安全和卫生防护措施。

8. 学校应当把健康教育纳入教学计划，应当开展学生健康咨询活动。

9. 学校应当建立学生健康管理制度。根据条件定期对学生进行体格检查，建立学生体质健康卡片，纳入学生档案。学校在体格检查中发现学生有器质性疾病时，应当配合学生家长做好转诊治疗。学校对残疾、体弱学生，应当加强医学照顾和心理卫生工作。

10. 学校应当配备可以处理一般伤病事故的医疗用品。

11. 学校应当积极做好近视眼、弱视、沙眼、龋齿、寄生虫、营养不良、贫血、脊柱弯曲、神经衰弱等学生常见疾病的群体预防和矫治工作。

12. 学校应当认真贯彻执行传染病防治法律、法规，做好急、慢性传染病的预防和控制管理工作，同时做好地方病的预防和控制管理工作。

（二）学校卫生保健内容

1. 健康教育　学校健康教育是学校卫生工作的基础，学校各项卫生工作都应从教育入手。健康教育内容包括个人卫生、饮食卫生、眼部保健、预防疾病、青春期卫生和心理健康、防范意外事故等方面的知识。

2. 卫生服务　学校卫生服务主要包括两部分：定期体格检查和提供计划免疫。体格检查可以了解学生的健康状况和生长发育水平；计划免疫可以起到预防疾病的作用。另外，常见病、重大健康问题的处理也属于学校卫生服务的范围。

3. 学校环境卫生　保护和改善学校的物理环境、社会环境和文化环境，控制不利的环境因素，给学生提供一个安全、舒适、愉快的学习环境。

4. 心理卫生与咨询　学校可通过专业人员提供辅导与咨询，解决学生的心理问题，促进学生身心健康。

5. 营养卫生与服务　根据学龄期儿童和青少年生长发育营养需求，制订符合他们需要的食谱，并注意餐饮卫生。还可以在学生中开展营养教育，强化学生平衡膳食的观念，培养学生良好的饮食习惯。

6. 学校、社区、家庭卫生保健相结合　学校卫生服务应与社区卫生服务相结合，双方密切合作，为学生提供一致的健康信息，共同发现和处理学生的健康问题。举办家长学校，介绍正确的教育孩子的方法，如：如何尊重孩子的独立愿望，平等对待，鼓励正常交友活动等。

目标检测

答案解析

一、选择题

1. 社区儿童及青少年保健工作的意义不包括（　　）

A. 促进生长发育　　　　　　　　　　　　B. 开展早期教育，增强体质

C. 健康教育

D. 降低发病率和死亡率

E. 依法保障儿童和青少年权益

2. 不属于社区儿童及青少年保健工作内容的是（　　）

A. 儿童及青少年生长发育和健康状况评估

B. 慢性病预防

C. 儿童常见病、多发病、传染病的防治

D. 幼托机构和学校的健康指导

E. 建立社区儿童健康档案

3. 预防接种应在现场观察的时间是（　　）

A. 10 分钟　　　B. 30 分钟　　　C. 45 分钟　　　D. 1 个小时　　　E. 2 小时

4. 学龄期儿童保健护理重点不包括（　　）

A. 合理膳食

B. 定时进行家庭访视

C. 培养良好的生活习惯

D. 预防疾病和意外

E. 正确对待性早熟

5. 第二性征迅速发育的时期是（　　）

A. 青春期　　　B. 学龄期　　　C. 学龄前期　　　D. 幼儿期　　　E. 婴儿期

二、案例分析题

1. 患者，女婴，8 个月，3 天前在社区卫生服务中心接种麻腮风疫苗后，出现发热，体温 38.7℃，精神烦躁、哭闹、不肯进食。体格检查未发现其他异常。

请问：（1）该患儿出现这种情况的可能原因是什么？

（2）社区护士应如何指导家长照护患儿？

2. 患者，陈某，男婴，13 个月，2 个月来反复腹泻不愈、食欲差、每日奶量不足 300ml、辅食食量少，近一周出现发热、咳嗽，遂来社区医院就诊。体检：体温 38.1℃，心率 120 次/分，呼吸 35 次/分，体重 6.5kg，身高 70cm。营养状况差，精神萎靡，反应差，面色苍白，皮肤干燥，头发枯黄，全身皮下脂肪消失，肛周皮肤发红；咽充血，双肺呼吸音粗，心音低钝、规则，腹软，肝右肋下 1cm，质软。实验室检查：血红蛋白 80g/L，红细胞 2.8×10^{12}/L，白细胞 13×10^9/L。

请问：（1）该患儿当前最主要的健康问题是什么？

（2）社区护士对家长应提供哪些方面的健康指导？

书网融合……

本章小结　　　　　　微课　　　　　　题库

（王虹）

第六章　社区妇女保健与护理

📖 学习目标

知识要求

1. 掌握　社区妇女保健的概念和工作内容；各特殊时期妇女的保健要点。

2. 熟悉　妇女各特殊时期的生理及心理变化。

3. 了解　我国社区妇女保健工作的意义。

技能要求

1. 能够对各特殊时期妇女进行规范的健康管理和科学的保健指导。

2. 能够在教师的指导下完成 1 次产后家庭访视。

素质要求

能够认识到社区妇女保健工作的重要意义，树立为社区妇女服务的志向和责任心。

⇒ 案例引导

案例： 温女士，30 岁，于 2022 年 2 月 15 日会阴侧切分娩一男孩，体重 3400g，术后 1 分钟和 5 分钟 Apgar 评分均为 10 分。胎盘娩出完整，子宫收缩良好，术后安返母婴病房。因手术切口疼痛，产妇未给新生儿早吸吮。现分娩后第 5 天，产妇感到乳房胀痛，但新生儿不愿意含吮乳头，且每次吃完母乳后，总是啼哭不止。产妇担心乳汁不够，故其家属来到社区卫生服务中心寻求帮助。

讨论：

1. 社区卫生服务中心应为产妇提供哪些产后健康管理服务？

2. 针对此产妇的问题，应为其提供哪些科学的健康指导？

第一节　概　述

PPT

　　妇女肩负着建设国家和孕育后代的双重任务，她们的身心健康不仅直接关系到下一代健康，对社会和家庭的健康水平也有重要的影响。着力发展妇女保健事业，不断扩大服务内容已成为我国社区卫生工作的重点。社区护士应针对妇女一生中各特殊时期的生理、心理特点，运用现代医学和护理学的综合知识及专业技术对妇女进行健康维护和健康促进，从而提高妇女的健康水平。

一、概念

　　社区妇女保健（community women's health care）指以维护和促进妇女健康为目的，以预防为主、防治结合，以保健为中心，以基层为重点，以社区妇女为对象，开展以生殖健康为核心的保健工作。社区妇女保健工作要做到以人为本，以护理程序为框架，以服务对象的需求为评价标准，同时强调妇女健康的社会参与和政府责任。

二、社区妇女保健工作的意义

1. 妇女在数量上占人口的一半，当代妇女也是社会经济发展的重要力量，保护妇女的身心健康，对促进国家经济发展具有重要意义，也是中华民族文明进步的重要体现。

2. 妇女是人类的母亲，是家庭的核心，妇女的健康直接关系到子代和家庭的健康。做好妇女保健工作，关系到我国计划生育国策和优生优育工作的贯彻落实，有助于提高出生人口素质，同时还有益于全社会卫生保健水平和人群健康水平的提高。

3. 妇女具有特殊的生殖特点，她们在青春期、围生期、围绝经期等人生阶段，要经历与生殖系统生理、心理相关的较为显著的变化，存在特殊的生殖健康需求。做好妇女的保健服务，可以减少或控制某些危害妇女身心健康的疾病，降低孕产妇死亡率，满足妇女在特殊时期的生殖健康需求，维护和促进妇女和子代健康。

三、社区妇女保健工作的内容

社区妇女保健工作的内容主要包括妇女各期保健、计划生育技术指导、妇女常见疾病的普查普治、妇女劳动保护等。

1. 妇女各期保健　妇女各期保健主要指女性青春期、围婚期、孕期、产褥期、围绝经期和老年期的保健，因为这几个时期是女性生殖及其相关的生理、心理发生明显变化的时期，存在特殊的身心需求，也容易遭受各种疾病因素的侵害。因此，社区保健人员应研究妇女各个生命阶段的生殖生理变化规律、社会心理特点及保健需求，并为其提供相应的保健护理服务。

2. 计划生育技术指导　社区保健人员应为育龄期妇女提供计划生育健康教育及技术咨询，使育龄期妇女了解科学的生育知识，指导夫妻双方选择适宜的节育方法；对接受避孕、节育手术者，提供相关的咨询和随访等。从而降低人工流产手术率以及中期引产率，预防性传播疾病，以保护和促进妇女的生殖健康。

3. 妇女常见疾病的普查普治　妇科疾病不仅影响着育龄妇女的身心健康，而且还影响生殖健康，影响出生人口质量，因此应该健全妇女保健网络，每 1～2 年对育龄期妇女进行妇女疾病的普查普治工作，及早发现各种妇女常见病、多发病，如阴道炎、宫颈炎、盆腔炎等妇科炎症及子宫肌瘤、宫颈癌、乳腺癌等良性、恶性肿瘤，并落实防治措施，做到早发现、早诊断、早治疗，以降低发病率，提高治愈率，提高妇女的生命质量。

4. 妇女劳动保护　妇女肩负着物质生产和人类自身生产的双重任务，在职业性有害因素的作用下，其生殖器官和生殖功能可能受到影响，且可以通过妊娠、哺乳而影响胎儿的发育或婴儿的健康。因此应做好女职工的劳动保护，维护她们在劳动中的合法权益，保护妇女的生殖健康，包括：加强妇女劳动保护的法制建设，开展职业因素对妇女生殖健康影响的研究，落实妇女劳动保护的法规和条例。

⊕ **知识链接**

我国《女职工劳动保护特别规定》中关于产假的规定

1. 女职工顺产生育享受 98 天产假，其中产前可以休假 15 天，产后 80 天。

2. 生育难产者产假在原基础上增加 15 天，即 113 天。

3. 多胞胎生育者，每多生育 1 个婴儿，增加产假 15 天。

4. 女职工怀孕未满 4 个月流产者，享受 15 天产假。

5. 女职工怀孕满 4 个月流产者，享受 42 天产假。

PPT

第二节　社区妇女各特殊时期的保健与护理

一、青春期保健

青春期指从生殖器官开始发育、第二性征出现至生殖功能完全成熟的一段时期。青春期保健指根据青春期女性的生理、心理和社会行为特点，为培养良好的健康行为而进行的一系列保健服务措施。做好青春期保健，可以早期发现各种疾病和行为异常，从而促进青少年的健康成长。

（一）青春期女性的生理和心理特点

在性激素的作用下，女性青春期在生理和心理上都会发生适应性的变化，尤其以生理变化最为明显。

1. 生理特点

（1）生长突增　这是青春期到来的重要标志，因为身高决定于骨骼的发育，骨骼的发育又有赖于激素的支持。身高每年可增长6~8cm甚至更多，比青春期之前每年的增加提高约1倍，体重和胸围也有明显增加。

（2）功能变化　全身各系统包括心血管系统、泌尿系统等迅速发育，功能更健全。

（3）生殖系统发育　生殖系统由幼稚状态、功能静止进入迅速发育、成熟，是青春期最具特征性的生理变化。女性第二性征发育最先表现为乳房逐渐隆起，有时轻度发胀，乳头突出；1~2年之后外阴会出现稀少而柔软的阴毛，并逐渐增多变黑，之后腋毛也开始出现。月经初潮是女性性成熟最明显的标志，但此时只是初达成熟，具备了排卵能力。一般在半年、1年甚至更长时间以后，才会规律地周期性排卵。

2. 心理特点　青春期女性的心理特点主要表现为情绪多变、独立性增强、性意识萌发、青春期幻想、性发育困惑等。

（二）社区青春期女性的保健指导

1. 指导摄取合理均衡的营养

（1）三餐定时定量，保证吃好早餐。

（2）保证鱼、禽、蛋、肉、奶、豆类和蔬菜的摄入　青春期女性每天摄入的蛋白质应有一半以上为优质蛋白质，为此膳食中应含有充足的动物类食物和豆制品。

（3）保证矿物质的摄入　矿物质是人体生理活动必不可少的元素，尤其青春期女性正处于人体发育最快的第二高峰期，骨骼与肌肉发育迅速，需要大量矿物质。钙、磷参与骨骼和神经细胞的形成，钙摄入不足或钙磷比例不恰当，都会导致骨骼发育不良。奶类、豆制品含有丰富的钙，因此增加这类食物的摄入量对处于青春期女性来说非常必要。

（4）保证富含铁和维生素C食物的摄入　青春期女性月经来潮也需要更多营养补充，尤其是对铁的需求要多于男孩。每次月经会损失30~50ml血，因此每天至少要补充15~30mg铁。动物血、肝脏及红肉（猪肉、牛肉、羊肉等）是铁的良好来源，含铁量高，吸收好。维生素C可以显著增加膳食中铁的消化吸收率，因此青春期每天的膳食应该增加富含维生素C的新鲜蔬菜、水果等食物。

（5）保证适当活动，避免盲目节食　盲目节食会影响青春期女性正常的身体发育。合理控制饮食，应少吃高能量的食物如肥肉、糖果和油炸食品等；同时增加体力活动，使能量的摄入和消耗达到平衡，以保证体重适宜。

2. 指导个人卫生行为

（1）重视外阴部卫生，每晚用温水清洗会阴，更换内裤。

（2）重视口腔卫生和用眼卫生，预防龋齿和近视。

（3）注意保持皮肤和毛发的清洁。

（4）科学安排生活，劳逸结合。

（5）保证充足的睡眠。

（6）培养良好的生活习惯，不吸烟、不饮酒，远离毒品。

3. 指导经期卫生

（1）选择合适的经期卫生品　注意选择质量合格、安全卫生的卫生用品。

（2）保持清洁卫生　勤洗热水澡，以淋浴为主，保持身体清洁干净；每天清洗外阴，经期不要坐浴；不与他人共用衣服、毛巾等洗浴用具，衣物勤洗勤晒。

（3）注意保暖，避免受湿受凉　经常处在潮湿寒冷的环境中容易造成经血过多、经期延长或诱发其他疾病，因此月经期间避免用冷水洗澡，避免淋雨等。

（4）避免剧烈运动和过度劳累　月经期间可正常参加学习和工作，也可参加适当的体育锻炼及轻体力劳动和日常活动，但避免剧烈运动和重体力劳动，不要过度劳累，避免增加腹压和震动盆腔，以减少出血。

（5）保持正常的生活规律　首先保持精神愉悦，其次保证充足的休息和睡眠，注意摄取营养丰富的饮食。不吃生冷、辛辣等刺激性强的食物，多吃蔬菜水果，保持大便通畅。

4. 指导乳房保健　乳房是从青春期开始发育的，因此应做好青春期的乳房保健。

（1）注意保持正确的坐、站、行姿势　平时走路要抬头挺胸，收腹紧臀；坐着时也应挺胸端坐；睡觉时尽量避免俯卧。

（2）避免外伤　在运动时要注意保护乳房，避免撞击或挤压伤。乳房在发育过程中，可出现轻微胀痛或痒感，不要用手捏挤或搔抓。

（3）加强营养及身体锻炼　乳房是身体的一部分，通过锻炼身体，加强营养，摄入适度的蛋白质，可以增强乳房的脂肪量，保持乳房丰满。

（4）不要因害羞而束胸　束胸会使胸部器官受到压迫，还会限制胸廓的发育，影响心肺功能。同时束胸也会影响乳房发育，使乳头内陷，乳腺管发育受影响，会影响将来乳汁的分泌并造成哺乳困难。

（5）选择合适的乳罩　戴合适的乳罩可使乳房得到支撑，保证血液循环畅通，防止运动时乳房震荡。一般认为，以乳房基本定型时开始佩戴为宜。

（6）正确保护月经期的乳房　多数女性在月经前期乳房因充血水肿而出现胀痛感，此时应佩戴一个比平时尺寸稍大的乳罩，避免乳房受挤压加重疼痛；保持精神愉快，不要过于紧张；热敷乳房可以促进血液循环及淋巴回流，有利于缓解疼痛。

（7）乳腺自检　自查者站在镜子前通过视诊观察双侧乳腺的大小和外形是否对称、乳头是否内陷及皮肤有无局限性隆起或皮肤橘皮样改变，再对乳腺进行触诊检查，触诊顺序依次为乳房的外上、外下、内下、内上象限，并观察乳腺及乳头（图6-1和图6-2）。

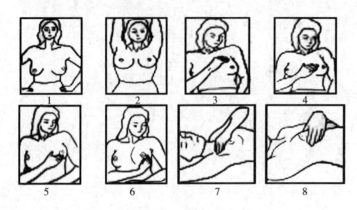

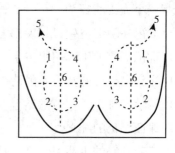

图 6-1　乳房自检八步骤图　　　　　图 6-2　乳房自检顺序图

5. 指导心理卫生保健　青春期是人的一生中心理发展最活跃的阶段，也是最易产生心理问题的重要阶段，因此要关注心理健康。青春期心理卫生保健内容包括：①培养健康的心理、健全的性格、乐观的情绪、充分的自信、适应环境的意志。②树立正确的恋爱观和婚姻观。

6. 进行青春期性教育　青春期性教育不仅是帮助青少年渡过这一时期所必需的，而且还直接影响到他们对青春期教育的全面接受，思想道德和科学文化素质的提高及以后幸福家庭的组成。如果不能及时给予正面引导，不健康的思想、不科学的传闻将会影响他们健康成长。因此应从性生理、性心理、性道德等方面对青春期女性进行性教育，让她们对性有正确的认识和理解，并能够抵制诱惑，强化自制力。

二、围婚期保健

围婚期保健是为保障婚配双方及后代健康所进行的一系列保健服务措施。此期保健涉及男女双方，目的是保证健康的婚配，促进优生优育及计划生育。主要任务是进行婚前检查，评估夫妻双方的最佳生育年龄及生理、心理和社会状态，指导并协助妇女做好孕前准备、计划生育及家庭适应。

（一）配偶的选择

择偶不仅要有感情基础，还要有科学的态度，综合考虑年龄、遗传和健康等因素。《中华人民共和国婚姻法》明确规定：男性结婚年龄是 22 岁、女性结婚年龄 20 岁；直系血亲或三代以内的旁系血亲禁止结婚。而从生理、心理和社会因素综合考虑，男性最佳结婚年龄是 25~27 岁，女性最佳结婚年龄是 23~25 岁。

（二）婚前医学检查

婚前医学检查是指结婚前对男女双方进行常规体格检查和生殖器检查，以便发现影响结婚和生育的疾病。婚前检查不仅能及早发现一些健康隐患，也是对婚姻和孕育健康后代负责。主要包括以下内容。

1. 询问病史

（1）了解配偶双方间有无近亲血缘关系。

（2）了解双方现在和过去的病史，如有无性病、麻风病、精神病、各种传染病、遗传病、重要脏器、泌尿生殖系统疾病和智力发育情况等。

（3）了解双方个人史，询问可能影响生育功能的工作和居住环境、烟酒嗜好等。

（4）了解女方月经史和男方遗精情况。

（5）了解双方父母、家族的健康情况，重点询问与遗传有关的病史，最好追溯三代有无遗传或先天缺陷等家族病史。

（6）再婚者，应询问以往婚育史。

2. 体格检查　包括全身一般检查、第二性征及生殖器检查。

3. 辅助检查　包括常规辅助检查，如胸部透视，血常规、尿常规、梅毒螺旋体筛查，血清转氨酶和乙型肝炎病毒表面抗原检查、艾滋病病毒抗体筛查，女性阴道分泌物滴虫、霉菌等的检测。其他检查如染色体检查、精液检查等采取自愿原则。

（三）计划受孕前准备

1. 选择最佳生育年龄　女性生殖系统一般在 20 岁以后才发育成熟，23 岁左右骨骼才能发育成熟。女性如在 20～23 岁间怀孕，胎儿会和母体争夺营养，从而影响母体的骨骼发育。孕妇年龄如超过 30 岁，孕产妇发生并发症或难产的概率明显升高。孕妇年龄如超过 35 岁，则称高龄产妇，发生胎儿畸形或难产的概率会大大增加。因此从医学角度考虑，一般 25～29 周岁为女性最佳生育年龄。

2. 选择最佳受孕、分娩时节　从营养摄取角度考虑，受孕的最佳时节应是夏末秋初的 7～9 月份，此时蔬菜、瓜果品种众多，有利于孕妇摄取丰富均衡的营养。分娩的最佳时节是第二年春末夏初的 4～6 月份，此时气候温和，有利于产妇顺利度过产褥期。

3. 良好的身心状况　选择受孕时机还需考虑夫妻双方生理、心理、工作状况及家庭经济状况等因素。新婚后夫妻双方宜经过 2～3 年的相互适应缓冲期后再生育为宜。此时家庭、工作、经济条件等相对稳定，更易于适应生育给家庭带来的变化；怀孕前双方保持心情愉快、轻松，身体状态良好，避免接触对胎儿有害的物质，如饮酒、吸烟、放射线等，预防各种病毒感染的发生；保证丰富均衡的营养摄入，多吃富含铁和碘的食物。维持适宜的体重，使 BMI 达到 $18.5～23.9 kg/m^2$ 范围，遵医嘱适量补充维生素和叶酸等；如采取避孕药避孕，则应先停用避孕药改用其他方式避孕，半年后再妊娠。

（四）计划生育指导

处于家庭发展不同阶段的夫妻应根据需要选择适宜的计划生育措施，主要包括各种避孕方法的选择、避孕失败的补救措施以及输卵管绝育术。

1. 避孕指导　我国常用的女性避孕方法有工具避孕、药物避孕及外用避孕法，男性避孕主要有阴茎套（避孕套）避孕。社区护士应根据新婚夫妇对避孕及生育的要求，指导其选择合理的避孕方法（表 6-1）。

表 6-1　避孕方法的选择

避孕方法	新婚期	哺乳期	已有一个孩子	已有两个及以上孩子	围绝经期
输卵管结扎	×	√	×	√	√
输精管结扎	×	√	×	√	√
宫内节育器	×	√	√	×	√
避孕套	√	√	√	√	√
长效避孕药（针）	√	×	√	×	√
单纯孕激素避孕针	√	√	√	√	√
口服避孕药	√	×	√	×	√
外用避孕药	√	√	√	√	√
自然避孕法	√	√	√	×	√
皮下埋植	×	√	√	×	√

注：√表示适合用，×表示不适合用。

2. 避孕失败的补救措施　避孕失败的补救措施有药物流产、手术流产、引产。根据妊娠时限不同，选择合理的补救措施（表 6-2）。

表 6 - 2　避孕失败的补救措施

妊娠时限	补救措施
孕 7 周内	药物流产
孕 6 ~ 10 周内	负压吸引术
孕 11 ~ 14 周	钳刮术
孕 15 ~ 28 周	利凡诺（依沙吖啶）引产和水囊引产

3. 绝育　指通过手术或药物，达到永久不生育的目的。女性绝育的主要方法为输卵管绝育术，是一种安全、永久性的节育措施，包括经腹输卵管结扎术、经腹腔镜输卵管结扎术及经阴道穹窿输卵管绝育术。其中经腹输卵管结扎术是目前我国应用最广的绝育方法。

（五）家庭适应

新婚夫妇不仅要学会适应夫妻之间的存在、习惯等，还要处理好自己与配偶家庭成员间的适应问题，同时还应协调好家庭与工作之间的关系。幸福美满的婚姻需要夫妻双方努力去经营，婚姻正是在夫妻携手跨越一次又一次的难关之后才越发丰富有内涵。

三、孕期保健

妊娠（pregnancy）是胚胎和胎儿在母体内发育成长的过程，从末次月经第一日算起，一般为 280 天（40 周）。社区孕期保健是指社区护士为妊娠期妇女提供的健康保健服务，主要目的是保障孕期母婴健康和优生优育。

（一）孕期妇女的生理和心理特点

妊娠分为三个时期：妊娠 13 周末以前称为孕早期；第 14 ~ 27 周末称为孕中期；第 28 周及其以后称为孕晚期。在胎盘激素作用下，孕妇身体发生了一系列适应性的生理和心理变化，并调整其功能，以满足胎儿生长发育和分娩的需要，同时也为哺乳做好准备。

1. 孕期妇女的生理特点　孕妇在妊娠早期和中晚期各系统的变化有所不同（表 6 - 3）。

表 6 - 3　孕期妇女的生理特点

生理系统		孕早期	孕中晚期
生殖系统	子宫体	增大变软，呈球形不对称	明显增大，孕 12 周超出盆腔，不同程度右旋，子宫开始有不规则无痛性收缩
	子宫峡部	略拉伸	逐步伸展拉长变薄，形成子宫下段，临产时可达 7 ~ 10cm
	子宫颈	外观肥大、着色，质地软	黏液分泌增多，形成黏稠的黏液栓
	卵巢	略增大，停止排卵	妊娠 10 周黄体功能由胎盘取代
	阴道	黏膜着色、增厚，皱襞增多，pH 降低	皱襞进一步增多，伸展性增加
乳房		开始增大，自觉轻度胀痛，乳晕着色，蒙氏结节	妊娠末期可有数滴稀薄黄色液体溢出
循环系统	心脏	心脏容量增加	向左、向上、向前移位，心率增加 10 ~ 15 次/分
	血容量	逐渐增加，出现生理性贫血	血容量不断增加达到高峰
	血压	偏低	妊娠中期偏低，末期偏高
泌尿系统		子宫增大压迫膀胱出现尿频、尿急等症状，夜尿多于日尿	妊娠中期，膀胱压迫症状消失；妊娠末期，再次出现尿频
消化系统		约半数妇女有恶心、呕吐、食欲不振等早孕反应	早孕反应减轻或消失，易有上腹饱胀感，胃灼热感，易便秘
呼吸系统		胸廓横径加宽，横膈上升，膈肌活动幅度增加	呼吸方式由腹式呼吸转变为胸式呼吸，呼吸较深，平卧后常感呼吸困难

2. 孕期妇女的心理特点　妊娠期，伴随着生理、家庭及社会环境等的改变，孕妇的心理状态也会经历一系列的变化。孕妇不良的心理状况不仅影响自己的心身健康，对胎儿的生长发育也会产生不良影响。因此社区护士应及时评估孕妇的心理状态，给予适当的指导，帮助孕妇保持良好的心理适应，顺利度过妊娠期，迎接新生命的来临。

（1）孕早期　在怀孕初期，无论计划内或计划外妊娠，多数孕妇都会产生惊讶和震惊的反应。如果妊娠与工作、生活计划冲突，孕妇可能还会有矛盾心理。由于孕早期胎儿生长发育没有明显的外在反映，加之早孕反应导致的身体不适，孕妇还常常出现不确定感、紧张、焦虑、担心等不良心理反应。

（2）孕中期　随着妊娠的进展，多数孕妇早孕反应减轻或消失，生理上感到舒适，尤其是胎动出现，孕妇感到胎儿的存在，孕早期的不确定感和焦虑等不良心理会减轻，情绪相对稳定。此期孕妇常表现为以自我为中心，专注于自己的身体，非常关注与胎儿有关的事情，并开始通过抚摸、与胎儿讲话来倾诉自己对胎儿的情感。

（3）孕晚期　孕晚期胎儿生长迅速，孕妇身体负荷急剧增加，其在体力、情感和心理状态方面会经历一个异常脆弱的时期。可表现为期盼、焦虑、担心、恐惧及矛盾等，需要亲人和医护人员的关怀。

（二）社区孕期妇女的保健指导

做好孕期保健对保护孕妇身体健康及胎儿正常发育、预防产科并发症的发生有积极的意义。孕期保健要从早孕开始，对孕妇进行优生、优育、产前检查的重要性，以及孕期营养、活动、用药、胎儿监护等知识的健康教育，具体内容如下。

1. 指导摄取合理均衡的营养

（1）孕早期　维持孕前平衡膳食，常吃富含叶酸的食物，继续遵医嘱补充叶酸。摄入含铁丰富的食物，使用碘盐，每周摄入 1~2 次含碘丰富的海产品。如早孕反应严重，可选择清淡或适口的饮食，少量多餐，保证必要的碳水化合物的摄入，必要时就诊，以预防酮症对胎儿神经系统的损伤。

（2）孕中晚期　胎儿生长发育迅速，应在孕前膳食的基础上，增加奶类 200 克/天，动物性食物（鱼、禽、蛋、瘦肉）孕中期增加 50 克/天，孕晚期增加 125 克/天，以满足机体对优质蛋白质、维生素A、铁、钙等营养素增加的需要。建议每周食用 1~2 次鱼类。

2. 指导孕妇保证充足睡眠　采取舒适和安全的姿势休息，尤其是在妊娠晚期，孕妇休息时应采取左侧卧位。左侧卧位可以减轻增大的妊娠子宫对孕妇主动脉、髂动脉及下腔静脉的压迫，从而维持子宫正常动脉的血流量，保证胎盘的血液供应，给胎儿生长发育提供所需的营养物质。

3. 指导日常活动与运动　鼓励孕妇进行适当的活动锻炼，孕中、晚期每天应进行 30 分钟中等强度的身体活动，如快走、游泳、打球、跳舞、孕妇瑜伽、各种家务活动等，但需量力而行，循序渐进。

4. 指导工作中的注意事项　孕妇在工作时应避免进行重体力劳动，避免从事需长时间站立或坐着的工作。避免接触环境中的各种有害因素或危险因素，如辐射、感染源等。

5. 指导着装　孕期衣服应宽松舒适，贴身衣服应为纯棉质地。宜穿低跟鞋，鞋应舒适、柔软、防滑。

6. 指导孕妇进行乳房自我护理　选择尺码合适的乳罩，避免用肥皂清洁乳头。为产后更好地进行母乳喂养，孕妇应自怀孕 6 个月起对乳头进行轻柔的转动和牵拉。但有早产史的孕妇应避免刺激乳头。

7. 指导用药　孕期必要时在医师指导下用药，切不可随意滥用药物，以防药物对胎儿造成不良影响。

8. 指导性生活　妊娠前 3 个月及末 3 个月，均应避免性生活，以防流产、早产及感染。

9. 指导孕妇进行家庭自我监护　指导孕妇及家属学习计数胎动及胎心技能，了解胎儿宫内情况；指导孕妇学会识别阴道出血、腹痛、胎膜早破、眩晕、视力模糊、复视等危险征兆，如出现以上症状应立即到医院就诊。

10. 指导孕妇及其家属学习分娩和育儿的知识 鼓励孕妇及配偶参加分娩准备课程，学习怀孕、分娩和照顾新生儿的有关知识和技巧，并鼓励他们和其他父母进行交流，探讨有关怀孕、分娩以及育儿的感受和经验。

11. 指导胎教 孕中期开始可以对胎儿进行抚摸训练，激发胎儿的活动积极性，也可以对胎儿进行音乐训练，或者通过抚触、与胎儿交谈等方式给予良性刺激，以达到胎教的目的。

12. 指导心理调适 社区护士应帮助孕妇及家属分析并正确认识孕妇的情感、心理变化，给予其心理支持。

13. 指导做好分娩的准备 孕晚期时，社区护士应根据孕妇的需要，提供相关信息，协助孕妇做好分娩准备，如指导选定合适的分娩医院，准备好住院分娩的用物，做好产后居住环境的准备和孕妇的身心准备等。

14. 指导识别分娩先兆 临近预产期的孕妇，如出现以下表现，往往提示分娩即将发动：①假临产，分娩前数日，子宫偶尔会有不规律收缩，子宫收缩时孕妇会感到下腹部疼痛不适。常在夜间出现，白天消失。②胎儿下降感，临产前，随着胎先露下降进入骨盆，子宫底也随之下降，大多数孕妇会感到上腹部较之前舒适，进食量增多，呼吸轻快。同时由于胎先露下降压迫膀胱，孕妇会出现尿频症状。③见红，是分娩即将开始的比较可靠的征象。在分娩开始前 24 ~ 48 小时，阴道留出少量血性黏液，称为"见红"。这是子宫收缩使宫颈内口附近的胎膜与该处的子宫壁分离，毛细血管破裂所致。

四、产褥期保健

产褥期（puerperium）指从胎盘娩出至产妇除乳腺外全身各器官恢复至非孕期状态的一段时期，一般为 6 周。产褥期保健指导是指对妇女从分娩结束到产后 42 天提供的健康指导，此期保健的主要目的是保障产褥期母婴健康。

（一）产褥期妇女的生理和心理特点

1. 产褥期妇女的生理特点

（1）生殖系统 产褥期变化最大的是生殖系统，其中又以子宫变化最大。产后坏死脱落的蜕膜组织、血液自阴道排出形成恶露，胎盘附着处的子宫内膜修复需 6 周。若在此期间胎盘附着面因复旧不良出现血栓脱落，可引起晚期产后出血。产后 1 周，子宫颈外形及子宫颈内口完全恢复至非孕状态。产后 4 周时子宫颈完全恢复正常状态。分娩后阴道壁肌肉松弛，肌张力低，阴道黏膜皱襞因过度伸展而消失，黏膜皱襞约在产后 3 周左右开始复现，产褥期内阴道壁肌张力虽然可逐渐恢复，但在产褥期结束时仍不能完全恢复至妊娠前状态。盆底肌肉及筋膜常因分娩时过度扩张而失去弹力，也可出现部分肌纤维断裂。产褥期如能坚持产后运动，盆底肌肉可恢复至接近孕前状态，否则极少能恢复原状。

（2）乳房 主要变化是泌乳。分娩后，雌激素和胎盘生乳素水平急剧下降，产后处于低雌激素、高泌乳激素水平，导致乳汁开始分泌。乳汁的分泌量与婴儿吸吮频率密切相关。此外，产妇的营养、睡眠和情绪状态都将影响乳汁的分泌。

（3）循环及血液系统 血容量于分娩后 2 ~ 3 周可恢复至未孕状态。产后 72 小时内，回心血量增加 15% ~ 25%，原有心脏病的产妇易发生心力衰竭。产褥早期血液仍处于高凝状态，有利于胎盘剥离面形成血栓，减少产后出血。

（4）泌尿系统 产后 1 周尿量明显增加。在分娩过程中，膀胱因过分受压，导致膀胱黏膜充血、水肿，肌张力降低，加之产后外阴伤口疼痛、不习惯卧床排尿、产后疲乏等原因，容易发生尿潴留。

（5）消化系统 产后 1 ~ 2 天内产妇常感口渴，喜进汤食，但食欲欠佳，以后逐渐好转。胃肠蠕动减弱，需 1 ~ 2 周恢复正常。产后因卧床时间长，缺乏运动，腹直肌及盆底肌松弛，加之肠蠕动减弱，易发生便秘。

（6）内分泌系统 不哺乳产妇一般于产后 6 ~ 10 周恢复月经，哺乳产妇因泌乳素的分泌可抑制排卵，月经复潮延迟，甚至在哺乳期间月经一直不来潮，平均在产后 4 ~ 6 月恢复排卵，故哺乳妇女在月经恢复前也有受孕的可能。

（7）其他 腹壁皮肤受妊娠子宫膨胀的影响，弹力纤维断裂，腹直肌呈不同程度分离，产后明显松弛，紧张度需在产后 6 ~ 8 周恢复。妊娠期出现的下腹正中线色素沉着，于产褥期逐渐消退，原有的紫红色妊娠纹变为白色，成为永久性的白色妊娠纹。

2. 产褥期妇女的心理特点 美国妇产科护理学专家鲁宾（Rubin，1984）指出，产褥期妇女的心理调适过程一般经历 3 个时期（表 6 - 4）。

表 6 - 4 产褥期妇女心理调适分期

时期	持续时间	特点
依赖期	产后 1 ~ 3 天	产妇的很多需要是通过别人来满足，丈夫和家人的关心帮助，医务人员的关心指导是极为重要的
依赖 - 独立期	产后 3 ~ 14 天	产妇表现出较为独立的行为，改变依赖期中接受特别照顾和关心的状态，开始注意周围的人际关系。但这一时期也容易产生压抑，及时护理和指导帮助能纠正这种压抑
独立期	产后 2 周至 1 个月	新家庭形成并正常运作，产妇及配偶会承受更多的压力，如兴趣与需要的矛盾，哺育孩子、承担家务等

（二）社区产褥期妇女的保健指导

在产后家庭访视的过程中，为产褥期妇女及家属提供以下保健指导。

1. 指导创造适宜的居室环境 产妇的居室环境温度宜为 22 ~ 24℃，光线适宜，定时通风换气，每天开窗 2 ~ 3 次，每次 30 分钟，保持空气清新，通风时注意防止产妇受凉。

2. 指导摄取合理的营养 产妇的营养状况关系乳汁的质量，故产妇每天应比孕前增加约 80g 鱼、禽、蛋、瘦肉，选用碘盐烹调，增加含碘丰富的海产品摄入，食用富含维生素 A 的动物性食物，增加 200ml 牛奶，增加汤汁类食品摄入。忌烟酒，避免浓茶和咖啡。

3. 指导产妇保证充分的休息和睡眠 可以消除疲劳、促进组织修复，对保证乳汁分泌也是十分重要的。

4. 指导产妇进行适当的活动 产妇在产后初期为尽快恢复体力，并促进各器官复原以及体形恢复，应逐渐开始产后运动。经阴道分娩的产妇，应于产后 6 ~ 12 小时内即起床轻微活动，产后第 2 日可在室内走动，并可做产后保健操（图 6 - 3），每日 3 次，每次 10 ~ 15 分钟。行会阴侧切术或剖宫产术的产妇，可适当推迟活动时间，待伤口拆线后再逐渐加大运动量。社区护士应根据产妇的具体情况，指导其循序渐进地增加活动量，避免过于疲劳。

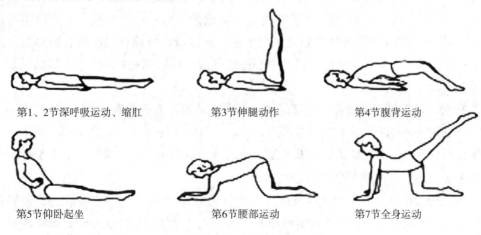

第1、2节深呼吸运动、缩肛　　第3节伸腿动作　　第4节腹背运动

第5节仰卧起坐　　第6节腰部运动　　第7节全身运动

图 6 - 3 产后保健操

5. 指导产妇注意个人卫生　坚持每日用温水漱口、洗脸、洗脚。经常用温水擦浴或淋浴。注意外阴部清洁卫生，每日清洗（产后4周内禁止盆浴），勤换内衣，使用消毒会阴垫，并注意经常更换。

6. 指导产妇学会进行乳房自我护理 🅔微课–6　哺乳期间，乳房应保持清洁干燥。每次哺乳前用清水轻柔擦拭，哺乳时应让婴儿吸空一侧乳房后再吸另一侧，如乳汁充足孩子吸不完时应用吸奶器将剩余的乳汁及时吸出，以免乳汁淤积影响乳汁分泌。哺乳后佩戴大小合适的乳罩。哺乳期间常遇到的问题有乳头平坦或内陷、乳汁不足、乳房胀痛、乳头皲裂、急性乳腺炎等，教会产妇正确处理。

（1）乳头平坦或内陷　有些产妇的乳头内陷，一旦受到刺激，乳头呈扁平状或向内回缩，婴儿很难吸到乳头。可指导产妇做乳头伸展练习：先把两只手的拇指平行放在乳头两侧，然后慢慢地由乳头向两侧外方平行伸展，牵拉乳晕及皮下组织，使乳头向外突出。这个动作要反复多做几次，最后，将两个拇指分别放在乳头上下侧，由乳头两侧纵行伸展，每天做2次，每次要做5分钟（图6-4）。也可以指导产妇用任意一只手托起乳房，另外一只手的拇指、中指和食指抓住乳头向外牵拉，每天做2次，每次牵拉10次左右（图6-5）。

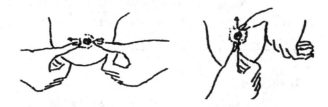

图6-4　乳头伸展练习

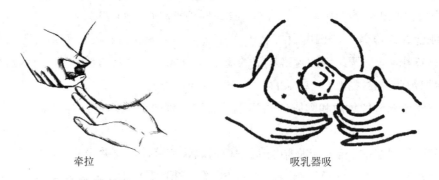

牵拉　　　　　　　　　　　　　　吸乳器吸

图6-5　乳头牵拉练习

（2）乳汁不足　对于乳汁分泌不足的产妇，应指导其正确的哺乳方法，按需哺乳、夜间哺乳，调节饮食，同时帮助产妇树立信心。此外，还可以选择中药或针刺相关穴位如合谷、少泽等进行催乳。

（3）乳房胀痛　多因乳房过度充盈或乳腺管不通导致的，可有轻度发热。可用以下方法预防：于产后30分钟内尽早开始哺乳，以帮助产妇乳腺管畅通，刺激母乳分泌；每次哺乳前热敷乳房，两次哺乳间冷敷乳房；每次哺乳前从乳房边缘向乳头中心按摩乳房；每次哺乳时，先喂胀痛的一侧；服用散结通乳的中药等。

（4）乳头皲裂　轻者可继续哺乳，先喂健侧。每次哺乳前可先热敷乳房3~5分钟或挤出少许乳汁使乳晕变软，让婴儿含住整个乳头和大部分乳晕，哺乳后挤出少许乳汁涂在乳头和乳晕上，短暂暴露使乳头干燥。皲裂严重者，可用吸奶器吸出喂给婴儿或用乳头罩间接哺乳，哺乳后在皲裂处涂抗生素软膏或10%复方安息香酸酊，于下次喂奶前洗干净。

（5）乳腺炎　轻度乳腺炎时，每次哺乳前可先热敷乳房3~5分钟，并按摩乳房，轻轻拍打和抖动乳房，喂奶时先喂患侧再喂健侧。每次哺乳时应充分吸空乳汁，增加哺乳次数，每次哺乳至少20分钟。

7. 指导并协助产妇成功实施母乳喂养

（1）向产妇宣教母乳喂养的优点，鼓励其坚持母乳喂养。世界卫生组织（WHO）和联合国儿童基金会推荐：至少纯母乳喂养6个月并在添加辅食的基础上坚持哺乳24个月。

（2）指导产妇采取正确的姿势和方法哺乳婴儿　具体要点包括：哺乳时，产妇和婴儿均应选择最舒适放松的体位。婴儿身体紧贴妈妈，胸贴住妈妈的胸，耳、肩及臀部呈一直线，面对乳房，鼻尖对乳头，下颌紧贴乳房，含住乳头和大部分乳晕。哺乳结束后，不要强行将乳头抽出，否则容易导致乳头损伤。如果婴儿没有主动松开乳头，可将妈妈小指滑入婴儿口中，或者轻压婴儿下颏，待婴儿松开乳头后再将乳头抽出。并指导其学会在喂奶后为婴儿排出胃内气体。

（3）指导产妇按需哺乳　产妇哺喂婴儿应符合婴儿需要，在其清醒及饥饿时进行哺喂。新生儿越早开奶越好，正常足月新生儿出生半小时后即可开始哺乳，最晚不宜超过出生后2小时，哺乳时间为半小时以上。通常出生1个月内的新生儿，每日需哺喂8～10次，喂奶时间长短依婴儿实际需求而定。

（4）指导产妇评估乳汁是否充足　判断婴儿是否获得了足够的母乳，主要观察以下指标：婴儿每天可尿湿4～6个纸尿裤或6～8片尿布，尿色清浅；婴儿在出生后1周内排净胎便，生后2～4周每天大便2～3次以上，生后1个月后，每天大便1次；喂奶前感觉乳房充盈，而喂奶后感觉乳房比喂奶前软；婴儿哺乳后可安静睡眠2～3小时，同时婴儿在觉醒状态下精神愉悦；婴儿出生1个月内，体重平均每周增长112～200g，出生6个月内，每月平均增长500～1000g。其中尿量是判断母乳喂养是否足够的重要指标，一般体重每2周称一次。

（5）指导产妇及时正确地添加辅食。

（6）指导需要尽快回到工作岗位的产妇继续母乳喂养。

8. 指导产妇退乳　产妇可根据自己的身体状况、喂养情况及宝宝情况决定具体的断奶时间。一般在春秋两季断奶比较好，因为此时气温合适，蔬菜水果丰富，婴儿不会因天气炎热导致食欲下降，也不易生病。当产妇因某些原因不得不放弃母乳喂养时，应指导产妇正确退奶，可采用自然退奶和药物退奶两种方法。有泌乳者可外敷皮硝，将皮硝碾碎放在薄布袋中敷于乳房，每侧200g，用乳罩托住，皮硝结块时应更换，直至无乳汁分泌。也可用生麦芽60～90g煎水当茶饮。

9. 指导产妇学习有关新生儿护理的知识及技巧　如给婴儿换尿布、沐浴、脐部护理及皮肤护理等。

10. 指导性生活及避孕措施　产后42天内禁止性生活，待恶露干净后即可恢复正常性生活。向产妇宣教在哺乳期间也需避孕，并指导其选择适合的避孕措施。

11. 指导用药　由于许多药物都会通过乳汁影响婴儿，因此产妇应遵医嘱用药，以免对婴儿造成损害。

12. 指导产妇预防血栓性静脉炎发生　指导产妇在卧床期间进行上下肢运动。产妇卧床时不宜使用膝部支撑物或将枕头垫在膝下，以免影响下肢血液循环。此外，应避免交叉两腿及长时间坐立。

13. 指导产妇心理调适　鼓励产妇与亲友沟通、交流经验、宣泄情绪，与配偶沟通使其理解和支持产妇，协助产妇、配偶与孩子建立亲子依附关系。

五、孕产妇的健康管理

根据《国家基本公共卫生服务规范（第三版）》，孕产妇的健康管理服务措施如下。

1. 孕早期健康管理　应在孕13周前由孕妇居住地的乡镇卫生院、社区卫生服务中心为孕妇建立《孕产妇保健手册》，并进行第1次产前检查。根据检查结果填写第1次产前检查服务记录表，对具有妊娠危险因素和可能有妊娠禁忌证或严重并发症的孕妇，及时转诊到上级医疗卫生机构，并在2周内随访转诊结果。

2. 孕中期健康管理 孕16～20周、21～24周各进行1次随访，对孕妇的健康状况和胎儿的生长发育情况进行评估和指导。对发现有异常的孕妇，要及时转至上级医疗卫生机构。出现危急征象的孕妇，要立即转上级医疗卫生机构。

3. 孕晚期健康管理 督促孕产妇在孕28～36周、37～40周去有助产资质的医疗卫生机构各进行1次随访。对随访中发现的高危孕妇，应根据就诊医疗卫生机构的建议，督促其酌情增加随访次数。随访中若发现有意外情况，建议其及时转诊。

4. 产后访视 乡镇卫生院、村卫生室和社区卫生服务中心（站）在收到分娩医院转来的产妇分娩信息后，应于3～7天内到产妇家中进行产后访视，进行产褥期健康管理，加强母乳喂养和新生儿护理指导，同时进行新生儿访视。

5. 产后42天健康检查 乡镇卫生院、社区卫生服务中心为正常产妇做产后健康检查，异常产妇到原分娩医疗卫生机构检查。

孕产妇健康管理的服务流程见图6－6。

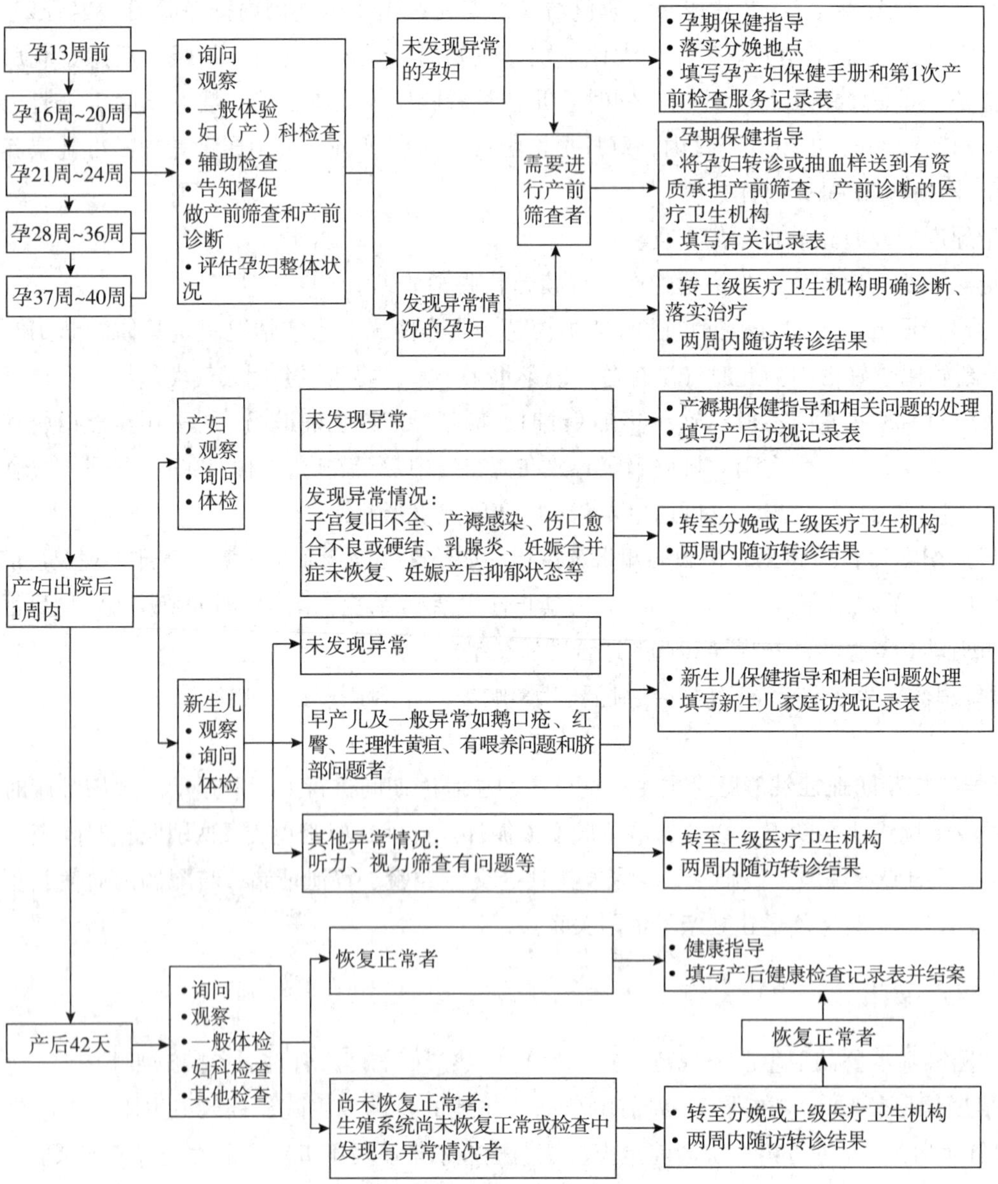

图6－6 孕产妇健康管理的服务流程

六、围绝经期保健

围绝经期妇女的健康状况往往取决于以前的健康状况、生殖类型、生活方式和社会环境因素等。约1/3 围绝经期妇女能通过神经–内分泌的自我调节达到新的平衡而无自觉症状；约 2/3 的妇女在绝经前后出现以自主神经功能紊乱为主的生理、心理功能障碍。围绝经期保健就是围绕此期妇女常见症状为改善其生活质量而进行的一系列保健服务措施。

（一）围绝经期妇女的生理和心理特点

1. 生理特点　由于卵巢逐渐萎缩，雌激素和孕激素水平逐渐降低，从而引起一系列由激素缺乏所致的自主神经功能紊乱为主的症候群。

（1）月经改变　先是月经周期不规律，持续时间及月经量不等，最终月经停止来潮。在绝经前常出现功能失调性子宫出血，如月经量过多，则会出现头昏、乏力、心悸等贫血症状。

（2）泌尿、生殖道改变　子宫缩小、子宫内膜萎缩；阴道缩窄变短、干燥、弹性减退致性交痛；阴道的酸碱度变为偏碱性，从而易发生感染；外阴部皮肤干皱，大小阴唇萎缩；尿道缩短、括约肌松弛，常发生尿失禁；膀胱因黏膜变薄，易反复发生膀胱炎。

（3）潮红潮热　由于血管舒缩失调，围绝经期妇女常突然感到颈部、胸部、面部有阵阵热浪上涌，伴有相应部位皮肤的弥漫性或片状发红，称为潮红潮热。有的伴有出汗。每次发作时间从数秒至数分钟不等，可一天内发作数次。

（4）其他症状　如头痛、失眠、心悸、耳鸣、眩晕、便秘、腹胀或腹泻、乳房松弛下垂、骨质疏松等。此期妇女血压开始升高或波动，冠心病发生率高，血胆固醇水平升高，易发生动脉粥样硬化。

2. 心理行为特点　此期随着激素水平的变化，会出现一系列的心理和行为的改变。不同妇女的围绝经期心理及情绪反应的强弱及持续时间不同，会受个体体质、人格类型、经济状况、社会地位、职业等的影响。主要表现为焦虑、紧张、沮丧、记忆力减退、情绪易激动、感情脆弱、多疑、唠叨等，有时还可出现个性及行为改变，如自伤，甚至有自杀行为等。

（二）社区围绝经期妇女的保健指导

1. 提供健康教育，帮助正确认识和面对围绝经期　使围绝经期女性能认识到围绝经期的变化是正常的生理过程，多数人经过调适都能顺利度过这一时期，只有很少人表现出严重的围绝经期综合征，需要接受药物治疗。鼓励其积极地应对身心变化，提高自我调适能力。鼓励家属给予围绝经期女性理解、关心和支持，减少其压力、舒缓其情绪；夫妻保持适度的性生活，促进家庭的和谐幸福，从而顺利度过此期。

2. 指导健康的生活方式及饮食习惯　如规律的运动、充足的休息、均衡的膳食、注意摄取充足的钙质等。如月经量过多时还应注意补铁。

3. 指导正确使用雌激素　向需要使用雌激素的围绝经女性讲解药物相关知识，遵医嘱使用雌激素治疗，接受定期随访，注意观察药物的疗效与不良反应。

4. 预防泌尿、生殖道感染　指导此期女性注意个人卫生，保持外阴清洁干燥，如有炎症应及时就诊。

5. 督促定期进行体检　指导围绝经期女性每半年或 1 年进行 1 次健康体检，以便及时发现妇女常见病、多发病，如肿瘤、高血压、糖尿病等，做到早发现、早诊断、早治疗。

答案解析

目标检测

一、选择题

1. 社区妇女保健开展以妇女的（　　）为核心的保健工作
   A. 生殖健康　　　　　　　　B. 生理健康　　　　　　　　C. 心理健康
   D. 预防保健　　　　　　　　E. 常见病治疗

2. 社区妇女保健工作的内容不包括（　　）
   A. 妇女各期保健　　　　　　　　　　　B. 计划生育技术指导
   C. 妇女常见病的普查普治　　　　　　　D. 妇女劳动保护
   E. 危重症治疗

3. 妊娠晚期的孕妇休息时的最佳卧位是（　　）
   A. 仰卧位　　　　　　　　　B. 左侧卧位　　　　　　　　C. 右侧卧位
   D. 半坐卧位　　　　　　　　E. 无限制

4. 关于产前检查，以下说法错误的是（　　）
   A. 孕 12 周前进行第一次产前检查　　　　B. 孕 16~20 周进行一次产检
   C. 孕 21~24 周进行一次产检　　　　　　D. 孕 28~36 周进行一次产检
   E. 孕 37~40 周进行一次产检

5. 哺乳期女性不宜选择的避孕方式是（　　）
   A. 输卵管结扎　　　　　　　B. 宫内节育器　　　　　　　C. 避孕套
   D. 自然避孕法　　　　　　　E. 输精管结扎

二、案例分析题

患者，李某，女，29 岁，G_2P_0，有孕早期自然流产史。LMP：2021 年 12 月 2 日，现在孕 11 周 + 3 天。食欲不佳，有轻度恶心，无呕吐。每天饮水约 500ml，摄入水果和蔬菜较少。孕前大便 1 次/日，现大便 3 天一次，粪便干硬，伴有便后出血。当社区护士与她讨论此问题时，发现她十分沮丧，担心用力排便引起流产，还担心毒素不能及时被排出，影响胎儿健康。

请问：（1）社区卫生服务中心应为此孕妇提供哪些健康管理服务？
　　　　（2）社区护士应如何运用健康教育手段对此孕妇进行科学的保健指导？

书网融合……

本章小结

微课

题库

（王红云）

第七章　社区中老年人保健与护理

📖 学习目标

知识要求

1. 掌握：中年人的年龄划分标准；老年人的年龄划分标准；人口老龄化、老龄化社会的概念；社区中年人的保健指导；社区老年人的保健指导。

2. 熟悉：中年人的生理、心理特点；老年人的生理、心理特点；亚健康状态。

3. 了解：社区中年人的健康需求；社区老年人的健康需求；中国人口老龄化的现状与趋势。

技能要求

能够根据中老年人群的生理、心理变化特点，为社区中老年人群提供更加针对性的护理服务。

素质要求

树立积极老龄观，关爱老人，热衷于从事社区老年健康管理工作。

➡ 案例引导

案例：李某，女性，46岁，已婚，育有一儿一女。国企员工，每天下班后通勤20分钟回到家中，周末除偶尔外出购物外无其他户外活动。喜欢吃肉，不爱吃蔬菜，嗜辣。最近一次体检是在3个月前，检查结果显示，血脂偏高、右侧乳房触及有一可移动肿块，无痛，无其他器质性病变。最近一段时间较易出汗、易怒，时常与其配偶及子女发生争吵，食欲下降，睡眠、活动减少。

　　讨论：1. 李某出现了哪些健康问题？

　　　　　2. 社区护理人员应如何对李某进行健康指导？

PPT

第一节　社区中年人保健与护理

中年期是人生历程中既漫长又重要的阶段，是个体发展最成熟、精力最充沛、工作能力最强的时期。中年人是社会的中坚力量，担负工作和生活的双重责任，但与此同时中年人的机体各组织、器官功能开始衰退，生理疾患开始增多。因此，关心和维护中年人的健康，是社区保健工作中一项重要的工作内容。社区护理人员要掌握中年人的生理、心理特点，做好社区中年人的预防保健，解决社区中年人的各种健康问题，维护社区中年人的身心健康。

一、中年人的健康特点

（一）中年人的年龄划分标准

2000年联合国世界卫生组织经过对全球人体素质和平均寿命进行测定，确定45～59岁为中年人。

中华医学会老年学会根据我国国情规定，中年期为 35～44 岁，中年后期（相当于老年前期）为 45～59 岁。

（二）中年人的生理特点

中年人的生理功能一方面处于稳定而健全的时期，另一方面又进入了生理的衰退过程。

1. 循环系统 人到中年后，血管壁弹性下降，外周血管阻力增加，心脏负荷增大，心肌收缩力减弱，心搏出量减少，使各脏器血流量相应减少，组织供氧受影响。同时中年以后，对血压的反射性调节能力减退，容易出现高血压或体位性低血压。中年人所能承受的运动和劳动强度都不及青年人，过重的体力负荷或高度的精神紧张，易导致心肌耗氧量过度增加，冠状动脉供血不足，可能出现心律失常甚至猝死。

2. 呼吸系统 中年人呼吸功能逐渐减退，肺泡和小支气管的口径随年龄的增长而扩大，肺组织弹性逐渐下降，肺的扩张与收缩能力也随之下降，肺活量减少。由于肺泡间质纤维组织增生，毛细血管壁增厚，气体交换功能也逐年降低。在肺功能下降的同时，其防御能力也下降，易患慢性支气管炎、支气管扩张、慢性阻塞性肺疾病等。

3. 神经系统 大脑是人类的思维中心，人到中年后大脑发育的鼎盛时期已过，通过大脑的血液减少，用来合成脑蛋白质的核糖核酸在神经组织中的含量基本处于停滞状态，使神经传导速度减慢，记忆力减退，敏捷性下降。中枢神经抑制过程逐渐减弱，睡眠时间逐渐缩短，入睡难且易醒。

4. 消化系统 中年人的消化功能和代谢功能逐渐减退。胃液的分泌和胃液中游离酸含量及胃蛋白酶含量都逐渐减少，胰腺分泌的消化酶在 20 岁到 60 岁期间是处于逐渐下降的状态，如果饮食不合理，极易导致消化系统疾病。人到中年以后基础代谢率逐渐下降、活动不足、体重增加以及胰岛功能减退可导致糖代谢障碍，使糖尿病的发病率明显升高。

5. 泌尿生殖系统 进入中年期后，人体的排泄功能和生殖功能也随年龄的增加而降低。由于肾血管的硬化、肾血流量减少，使得肾小球滤过率下降，肾小管的浓缩功能减退，导致尿液稀释及夜尿增多。中年人生育功能下降，女性于 45～50 岁，卵巢开始萎缩，性激素分泌减少，出现围绝经期表现。男性在 50 岁以后，睾丸功能开始减退，生殖能力相应下降，在 55～65 岁之间可出现男性更年期表现，但症状较女性轻。

6. 免疫系统 中年期人体的免疫功能整体下降。体液免疫方面，各种免疫球蛋白逐渐减少，而针对正常组织自身抗体的形成增加，自体免疫性疾病的发病率上升。细胞免疫方面，各种免疫细胞的功能开始下降，对各种感染的抵抗力下降。免疫的监视功能下降，对变异细胞的免疫监视功能降低使中年人易患各种恶性肿瘤。

7. 运动系统 骨骼的生长早在成年期已停止，随着年龄增长，40 岁开始骨的含钙量逐渐下降，钙的流失造成骨质密度和总量降低，从而导致骨质疏松，骨脆性增加，易出现骨折。关节表现为软骨表面凹凸不平，再生能力缺乏，关节间隙狭窄，关节周围弹性纤维减少，弹性降低，关节逐渐僵硬，容易发生扭伤或增生性关节炎。椎间盘发生退行性变化，使椎体间隙变窄，易诱发椎间盘突出，压迫神经根或脊髓，引起相应的神经症状。骨骼肌细胞减少表现为肌肉萎缩，肌力下降和弹性减弱，肌肉容易疲劳，且疲劳后不易恢复。

8. 感官系统 中年以后，各种感觉器官的功能开始衰退。如视力、听力、嗅觉等发生不同程度的改变。视力下降最为明显，主要变化为视物焦点调节功能减退，可造成视力退化；眼球内液体增加可造成青光眼；后晶体钙化浑浊可导致白内障。听觉的敏感性逐渐降低，对高音的分辨能力在 40 岁开始下降，50 岁后更为明显。触觉、痛觉的敏感性在 55 岁开始逐渐降低。味觉一般在 60 岁开始下降。

9. 皮肤和毛发 区别年龄最直观的是皮肤和毛发。中年之后表层皮肤的层次减少，真皮内的弹性纤维缩短、减少、破裂，皮下脂肪减少，皮肤变薄，弹性降低，皱纹先后出现于前额、眼角、眼睑、口角等处，且随年龄的增长而增多。当中年人的皮肤受到损害时，其防御及愈合能力较年轻人低。白发和脱发也是中年人的生理衰退征兆，白发是因为原来供应头发黑色素小粒的黑色素细胞耗尽，致使头发失去黑色素而变为白发；脱发是因为头皮血液循环不良或肾上腺激素分泌减少，男性脱发比女性更加明显。

（三）中年人的心理特点

人到中年，虽然生理功能逐渐衰退，但心理能力日益成熟。由于心理能力的发展始终是一个动态过程，存在着较大的个体差异，需借助一些客观的反应来认识中年人的心理特点。

1. 深思熟虑，富于哲理 中年时期，智力的发展和知识的积累都达到了较高的水平，有独立思考和解决问题的能力。其观察、理解及逻辑思维能力较强，善于综合分析并作出理智的判断。更能仔细地观察并理解客观事物的本质及相互关系，能对事物进行归类并阐明其发生的原因和发展的过程。

2. 情绪稳定，干练豁达 中年人较年轻人更善于控制自己的情绪，对外界不良刺激有较强的排斥和控制能力，遇事冷静，不易冲动。由于见多识广，阅历丰富，中年人具有延缓刺激反应的能力，在大多数场合，中年人能够按照客观情境控制和调节自己的情绪。在人际关系及社会行为方面趋于干练豁达，能体谅他人难处和给予他人关心；也能接受批评，并按正确的批评性意见调整自己的行为。

3. 意志坚定，自制力强 经过生活考验和磨炼的中年人，培养出了战胜困难的顽强意志。为了实现奋斗目标和预期计划，表现出锲而不舍的精神和坚韧的意志力。同时中年人也能把握好理想与现实之间的相互关系，非常了解自己的能力和所处的社会地位，面对社会环境中的各种变化能够正确地分析和把握。这种自制能力与个体的性格特点固然有一定关系，但也受到个体经历的影响，自制能力更多的是在长期的社会实践中逐渐发展起来的，在此也成为中年人所特有的心理特点之一。

4. 身心失衡，产生矛盾 人到中年由于生理功能逐渐衰退及心理能力的持续增长，会出现一系列的身心失衡和矛盾冲突，如高度的社会责任感与身心能力不足的矛盾，随波逐流的心理与渴望保持独立个性的矛盾，希望健康与忽视疾病的矛盾等。中年期处于人生矛盾的中心，会遇到许多家庭、工作、社会等各方面的问题，如果这些问题处理不当或无法达到满意的结果时，就会产生矛盾从而造成心理上的压力，导致出现心理问题。

（四）亚健康状态特点

健康与疾病之间存在一种非健康也非疾病的中间状态，称为亚健康状态（sub-health status），也称灰色状态或中间状态。中年人随着年龄增长，生理功能逐渐衰退，对事物的兴趣和好奇心不如年轻人，一些来自心理或社会环境的压力，如事业上不顺心，失业或退休的失落感，人际关系不协调，不良的生活方式和行为习惯等，都可诱发情绪或精神方面的各种障碍，表现出精神及身体上的不适感，如疲乏、健忘、头晕、耳鸣、紧张、抑郁、食欲缺乏、睡眠生物节律失调、免疫力下降等亚健康状态。

二、社区中年人的健康需求

中年人作为社会栋梁，不仅是社会财富的创造者，而且需要赡养老人、抚育孩子，承受着繁重的社会和家庭负担；在生理上，已经由成熟开始向衰退过渡，造成身体的亚健康状态。因此，需要了解中年人的健康需求，通过社区保健护理，让中年人知晓卫生保健常识，掌握中年人的防病保健措施，了解常见疾病的自我保健和职业性损害的劳动卫生防护知识，做到对疾病早发现、早诊断、早治疗，尽可能维持和增进中年人的健康。

（一）获取健康信息

中年是由青年向老年过渡的时期，需要照顾父母、抚育子女，他们的身心健康影响整个社会人群的健康。中年人社会责任感和家庭责任感强，致使中年人全身心地投入工作和学习而忽视了自己的健康，中年又是老年常见病的始发期。因此，通过社区保健护理，确保中年人及时获取健康相关信息，提高自我保健意识，发挥促进健康的潜能，积极参与健康维护，改变不良生活方式，预防慢性病发生。

（二）建立健康行为

健康行为指个体为了预防疾病、保护自身健康所采取的行为，包括饮食、运动、休息、爱好和保健习惯。行为生活方式对慢性病的发生发展至关重要。借助外部的支持，学习健康养生知识，妥善安排工作与生活，重视日常生活中的保健，按照指导对自身的行为做相应的调整，戒除吸烟、酗酒、吸毒等危害健康的行为，尽早建立锻炼身体、保持心理调适、定期体检等促进健康的行为。

（三）应对健康变化

人到中年，机体对外界环境的适应能力以及抵抗疾病的能力逐步下降，各种疾病侵入机体的可能性大大增加。中年人应接受健康教育和行为指导，加强防御疾病的意识，掌握应对健康变化的方法，采取相应的措施，以科学的态度关心自己的心理和生理变化，并从容应对各种来自家庭、工作岗位和社会环境的变化与紧张刺激。

（四）增强职业健康防护

职业病危害指对从事职业活动的劳动者可能导致职业病的各种危害。职业病危害因素包括：职业活动中存在的有害的化学、物理、生物等因素，以及在作业过程中产生的其他职业有害因素。当前我国正处于工业化、城镇化快速发展的历史阶段，职业病危害问题日益凸显，职业健康防护工作面临的形势非常严峻。多数职业病一旦患上很难治愈，特别是一些严重的慢性职业病，如尘肺病、职业性肿瘤等。职业病问题不但是一个重大的公共卫生问题，也是一个重大的社会问题。职业病不仅给患者个人及其家庭造成了悲剧，同时也给国家和地方经济造成重大损失。中年人作为社会的主要劳动者，要加强对其职业健康防护的宣传和培训，了解在工作中可能接触到何种危害因素，如何进行预防等，增强自我防护意识，预防各种职业性危害。

三、社区中年人的健康指导

在社区保健中中年人是最容易被忽视的群体。中年人随着年龄的增长，其生理功能、对社会环境的适应能力逐渐下降，一些来自心理或社会环境中的刺激，均可诱发生理或心理方面的各种疾病。因此，中年人的社区保健工作应该引起广泛重视。加强中年人保健护理是远离亚健康，保持和促进健康的重要途径。

（一）平衡膳食，合理营养

饮食结构合理和平衡膳食（图 7 - 1）是保证机体营养均衡的最好方法，对于维持高质量的生活相当重要，可以减少由于营养过剩、营养不足或必需营养素缺乏而导致的膳食相关性健康问题。社区护理人员应重视从生活的角度对中年人进行饮食指导。

1. 合理的食物搭配　每天摄入的主要食物应包括四类：第一类是提供淀粉的主食，如大米、红豆、山药等；第二类是提供膳食纤维和维生素的食物，包括水果、蔬菜以及菌藻类；第三类是提供大量蛋白质的食物，包括肉类、水产类和蛋类；第四类是提供优质蛋白质并且富含钙的食物，包括奶类、豆制品和坚果类。每日摄取的食物要做到品种多样化、粗细搭配、荤素搭配、各种营养素齐全且比例适当。

2. 适当的能量摄取　能量摄取主要取决于性别、年龄、身高和平时的活动强度。人到中年后应逐步减少能量供给，以适应由于基础代谢率降低和体力活动减少而导致的能量消耗减少。保证能量的供给与消耗的平衡是预防中年肥胖的关键。中年人对蛋白质的利用不如青年人，容易出现负氮平衡，要保证蛋白质供应充足，每日每千克体重不低于1g，且应保证优质蛋白质的供给，其量不低于总蛋白供给量的1/3。中年人的脂肪每日供给量不宜超过60g，脂肪和糖摄取过多易引起高脂血症，从而导致动脉硬化，产生心脑血管疾病。胆固醇摄入每日不超过300g。碳水化合物可供给机体能量，具有保护蛋白质、减少酮体生成等作用，碳水化合物的摄入应占总热量的55%～60%。

3. 适量微量元素的摄入　微量元素与人类的健康密切相关，摄入过量或不足都会不同程度地引起人体生理功能的异常或疾病的发生。人到中年对钙的吸收能力逐渐变差，易造成缺钙，出现骨质疏松和肌肉抽搐等症状，一般中年男性钙的需要量为每天1000mg，中年女性为每天1200～1500mg，应多食用奶类、虾米、海鱼及豆腐等富含钙的食物。铁在人体中的功能主要是参与血红蛋白形成而促进造血，缺铁易致中年人缺铁性贫血，要多吃瘦肉、菠菜、动物肝脏等铁元素含量较高的食物。中年人饮食中应适量增加锌的摄入，可以增强创伤组织再生能力，增加食欲并促进性功能，锌在鱼类、肉类、豆类和小麦中含量较高。碘有防止脂质在动脉壁沉积的作用，所以多吃一些海带对预防冠心病大有益处。

4. 健康的饮食习惯　中年人要注意保持饮食的质和量，少吃零食和不健康的食品，尽量避免用摄取食物来缓解压力和进餐速度过快等行为。在饮食中应注意食用低盐、低脂、高维生素及营养丰富的饮食，每日食盐摄取量控制在5g以下。不要暴饮暴食，尽量做到三餐定时，以避免消化功能紊乱。要养成每日适量喝水的习惯，可有效地清除体内代谢废物及降低血液黏滞度。

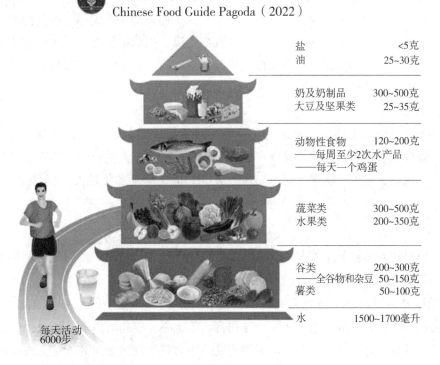

图7-1　中国居民平衡膳食宝塔（2022）

（二）适度运动，保持健康

运动是解除亚健康状态和缓解压力的最好办法。参加适当的运动可以加速血液循环、增强心脏收缩力、改善呼吸功能、加快代谢及促进消化吸收，从而延缓衰老，提高健康水平。中年人运动锻炼的保健原则如下。

1. 选择合适的运动项目　中年人应根据自己的身体健康状况、锻炼基础、生活环境、工作特点、兴趣爱好来选择适合自己的运动内容和方式。体重过重或有心脑血管疾病者，在进行新的运动项目前要先进行健康体检。中年人运动应该以有氧运动为主，可以增加全身持久力，消耗体内的糖原和脂肪，使心肌收缩力增强，促进血液循环，可预防动脉硬化和血栓形成，常见的运动有步行、慢跑、骑自行车、爬山、游泳、健身操、太极拳等。

2. 掌握适当的运动量 运动量由运动强度、时间、密度、数量和运动项目的特性构成。中年人应避免运动过量，以不感到疲劳为宜。通常在锻炼后身体感到发热、微微出汗、无疲劳感、不影响食欲和睡眠，就说明运动恰当，效果良好。如果运动后感到头晕、胸闷、气促、恶心、明显疲劳感等，则说明运动量过大。

3. 循序渐进且持之以恒 应由较小的运动强度逐渐过渡到中等强度，尽量不做大强度运动，运动时长也要逐渐增加。每次运动要由静到动，再由动向静逐步过渡，开始前要有热身运动，停止前要做整理运动。经常锻炼，克服不良习惯。可以参加一个运动群体或找一个运动伙伴，这样可提高运动的趣味性，同时也可以起到约束作用，使运动更可能坚持下去。

（三）合理工作，充足睡眠

中年人是家庭和工作单位的主力，也是承担多种压力最大的人群。过度的工作容易产生疲劳，导致劳动能力和工作效率下降，机体抵抗力降低而引起疾病。近年来，中年人过劳死的比例急剧增大，因此，合理安排工作与休息时间对于中年人来说十分重要。

1. 避免工作疲劳 工作疲劳常见于平日加班时间过长、休息日工作等长期工作状态；机械和高噪声环境中品种单一的重复性工作；同一姿势长时间持续的工作；责任重大等心理负担大的工作；工作中人际关系紧张等。过度疲劳导致劳动力下降、工作效率下降、机体抵抗力降低而引起疾病。因此要注意减轻工作劳累，避免疲劳长期蓄积，合理安排工作和休息时间；放松身心、减轻疲劳的方法有瑜伽和呼吸训练法、音乐疗法及森林浴等；做些自己喜欢的运动，或与家人、朋友聊天等，保持情绪稳定，心情舒畅，以减轻精神疲劳。

2. 保证充足睡眠 睡眠是人类生命活动的一种生理现象，它与觉醒交替出现，呈周期性。中年人的工作和生活均处于紧张状态，因此，保证充足的睡眠是保证中年人健康的重要因素。虽然人进入中年后体力有所下降，活动量减少，睡眠时间也相应地减少，但仍需要和年轻人一样每晚 6~8 小时的安静睡眠。

（四）正视压力，强化内在

中年人由于面对的问题复杂而繁多，产生的压力也随之增加。长期持续的压力可导致血压升高，胆固醇升高，机体免疫力下降。应对压力的方法如下。

1. 正确认识压力 压力并不是凭空产生的，是客观事物在人脑中的反映。因此，找到它的源头，清楚地认识自己存在的压力和压力源，并努力寻找自己最担心、感到负担重、压力大的事情和导致这些事情产生的原因。学会应对压力，首先要认识到适度的压力是生命所必需的，是无法摆脱的。在当今高速发展的社会，虽无法控制压力的大小和去留，但却可以控制对压力的反应程度。学会与压力共处，并通过适当渠道疏导、宣泄压力。

2. 增强抗压性 检查自己面对压力的方式，是积极应对，还是否认、紧张、退缩或药物滥用。心理压力是人们对外界刺激进行反映时所产生的一种主观体验，它的大小因人而异。同样的事件或刺激情境对不同的人产生的心理压力的大小是不同的。同样的外界刺激会给人造成多大的心理压力，是由每个人自身的抗压性所决定的。抗压性较强的人，对于同样的刺激所感受到的心理压力就较小，抗压性较弱的人感到的心理压力就较大。人的抗压性不是天生的，加强意志品质的培养，磨炼人的意志力是增强抗压性的有效方法，也是减轻心理压力的重要心理基础。

3. 释放压力　心理压力一旦产生，必然伴随着情绪上的焦虑和高度紧张，而高度紧张的情绪又作为一种刺激反馈到人的身上，使人产生更强的压力感。情绪紧张和心理压力就是这样相互影响，逐步升级且逐步增强的。因此，要应用适当的方式来释放自己的心理压力，如倾诉法、活动转移法等来消除紧张情绪，增强心理承受能力。

（五）改变习惯，促进健康

吸烟、饮酒是中年人常有的一种习惯。社区护理人员应向中年人宣传吸烟、酗酒对人体的危害及与疾病的关系，使其能从自我保健的角度做到戒烟和适度饮酒。

1. 戒烟　据统计，中年人吸烟者占总吸烟者的 1/4 左右。香烟中的有害物质主要包括尼古丁、焦油、亚硝酸和一氧化碳。另外每支烟内含铅量可达 0.8μg。长期大量吸烟不仅会增加肺癌的患病率，也会增加慢性支气管炎、慢性阻塞性肺疾病以及缺血性心脏病的发病率。这主要与烟中尼古丁、焦油和亚硝酸等有害物质降低机体免疫力，刺激支气管黏膜，破坏呼吸器官的天然防御能力等有关。调查显示40 岁以上的人群，吸烟者患动脉粥样硬化的比不吸烟者高 2.1 倍。吸烟是导致缺血性心脏病的三大因素之一，这主要与烟中尼古丁导致心率加快、血压升高、四肢末梢血管收缩等有关。吸烟除了影响自身健康外，还会给周围的人带来被动吸烟的危害。由于烟中含有的尼古丁等成分使人成瘾，加之很多人认为吸烟是社交、缓解压力的一种方式，所以养成吸烟习惯后很难戒除。近年来，电子烟俨然成为一种潮流，受到各年龄层的追捧，但由于电子烟产业无序发展，一些产品存在烟碱含量不清、添加成分不明、烟油泄漏等问题，加之，部分经营者宣传误导消费者，其危害并不小于烟草。社区护理人员可通过案例教育说明烟中有害物质对人体的危害，指导吸烟者采取在吸烟时间吃戒烟糖、做深呼吸等转移注意的方法来戒烟和减少吸烟。

2. 适度饮酒　长期大量饮酒可导致脂肪肝、慢性肝炎进而发展至肝硬化，也可增高甘油三酯，甘油三酯会促进动脉硬化的形成，从而导致心脑血管病。1g 乙醇能产生 7kcal 的热量，过度饮酒易引起肥胖和糖尿病。据调查显示经常饮酒的人高血压患病率较高；乙醇刺激胃黏膜易导致胃溃疡；乙醇成瘾会造成酒精依赖；高浓度乙醇对肾上腺皮质、甲状腺、性腺均有直接的破坏作用。部分中年人群喜爱自制药酒，不同的药物之间、药物和乙醇之间反应生成的产物无法人工检测出来，需借助仪器才能确定，因此自制药酒中毒的案例数不胜数，应加强对自制药酒的宣传、管理。社区护理人员对适度饮酒的指导方法包括：通过案例教育说明饮酒给人体带来的危害；指导适宜的饮酒量，每天饮白酒不超过 1 两，啤酒不超过 1 瓶；改变饮酒习惯，做到不空腹饮酒，不强劝饮酒等。

（六）定期体检，预知疾病

定期健康体检指在一定的时间内（一般为 1 年，也可以根据个人具体情况确定），进行一次全面的体检。它能早期诊断常见病、多发病、职业病、传染病、地方病、遗传病，并从前后健康检查资料的对比分析中了解健康状态的动态变化，进行追踪观察，为早期预防、早期治疗提供依据。

1. 中年人定期体检的项目及其意义

（1）血压　血压值较高者常与原发性高血压、脑卒中、动脉硬化有关。40 岁后每年测量一次血压，以便早发现高血压隐患，早期治疗。

（2）眼底　老年性白内障发病在中年期，原发性青光眼也常在中年期发病；脑动脉硬化能从眼底反映出来；患有高血压、冠心病、糖尿病及过度肥胖者，也需检查眼底。

（3）尿液　尿液检查可以早期发现肾脏病、糖尿病；对于高血压、冠心病患者等检查尿液有利于了解有无肾动脉硬化。

（4）血脂　血脂过高对动脉粥样硬化的发生发展起着推波助澜的作用，动脉硬化常可导致冠心病、心肌梗死等。

（5）心电图　心电图检查有助于早期发现冠心病。有胸闷、心悸者，更应做检查。

（6）胸部 X 线检查　胸部 X 线检查可早期发现有无肺部疾病，如肺癌、肺结核等，长期吸烟者更应定期检查。

（7）大便隐血检查　大便隐血检查可以早期发现胃癌、结肠癌等疾病。

（8）肛门指检　人到中年，前列腺开始衰退，结缔组织增生，易出现前列腺肥大甚至恶性病变。通过肛门指检有助于早期发现前列腺病变，同时，肛门指检也可以发现直肠癌。

（9）妇科检查　中年期的女性，乳腺癌、宫颈癌等妇科疾病的发病率较高，应定期做好妇科检查。

（10）癌症筛查　中年人免疫系统功能开始衰退，防御能力降低，这就为细胞癌变创造了条件。原发性肝癌多见于中年人，应每年检测甲胎蛋白一次。乙型肝炎患者，更应该定期检查。

2. 中年人须警惕疾病信号　进入中年后，随着年龄的增长，人体的免疫力下降，身体容易出现一些问题，应注意如下几方面的疾病信号。

（1）晚上口渴或尿频，尤其是夜尿增多，尿液滴沥不尽，考虑是否患有糖尿病、前列腺肥大或前列腺癌。

（2）上楼梯或斜坡时气喘、心悸，经常感到胸闷、胸痛，可能是高血压和脑动脉硬化的前兆。

（3）咳嗽痰多，时而痰中带有血丝，与支气管扩张、肺结核、肺炎、肺癌等有关。

（4）食欲不振，吃一点油腻或不易消化的食物，就感到上腹部闷胀不适，大便没有规律。考虑胃病、肝胆疾病或胃癌、结肠癌等。

（5）胃部不适，常有隐痛、反酸、嗳气等症状。可能与慢性胃病，尤其是与胃溃疡或胃癌有关。

（6）脸部、眼睑和下肢常水肿，血压高，伴有头痛，腰酸背痛，则可能是患有肾脏疾病。

（七）自我检查，自我保健

自我检查是通过自己的感官或借助简单的器具对自身进行的一种检查。中年人必须对自己的身体现状有一个清醒的认识，不仅要定期进行健康检查，同时要加强自我保健，做到戒懒惰、戒过劳、戒多食、戒焦虑，以保障自己的健康。

1. 增强意识，促进健康　自我保健是卫生保健工作的重要措施与手段，社区护理人员要向社区的中年人提供有关的保健信息从而提高其保健意识，使其自觉担负起保护健康的责任。如通过社区内的宣传栏、家访及举办培训班等方式，使社区中年人明白自我保健的重要性，主动学习医学科普和养生保健知识，掌握常见病、多发病的原因、特点、诊治及预防措施。

2. 自我预防，保持健康　让中年人了解中年期的生理、心理特点，以及更年期可能会遇到的身心变化，使他们有一定的心理准备。同时，应对中年人进行有关饮食、锻炼、休息、生活习惯等方面的健康教育，做好自我保健，预防及延缓疾病的发生。

3. 自我观察，积极就诊　症状的自我观察是早期发现疾病的一个重要环节，因此，社区护理人员应对中年人进行有关症状及体征的自我观察及处理的健康教育。如教育社区的中年女性进行乳房的自我检查、对阴道分泌物的观察，同时应注意观察中年期疾病的早期症状及体征等。如果能够早期发现疾病的相应症状，就会早就医、早诊断、早治疗，以取得良好的效果。

4. 技术培训，自我护理　社区护理人员在中年人的自我护理健康教育中，应该使其掌握简易的、常用的护理技术。例如体温、脉搏、呼吸、血压的测量方法，并能根据结果进行简单的判断。又如当感到自己胸闷、呼吸困难时，应检查呼吸、脉搏是否规则，有无异常；糖尿病的患者学会血糖的监测方法等。

（八）正确面对，顺利更年

更年期是人体生命发展过程中的自然现象，但处于更年期的人们都会因身体逐渐老化而感到压力。尤其是更年期的妇女，可能会因感觉丧失生育能力、性能力减退、魅力减低而沮丧或忧虑；也可能因子女自立或成家而感到空虚。中年人应正确面对更年期的生理与心理变化，做好以下几点。

1. 心理卫生 认识到更年期到来是身体器官功能变化的一种自然生理现象，能够坦然接受并正确对待。对可能遇到的身心变化预先做好心理准备，积极应对。当自身无法排解心理的问题时可向心理医生寻求帮助，心理咨询无法解决时可进行药物等治疗。

2. 消除顾虑 不要太在意因年龄增长而造成的外表变化，应重视内涵及内在情感的流露。减少思想负担，排除紧张、消极、焦虑的情绪，保持精神愉快、心情舒畅。

3. 社交活动 适当参加体育锻炼和有意义的社会活动，培养一些兴趣爱好，多与朋友分享情感，以减少枯燥和寂寞的心情，淡化心理紧张。

4. 劳逸结合 安排好工作、生活与休息，合理饮食，起居有规律，保持充足的睡眠，多到户外活动等，可减轻各种不适症状。

5. 适当治疗 对少数症状比较明显的女性且影响生活和工作者，应给予适当的治疗，可适量应用镇静、解痉或安眠药物等。

第二节　社区老年人保健与护理

PPT

随着社会经济和医疗保健事业的持续不断发展，以及人口出生率和死亡率的下降，人类的平均寿命逐渐延长，全球人口老龄化已经成为一个不容忽视的社会趋势，也成为当今世界一个重要的社会问题。社区是对老年人实施预防、保健、医疗、康复、健康教育的主要场所，研究社区老年人的健康问题，满足老年人的健康需求，提高老年人的生活质量，已经成为社区护理的重要内容。

目前，世界人口老龄化现状及其主要特征：①老龄化的速度加快；②发展中国家的老年人口增长速度快；③全球人口老龄化的区域分布不均衡，在世界各主要地区中，欧洲一直是老年人口比例最高的地区，其次是北美洲和大洋洲；④人口平均预期寿命延长；⑤高龄老年人增长速度快，其中80岁以上的高龄老年人是老年人口中增长最快的群体；⑥老年女性在老年人口中占多数。

中国老龄化主要特征：①人口处于快速老龄化阶段；②老年人口基数大；③老龄化发展迅速；④老年人口明显呈现高龄化趋势；⑤人口老龄化城乡倒置；⑥女性老年人口数量多于男性；⑦老龄化超前于现代化，发达国家是在基本实现现代化的条件下进入老龄社会的，属于"先富后老"或"富老同步"，而中国则是在经济条件欠发达时跨入了老龄化社会，属于"未富先老"。

一、老年人的健康特点

（一）老年人的年龄划分标准

1. 老年人的年龄划分标准 2000年联合国世界卫生组织确定老年人年龄段的划分标准：60~74岁为年轻老年人，75~89岁为老年人，90岁以上为长寿老人。

中华医学会老年学会根据我国国情规定60岁作为我国划分老年人的标准。具体划分为：45~59岁为老年前期，60~89岁为老年期，90岁以上为长寿期。

2. 人口老龄化 人口老龄化（aging of population）是指社会人口的年龄结构中，60岁或65岁以上的老年人口系数增加的一种发展趋势。导致人口老龄化的因素有出生率下降、死亡率下降、人口迁移等。

3. 老龄化社会　世界卫生组织规定老龄化社会（aging society）的标准有两个：一是 65 岁及以上老年人达到总人口的 7% 以上，定义为老龄化社会，目前发达国家均采用这一标准；二是 60 岁及以上老人达到总人口的 10% 以上，即可定义为老龄化社会，目前我国采用该标准，我国已于 1999 年正式宣布进入到老龄化社会。

（二）老年人的生理特点

衰老是生命过程的自然规律。衰老是随着年龄的增长，人体对内外环境的适应能力、代偿能力逐渐减退的过程。人体衰老后，主要有以下生理改变。

1. 运动系统　老年人骨骼的大小和外形没有明显的变化，但骨骼中有机物质的含量明显减少，致使骨的弹性和韧性减弱。同时，由于骨皮质变薄，骨小梁减少并变细，导致骨密度减少而引起骨质疏松，骨的脆性增加，易发生骨折。

2. 感官系统　老年人的视力、瞳孔适应能力随年龄增加而降低，调视功能和辨色能力减退。约 1/3 的 60 岁以上老年人有不同程度听力障碍。老年人的嗅觉逐渐迟钝，80 岁以上老年人嗅觉明显减退。另外，老年人对酸、甜、苦、辣等味觉的敏感性降低。皮肤感觉迟钝，触觉、温觉、痛觉减弱。

3. 循环系统　老年人血管壁弹性组织减少，胶原纤维增多，钙盐及脂肪沉积，使管腔变窄而缺乏弹性，周围血管阻力增加，心脏负荷加大，易出现高血压。由于冠状动脉粥样硬化，心肌供血量减少，可能发生心绞痛、心肌梗死。心脏传导系统的退行性表现为窦房结的肌细胞逐渐减少，常发生心动过缓、早搏等各种心律失常。此外，由于血管弹性下降，老年人心血管调节能力降低，还易发生体位性低血压。

4. 呼吸系统　老年人因肋软骨发生钙化，胸部变形呈桶状胸，胸式呼吸减弱，肋间肌和膈肌萎缩，呼吸功能减低。气管内径变窄，支气管黏膜腺体萎缩，杯状细胞增多，分泌物增加并黏稠，黏液纤毛运载系统清除功能降低，易有痰液潴留和感染。肺泡弹力纤维减少，肺泡及肺泡管扩大，肺泡面积减少，肺通气功能降低，肺活量减少，残气量增多，气体交换能力下降。

5. 消化系统　口腔腺体萎缩使唾液分泌减少，唾液稀薄，淀粉酶含量降低，胃液量和胃酸度下降，胃蛋白酶不足，不仅影响食物消化，也是老年人发生缺铁性贫血的原因之一。胰蛋白酶、脂肪酶、淀粉酶分泌减少且活性下降，对食物消化能力明显减退。胰岛素分泌减少，对葡萄糖的耐量减退。肝细胞数目减少、纤维组织增多，因此解毒能力和合成蛋白的能力下降，致使血浆白蛋白减少，而球蛋白相对增多，进而影响血浆胶体渗透压，导致组织液的生成及回流障碍，易出现水肿。

6. 神经系统　老年人的神经系统无论在解剖上或功能上，都发生了一系列的退行性改变。脑体积减小，重量减轻，脑回缩小，脑沟增宽，脑膜增厚，脑侧室扩大，脑脊液增多，脑灰质变硬及萎缩，脑的水分减少 20% 左右，引起老年人神经系统衰老、记忆力下降，尤其是近期记忆力减退。脑内神经细胞缺失，星形胶质细胞增加，脂褐质沉积。神经细胞树突变短或减少，膜代谢障碍，周围神经节段性脱髓鞘，神经纤维变性，传导速度减慢。神经反射变弱或消失。

7. 泌尿生殖系统　随着机体的老化，部分肾组织失去功能，肾血流量减少，肾小球滤过率下降，肾小管浓缩与稀释功能减退，导致尿液稀释及夜尿增多。膀胱和尿道括约肌松弛，容量减少，常出现尿频、尿急。女性老年人因雌激素不足，出现子宫、阴道、乳房和生殖器官的萎缩。男性老年人，常有睾丸萎缩纤维化，前列腺增生、肥大，常出现排尿困难或尿潴留。

8. 免疫系统　老年人免疫系统功能逐渐下降，防御能力低下，自我识别能力异常，易患感染性疾病。

9. 体表外形　在衰老的过程中，身高与体重的下降是一种普遍现象。老年人头发逐渐变白脱落，面容皮肤皱纹最先见于前额，其次眼角、鼻根部和鼻唇沟。眼睑、耳部皮肤下垂。眼球因局部脂肪减少而内陷。皮肤弹性降低，厚度变薄、松弛，皱纹加深，表面失去光泽，可见老年性色素斑。由于椎间盘萎缩，脊柱弯曲度增加，老年人随年龄增长逐渐变矮。同时细胞和脏器组织脱水、皮下脂肪减少、萎缩等，使体重下降。

（三）老年人的心理特点

随着年龄的增长，老年人的心理过程也发生了明显的变化，其特点主要表现在以下几个方面。

1. 记忆　老年人普遍会出现记忆能力减退，且随着年龄增长越来越严重，"记忆力减退"常常作为衰老的特征之一。老年人的记忆变化特点为：记忆的广度、机械记忆、再认和回忆等减退，记忆速度明显减慢等。如老年人常常出现近事遗忘，在规定时间内速度记忆变差。但远期记忆却很清楚，因为远期记忆不受年龄的影响。但是，随着年龄的增长，老年人可能出现与学习记忆及思维判断有关的大脑功能异常引发的一系列病理现象，被称之为"认知功能障碍"，常表现为学习、记忆障碍和失语、失认、失用以及其他精神、神经活动的改变，需要与"记忆力减退"相区别。

2. 思维　思维是人类认知过程的最高形式，是较为复杂的心理过程，老年人由于记忆力的减退，导致其在概念形成、逻辑推理和解决问题的思维过程方面都受到不同程度的影响，而且个体差异较大。老年人的思维普遍呈下降趋势，尤其在思维的敏捷性、灵活性、流畅性、创造性以及独特性等方面比年轻人差，有时会出现注意力转移慢、想象力受经验的制约而难以活跃等。

3. 情绪　老年人由于大脑皮质和皮质下神经组织细胞的衰老，供应神经组织细胞的血管硬化，大脑功能减退，对情绪活动的抑制作用明显减低，以致于情绪不稳定且容易受外界环境的影响，常表现为易兴奋、激惹、多变等。就情绪起伏而言，老年人更容易产生不良的消极情绪，如失落、疑虑、孤独、焦虑等。

4. 意志　意志是为了达到确定的目的而表现出的毅力和精力。老年人的意志因生活环境、文化素质、社会地位的不同而存在较大差异。部分老年人由于体力及精力的不足，又因社会活动、人际关系发生改变，容易出现信心不足、意志消沉、自暴自弃等。

5. 人格　人格即人的特性或个性，是指个体在适应社会生活的成长过程中，在遗传与环境交互作用下，形成的独特的、相对稳定的身心结构。老年人的人格较为稳定。老年人的人格改变主要表现为不同性质的行为障碍，如过于谨慎、固执、多疑、保守；因各种原因而引起的孤独感、焦虑不安、怀旧和发牢骚。

（四）老年人的社会生活改变特点

进入老年后，老年人社会角色的改变和一些生活事件的发生，也会对老年人的健康产生影响。

1. 生活方式的变化　老年人离退休后，工作生活方式发生了很大的变化，退休后家庭成为老年人活动的主要场所。老年人离退休后在家中时间延长、与社会交往减少、经济收入减少、在家庭中的角色也发生了改变，这就使老年人感到极为不适，会引起老年人一系列的健康问题。

2. 不幸生活事件发生　老年期的不幸生活事件主要有丧偶、晚年丧子（女）、身体功能障碍、家庭不和睦、经济困窘等。这些生活中的变化给其带来烦恼、忧愁与痛苦。在晚年遭遇到这样的不幸生活事件，对老年人的精神是沉重的打击，不仅留下心灵创伤，也可诱发一些躯体疾病，如冠心病、脑血管意外等，甚至在精神创伤的折磨下加速老年人的衰老和死亡。

二、社区老年人的健康需求

进入老年期后，老年人的健康意识逐渐增强，不仅关注自己身患的疾病，同时也更加关注自己健康的程度，对疾病防治、生活环境、精神文化、养老保障等都较为重视。满足老年人的健康需求，提高老年人的生活质量，使老年人身心健康、精神愉快、延缓衰老、安享晚年，这是社区护理人员的重要任务。

（一）医疗保障服务需求

老年人由于器官结构、形态、功能均发生退行性改变，机体抵抗力下降，对疾病的易感性增加，所以老年人的患病率明显高于其他年龄组人群。因此，老年人对医疗、预防、保健、康复服务方面的需求明显增加。做好老年人的社区保健工作，为老年人提供满意和适宜的社区医疗保健服务，从而提高老年人的生命质量，使其健康、无忧地安度晚年。

（二）日常生活照料需求

老年人因机体老化和衰退以及疾病的影响，生活自理能力逐渐降低，对日常生活照料的需求更为强烈。而且随着"4-2-1"的倒金字塔形家庭结构的迅速增多，家庭养老功能减弱，越来越多的城市家庭无法满足高龄老年人的照顾需求，急需发挥社会养老功能。完善社区服务体系，充分挖掘可以利用的服务资源，使老年人能够在社区内得到基本的卫生保健和日常生活照料，以减轻家庭对老年人照护的负担。

（三）安全需求

老年人由于各系统组织器官功能退化、感觉减退、平衡失调、应变能力降低等问题，常常会发生一些意外事故，如跌倒、坠床、呛噎、服错药等。也就是说，老年人的安全需求，主要体现在日常生活的安全和用药安全两个方面。社区护理人员应该指导老年人正确防范生活中的不安全因素，采取必要的措施保证老年人的安全。

（四）社会心理需求

人的心理状态是许多内外环境综合影响的结果。老年人由于社会角色的改变，生活内容和节奏发生了很大的变化，经济收入减少、健康状况下降、社会交往减少以及丧偶等多种原因，会导致一定的心理问题，如失落感、无安全感、孤独感、抑郁症，甚至对生活丧失信心。社区是老年人主要活动场所和生活空间，因此，社区护理人员应重视老年人的心理特点，理解和满足老年人的正常心理需求，对稳定老年人的情绪变化，促进健康长寿有着很重要的意义。

（五）经济保障需求

老年人退休后经济收入明显减少，并且随着年龄增长逐渐丧失劳动能力，老年人普遍存在经济来源不足的问题。这些现实问题严重影响老年人的营养、生活条件、医疗保健等，从而影响其健康状况。因此，应呼吁全社会关注老年人，建立和完善社会养老保障体系，发展社会福利事业，充分调动社会支持系统的作用，为老年人提供医疗服务、社会福利，缓解老年人的经济压力。

三、社区老年人的健康指导

社区护理人员要帮助老年人恢复健康、消除各种障碍，同时开展老年人群健康教育，指导老年人进行自我保健和健身锻炼，减缓老年人机体运动功能的衰退，减少意外伤害的发生，保持身心健康，恢复基本的生活功能，延长老年人的健康期望寿命，提高老年人的生活质量。

（一）娱乐与活动

老年人因机体运动功能逐渐衰退，娱乐和健康活动也随之减少，如长期不活动，新陈代谢就会减弱，组织器官会加速退行性变化，甚至出现早衰。科学地运动能促进血液循环，增强心肺功能，增加肠蠕动，促进消化液的分泌，活跃神经系统，促进代谢产物的排出，延缓身体功能的衰退。因此，要鼓励老年人进行适宜的娱乐和健康活动。

1. 指导原则　世界卫生组织提出了老年人健身的五项指导原则。

（1）重视有氧运动，有助于心血管健康　如散步、慢跑、骑车、游泳等。

（2）重视适度的重量训练　如握小杠铃、举小沙袋、拉轻型弹簧带等，重量不宜过重，每次时间不宜过长，以免受伤。适度的重量训练对减缓骨质丢失、防止肌肉萎缩、维持器官功能有重要作用。

（3）维持"平衡"体能运动　"平衡"体能运动包括肌肉伸展、重量训练、弹性训练等运动。运动的搭配应根据个人身体状况而定。

（4）高龄老年人和体质衰弱者的运动　尽量选择活动量较小的运动，如以慢走替代跑步，游泳替代健身操等。

（5）关注与锻炼相关的心理因素　老年人在锻炼时往往会产生一些负面情绪，因此保健指导者在为老年人制定科学的健身计划时，应关注这些负面情绪，并加以调整。

2. 娱乐和运动方式　老年人可根据年龄、性别、体质状况、锻炼基础、兴趣爱好和周围环境等因素综合考虑选择安全性较高的项目进行活动。适宜老年人健身的娱乐和运动项目有散步、唱歌、跳舞、慢跑、游泳、体操、太极拳、气功等。运动量应循序渐进，不能操之过急。活动动作应柔和，不宜过猛。卧床的老年人，可在床上做肢体屈伸、翻身、梳头、洗脸等活动，争取坐起、下床、辅助行走。

3. 运动时注意事项

（1）不宜空腹或饱餐后运动　老年人机体血糖调节能力下降，空腹运动可能导致低血糖的发生。同时，由于老年人本身消化功能较差，运动可致消化系统的血液供应减少，交感神经兴奋，抑制消化系统活动，影响消化吸收功能，甚至可导致胃肠道疾病的发生。

（2）注意气候变化　老年人的适应调节能力差，夏季户外运动要防止发生中暑，冬季要注意预防感冒，雨雾天气、气温过低时均不适宜晨练。

（3）注意病情变化　年老体弱、患有多种慢性病的老年人，应根据医嘱运动。急性感染、心绞痛或呼吸困难、精神受刺激以及恶劣天气情况下，老年人应暂停锻炼。

（4）合理安排运动时间　刚开始运动时，运动时间不宜过长，可根据自身情况安排，形成规律后，可每天活动 1~2 次，每次半小时左右，一天运动时间以不超过 2 小时为宜。气温适宜时运动最好选择在早晨，此时老年人精神饱满，空气新鲜，利于运动。也可以选择在下午或晚上运动，以下午三点到五点较为适宜。但无论选择哪个时间段，都要保证相对稳定的时间进行锻炼。

（5）选择合适的运动场地　无论是室内或室外，都应选择空气清新、安静整洁、光线柔和的运动环境，如公园、操场、疗养院等，既可以提高运动的效果，也可以保证老年人运动时的安全。

（6）自我监测运动强度　老年人运动时需要有足够并且安全的运动量，运动时的最大心率可反映机体的最大摄氧量，摄氧量又是机体对运动负荷耐受的一个指标。运动后最适宜心率（次/分）＝170（或180，身体健康者可用180）－年龄。运动结束后在 3 分钟内心率恢复到运动前水平，说明运动量较小；在 3~5 分钟之内恢复到运动前水平，说明运动量适宜；在 10 分钟以上才恢复者，说明运动量过大。监测时还应结合自我感觉进行综合判断，如运动中出现严重的胸闷、心绞痛或心率减慢，甚至心律失常等症状，应立即停止运动并及时治疗。

（二）营养与饮食

合理营养是减少疾病发生和保证老年人健康的重要物质基础。社区护理人员应根据老年人的健康状况和个人体质指导老年人选择合理的膳食，既改善其营养状态，又避免因饮食结构不合理等造成高血压、糖尿病、高脂血症、肥胖症等的发生。

1. 营养平衡与饮食搭配　老年人的膳食应要求所含的营养素种类齐全、数量充足。合理调配三大营养素的量和质，以保证充足且均衡的营养供给。在膳食中，三大营养素所占的热能比例以蛋白质占13%～15%、脂肪占15%～20%、碳水化合物占65%～70%为合理。除三大营养素外，还应补充丰富的维生素，特别是维生素A、C、D、E及B族维生素等，对调节生理功能，维持正常代谢，增强免疫力，增进机体健康及防治疾病有重要意义。还需足量的膳食纤维以促进肠蠕动，并防止热量摄入过多。老年人每日食盐摄入不超过5g，低盐有利于预防高血压。充足的水分有助于营养素的吸收和废物的排泄，饮水以新鲜温开水为宜，每天饮水量在1500ml左右为宜，对于稀释血液、降低血液黏度、降低血液循环阻力、避免脑血管意外和便秘的发生均有好处。

2. 饮食烹调　由于老年人消化功能减弱，咀嚼能力也因为牙齿松动和脱落而受到一定影响。因此，食物加工应细、软、松，既给牙齿咀嚼的机会又便于消化。适当加入酸味及香辛调味品以刺激胃酸分泌、提高食欲，但要避免糖和盐的过多摄入。烹调过程中注意饮食色泽的搭配，从视觉上激发老年人的食欲，宜采取烩、蒸、煮、炖、煨等方式，尽量避免煎、炸食物。

3. 进餐环境和心境　保证空气新鲜。老年人的居室应通风换气，排除异味，清除周围的污染物、便器等。同时，老年人进餐时应有愉快情绪，避免在盛怒、大喜、大悲时进食。老年人常因抑郁、孤独、焦虑等情绪而影响食欲，家庭成员应以亲切关怀的态度经常陪伴老年人共同进餐，改善老年人进食时的心境。

4. 进餐方式　有自理能力的老年人，应鼓励其自己进餐。进餐有困难者可用一些特殊餐具，尽量维持老年人进餐的能力。自己不能进餐者，应喂食，喂食速度不可过快，注意与老年人配合。不能经口进食者可在专业人员的指导下，通过鼻饲、肠道高营养等方法为老年人输送食物和营养。

5. 注意事项　注意饮食卫生、餐具卫生，防止病从口入。不吃烧焦或发霉的食物，预防癌症的发生。饮食要有规律、不偏食、不暴饮暴食、不食过冷过热和辛辣刺激的食物，一般早餐多食含蛋白质丰富的食物，如牛奶、豆浆、鸡蛋等；午餐食物种类丰富；晚餐以清淡食物为佳，不宜过饱。

（三）休息和睡眠

1. 休息　休息指一段时间内相对地减少活动，使身体各部分放松，处于良好的心理状态，以恢复精力和体力的过程。休息并不只意味着不活动或睡眠，变换一种活动方式也是休息，如看书、听音乐等。休息有利于解除疲劳，有利于疾病的恢复。老年人在一天中从事某种活动时间不可过长，应适当安排休息时间，并注意休息的质量。有效的休息应满足三个基本条件：充足的睡眠、生理的舒适、心理的放松。

2. 睡眠　老年人睡眠表现为入睡潜伏期延长，睡眠中觉醒次数和时间增加，深度睡眠明显减少，出现白天瞌睡、整日精神不振、食欲下降等症状。因此，调整好老年人的睡眠对老年人的健康是十分必要的。社区护理人员应在尊重老年人睡眠习惯的基础上，逐步调整老年人的睡眠，使其养成良好的睡眠习惯。睡前不宜吃得过饱或饮水过多，不宜从事过分紧张的脑力劳动和剧烈的活动，根据习惯调节房间的光线、温度、湿度以及避免噪声等。另外，合理安排老年人的日常生活，劳逸结合，也可以提高睡眠质量。

（四）安全与防护　🔗微课-7

老年人由于各系统组织器官功能退化、平衡失调、感觉减退或其他方面的问题，常常会发生一些意外事故。最常见的事故有跌倒、坠床、呛噎、错误用药、交叉感染等。意外事故是老年人第五大死因，对老年人的身心造成了很大的损害，同时也给家人增加了经济及照顾的负担。因此，社区护理人员应注意采取必要的措施保证老年人的安全。

1. 预防跌倒　老年人由于机体老化、脑组织萎缩、身体控制平衡能力下降、听力和视力减退、直立性低血压等内在原因，或其他如穿着不合体，地面打滑、不平，光线过暗等外部原因，易引起跌倒。社区护理人员应对老年人起居等情况进行评估，通过讲座等方式，让老年人认识到安全的重要性，并与老年人及其家属共同制定计划，采取安全保护措施预防跌倒。具体措施如下。

（1）光线充足　老年人居住的环境应有足够的采光，白天尽量采用自然光源，保证足够的阳光照射。室内照明设备应安全、光源固定、光谱接近日光，开关应位于门口附近。老年人暗适应能力低下，一定要保持适当的夜间照明，特别在卧室与卫生间之间应有良好的夜间照明设施。

（2）居室布置合理　老年人生活环境的布局应结合老年人生活习惯、生活需要和自理能力。室内陈设尽量简洁且无障碍物，一般有床、柜、桌、椅即可，以免发生磕碰或绊倒。家具的选择应着重于老年人的使用方便和安全舒适。

（3）穿着合体　老年人衣服一般要求较为宽松，方便穿脱，不妨碍活动及便于变换体位。衣裤不宜过长，裤腿过长会影响行走，甚至直接导致跌倒。鞋袜合脚，有利于维持走路时的身体平衡，尽量不穿拖鞋。

（4）地面平坦防滑　各居室之间不设置门槛，地面应防湿、防滑。洗手间内应设置必要的辅助设施，如在便器旁安装扶手。浴缸不宜过高，以便于老年人进出，浴缸边要垫防滑胶垫，防止老年人滑倒，提倡使用淋浴椅和手持喷头，以避免站立洗浴或反复自浴缸内站起。卫生间门锁应内、外均可开启，以便发生意外时可入室救助。

（5）动作适宜　老年人在变换体位时动作不宜过快，以防止直立性低血压。在行走前应站稳后再起步，对行动不便者应有人搀扶或使用拐杖。

（6）注意外出安全　老年人应避免在上下班高峰时外出，鼓励老年人穿戴色彩鲜艳的衣帽，以便引起路人和驾驶员的注意，减少意外伤害的危险。

⊕ **知识链接**

有关老年人跌倒风险因素的最佳证据

实践推荐：

（1）在识别老年人跌倒危险因素时，应综合考虑内在和外在因素。（A级推荐）

（2）跌倒的危险因素与社区环境密切相关，因此，医务人员不仅需要对个体进行详细评估，还要考虑社区环境相关的风险因素。（B级推荐）

（3）跌倒是可以通过修正风险因素进行预防的，因此，有效的跌倒风险筛查和评估工具应纳入到老年人照护计划中。（A级推荐）

---

2. 预防坠床　睡眠中翻身幅度较大或身材高大的老年人，在条件允许的情况下尽量选用宽大舒适的床具，必要时睡眠前于床边安放椅子加以挡护，夜间卧室内应留置光线柔和的小夜灯，意识障碍的老年人应加用床档或请专人陪护。

3. 预防呛噎　平卧位进食或进食速度加快、进食过程中说笑、看电视等易发生呛噎。因此，老年人进食时应选择合适的体位，尽量采取坐位或半坐卧位。小口进食，细嚼慢咽，不催促或限制老年人进食时间。进食时应集中注意力，勿谈笑，避免边看电视边进食。咳嗽、多痰、喘息的老年人，进食前协助排痰、吸氧，减少喘息，避免进食中咳嗽。吃干食易噎的老年人，尽量少吃干食，必要时于进食时准备水或汤；进稀食易呛者，可将食物加工成糊状。

4. 用药安全 大多数药物经肝脏解毒后经肾脏排泄。随着年龄增长,老年人肝肾功能减退,药物的代谢及排泄减慢,血液中药物浓度增高,容易发生药物中毒或药物的不良反应。同时,由于老年人视力、听力减退,记忆力下降,对药物的治疗作用、服药时间、服用方法常不能正确理解。因此老年人用药应注意:宜先就医后用药;用药种类宜少不宜多;用药剂量宜小不宜大;用药时间宜短不宜长;药性宜温不宜剧;中西药不要重复使用;严格控制抗生素使用;科学地选用滋补药;对于需长期用药者,要坚持服用,并注意观察不良反应。社区护理人员对老年人家庭用药的指导应注意以下几点。

(1)掌握药物的剂量与剂型 老年人应在医生指导下用药,切勿认为自己久病成医,自作主张滥用药物。用药剂量应遵从老年人用药特点,从最小剂量开始。详细注明服用的时间、剂量和方法,书写正规且醒目,不要用代号或字母表示。在用药过程中,应告诉老年人及其家属,不可自行加大剂量或随便增加用药次数。老年人吞服片剂、胶囊有困难时可选用冲剂或口服液,必要时可注射给药。老年人所用的药物包装应方便开启,遇有铝盖口服液等需详细指导其开启方法,避免划伤手指。内服、外用药严格区分,切勿混淆。不能将忘记服用的药物加在下一次以求弥补,这样会因过量服药而产生不良反应。

(2)掌握用药的最佳时间 由于人体的生命活动有生物钟节律,会对药物的吸收、代谢、排泄产生影响。所以,相同剂量的同一药物在不同时间服用,疗效不同,不良反应也不同。掌握这些时间规律,选择最佳给药时间,服用恰到好处的剂量,不仅能更好地发挥药物的疗效,还可以减少药物的不良反应。如胰岛素的降糖作用上午大于下午;硝酸甘油扩张冠状动脉作用也是上午大于下午;哌替啶的镇痛作用 6~10 点大于 18~23 点,选择在这些特殊时段治疗,就能最大限度地发挥药物作用,而把毒副作用降到最低。

(3)注意药物之间的相互作用 指导老年人应注意各药物之间的相互作用,避免药物之间的拮抗作用或协同作用对疗效的干扰及对机体造成的损伤。

(4)防止发生用药意外 对正在使用降压药、降糖药等的老年人,应指导其注意观察有无血压、血糖过低的征兆,防止发生意外。

(5)加强对老年人用药的人文关怀 对空巢或独居的老年人用药则需加强社区护理干预。如家属或社区护理人员将老年人每天需要服用的药物放置在专用的有格子的塑料盒内,每个小格标注清楚早、中、晚的服药时间,并将药品放置在醒目、随手可得的位置,以便服用。

5. 防止交叉感染 老年人免疫力低下,对疾病的抵抗力较弱,应尽量避免患者之间相互走访,特别是呼吸道感染或发热的老年患者,不应到人多、空气流通不良的公共场合。

(五)指导自我保健

对于身体健康状况良好或虽有慢性病但无明显残障的社区老年人,保健指导的重点是提高老年人的自我保健意识,增强老年人的自我保护能力。老年人自我保健环节包括自我预防、自我监测、自我治疗、自我护理、自我急救以及定期体检。

1. 自我预防 指建立健康的生活方式,是预防疾病的重要措施。主要包括养成良好的生活、饮食、卫生习惯,调整和保持良好的心理状态,坚持适度运动、科学锻炼等。

2. 自我监测 主要是观察自觉症状和所能看到的体征变化,包括自我观察和自我检查两部分。自我观察是通过"视、听、嗅、触"等方法观察自己的健康情况;自我检查,即通过自己所能掌握的试剂、仪器、器械等工具进行检查。老年人还要学会体温、脉搏、呼吸、血压的测量方法及注意事项,掌握相应的正常值。随时注意自己身体发生的变化,及时寻求相应的医疗保健服务。

3. 自我治疗 主要指对轻微损伤和慢性病的自我治疗。如患有慢性心肺疾病的老年人会在家中使用氧气枕、小氧气瓶等吸氧;糖尿病患者可学会自己进行皮下注射胰岛素;常见慢性病患者的自我服药等。

4. 自我护理　增强生活自理能力，根据自己的病情，运用家庭护理知识进行自我保护、自我照料及自我调节等护理活动。

5. 自我急救　在特殊危急的情况下，老年人及家属应具有一定的急救常识，才能最大限度地提高治疗效果，挽救生命。如熟知急救电话和指定医院，外出时随身携带自制急救卡，随身携带急救药盒等。

6. 定期体检　可以使新患疾病得到早期发现、及时治疗，避免引起严重后果。

（六）"空巢"综合征的预防保健

"空巢家庭"指无子女或子女成人后相继离开家庭，形成老年人独守家庭的情况，包括老年单身家庭，或老年夫妇二人家庭。生活在空巢家庭中的老人常由于人际疏远、缺乏精神慰藉而产生被疏离、被舍弃的感觉，出现孤独、空虚、寂寞、伤感、精神萎靡、情绪低落等一系列心理失调症状，称为空巢综合征（empty – nest syndrome）。

1. 正视"空巢"现象　随着人们寿命的延长，人口的流动性和竞争压力的增加，年轻人自发地选择离开家庭来应对竞争。做父母的要做好充分的思想准备，注意调整自己的心态及生活方式，有效防止"空巢"带来的家庭情感危机。

2. 增加老年夫妻感情　老年夫妻之间可给予更多的关心、支持、体贴和安慰。珍惜对方能与自己风雨同舟、一路相伴，培养一种以上共同的兴趣爱好，一同参与文娱活动或公益活动，建立新的生活规律和情感支持系统。

3. 丰富老年生活　鼓励老年人走出家门，体味生活乐趣。许多老年人通过爬山、跳舞、下棋或其他文娱活动结识朋友，维持一定的社会交往，以缓解孤独感。

4. 注重"精神赡养"　子女应从内心深处诚恳地关心父母，充分认识到空巢老年人在心理上可能遭遇的危机，和父母住同一城市的子女，与父母房子的距离最好不要太远；身在异地的子女，除了托人照顾父母外，更要注重对父母的精神赡养，尽量常回家看望老年人，或经常通过电话等与父母进行感情和思想的交流。丧偶的老年人独自生活，感到寂寞，如果有合适的对象，子女应该支持老年人的求偶需求。

5. 社会广泛重视　社会应加强敬老爱老、维护老年人合法权益的道德教育及宣传，组织人员或义工定期电话联系或上门看望空巢老人，转移排遣空巢老人的孤独寂寞情绪。并建立家庭扶助制度，制订针对空巢困难老年人的特殊救助制度，把帮扶救助重点放在空巢老年人中的独居、高龄、女性、农村老年人等弱势群体上。对生活自理不便的老年人可安排专门的服务人员上门服务。

（七）退休综合征的预防保健

退休综合征（retirement syndrome）指老年人由于退休后不能适应新的社会角色、生活环境以及生活方式的变化而出现的消极情绪，或因此而产生偏离常态行为的一种适应性心理障碍。

1. 心理准备　应帮助老年人充分认识与适应退休后的社会角色转变，正确看待退休。老年人到了一定的年龄由于职业功能的下降而从工作岗位上退下来，这是一个自然的、正常的、不可避免的过程。退休之前老年人应积极做好各种准备，如经济上的收支、生活上的安排；如退休后做一次探亲访友或旅游，将有利于老年人的心理平衡，避免心理上的失落和孤独感。

2. 行动准备　老年人的生活习惯和个性比较稳固，且难以改变，退休后发生的一系列变化，不仅使老年人生理上不习惯，而且也破坏了他们的心理平衡。因此，在退休之前可建议老年人培养各种兴趣爱好，根据自己的体力、精力，安排好自己的活动时间。

3. 家庭及社会支持　社会对退休老年人应给予更多的关注，关心和尊重退休老年人的生活权益。单位要经常联络、关心退休的老年人。家属应在精神和物质两方面关怀老年人，使他们感到精神愉快、心情舒畅。当然，也应引导老年人做力所能及的事情，为家人分忧解愁，使家庭关系更加亲密、融洽，同时让老年人感到老有所用、老有所乐。

目标检测

答案解析

一、选择题

1. 我国规定下列哪个年龄组为中年期（　　）
　　A. 40～60 岁　　　　　　　　　B. 35～55 岁　　　　　　　　　C. 45～59 岁
　　D. 35～44 岁　　　　　　　　　E. 35～60 岁

2. 中华医学会将下列哪个年龄组规定为老年前期（　　）
　　A. 40～60 岁　　　　　　　　　B. 35～55 岁　　　　　　　　　C. 45～59 岁
　　D. 35～44 岁　　　　　　　　　E. 35～60 岁

3. 发达国家采用的老龄化社会标准是（　　）
　　A. 65 岁以上的人口占全人口 7% 以上　　　　　B. 65 岁以上的人口占全人口 10% 以上
　　C. 60 岁以上的人口占全人口 7% 以上　　　　　D. 60 岁以上的人口占全人口 10% 以上
　　E. 60 岁以上的人口占全人口 9% 以上

4. 年轻老人是指（　　）
　　A. 年龄在 90 岁以上的老年人　　　　　　　　B. 年龄在 60～74 岁的老年人
　　C. 年龄在 60 岁以上的老年人　　　　　　　　D. 年龄在 45～59 岁之间的人
　　E. 年龄在 100 岁及以上的老年人

5. 定期健康体检是指在（　　）时间内进行一次全面的体检
　　A. 3 个月　　　　B. 6 个月　　　　C. 8 个月　　　　D. 1 年　　　　E. 2 年

二、问答题

1. 世界卫生组织提出的老年人健身的五项指导原则包括哪些内容？
2. 中年人须警惕哪些疾病信号？

书网融合……

　本章小结　　　　　　　微课　　　　　　　题库

（娄方丽）

第八章　社区慢性病患者的护理与管理

学习目标

知识要求

1. 掌握：慢性病的概念、特点及危险因素；安宁疗护的概念；高血压、糖尿病的社区管理；临终患者常见症状管理。

2. 熟悉：慢性病的自我管理方法；高血压及糖尿病的危险因素、疾病过程；安宁疗护的理念。

3. 了解：慢性病的分类；社区慢性病管理模式；高血压、糖尿病的流行病学特点；安宁疗护的发展。

技能要求

1. 能够运用所学的知识为社区高血压患者制订健康管理计划。

2. 能够运用所学的知识对社区糖尿病患者进行健康管理。

3. 能运用适当的护理措施对社区临终患者及其家属提供身心支持。

素质要求

树立正确的生命观，尊重生命，具备高尚的职业道德和良好的职业素质。

⇒ 案例引导

案例：张某，男，68 岁，身高 171cm，体重 79kg，腰围 88cm。平日喜欢下棋、看电视，不爱运动，情绪容易激动。喜油炸及腌制食品，食盐量每天 12g 左右，每天吸烟 10 支左右、饮酒约 150ml。患高血压病 10 年，2 型糖尿病 8 年，一直服用卡托普利、糖适平等药物治疗，但服药不规律，有时少服或漏服，有时会依据自我感觉增减药量。一年来空腹血糖波动在 7.1 ~ 7.5mmol/L，血压波动在 130 ~ 140/90 ~ 95mmHg 左右。今日患者突然感觉头晕，右眼视物模糊，心里非常焦虑与担忧，急来社区医院就诊。

讨论：

1. 试分析该患者目前的健康问题及影响其健康的危险因素有哪些？

2. 作为社区护士，如何对患者进行健康管理？

第一节　概　述

PPT

20 世纪后期以来，随着社会经济发展，人口老龄化及人们生活节奏与方式的改变，疾病谱发生了变化，急性传染性疾病得到有效控制，而慢性病的患病率急剧上升，成为世界范围内首要的死亡原因，而且其影响力还在不断扩大。在我国，近 3 亿人确诊慢性病，由于病程迁延不愈，致残与致死率高（占我国总死亡的 85%），治疗费用高（占疾病总负担的 70%），慢性病已成为重要的公共卫生问题。因此，在社区中开展慢性非传染性疾病患者的护理与管理，筛查慢性病的高危人群，控制危险因素，提高社区慢性病患者的自我护理能力，对降低慢性病的患病率、致残率与死亡率，提高患者的生活质量有着重要意义。

一、慢性病的概念及特点

慢性病是慢性非传染性疾病（noninfectious chronic disease，NCD）的简称，是对一类起病隐匿、病程长且病情迁延不愈、缺乏明确的传染性生物病因证据，病因复杂或病因未完全确认的疾病的概括性总称。慢性病常表现为正常生理功能进行性的减退，具有以下特点。

（一）复杂性

从病因来说，慢性病很少由某种单纯的致病因素引起，而是由多种病因长期交互作用所致。从症状来说，慢性病因为多种病因和危险因素的作用，易造成不同系统或器官的功能受损，症状常常变化多样，在治疗、护理与预后方面显示出复杂性。

（二）隐匿性

慢性病与急性病不同，一般潜伏期较长，在不知不觉的情况下发生与发展。慢性病在发病初期症状和体征不明显，缺乏特征性，多数患者在症状反复出现或不断加重时，才引起重视去求医诊治，错过了早诊断、早治疗的机会。

（三）长期性

慢性病的病理变化一般是一个长期的过程，且病理变化的不可逆导致了病程长、迁延不愈，被称之为不能完全治愈的终身性疾病。另一方面，慢性病在长期的病理过程中组织和功能损伤不断加重，致死率及致残率高，因此需要长时间的治疗和康复，甚至是终生治疗与护理来控制与缓解症状，提高生活质量。

（四）可防性

在导致慢性病的危险因素中，除了遗传、性别、年龄等少数不可改变的生物学因素，不良的环境、不良的行为与生活习惯以及精神心理因素等都是可以预防和干预的，因此，慢性病具有可防可控性。

二、慢性病的分类

（一）根据国际疾病系统分类法分类

根据国际疾病系统分类方法（ICD-11），可将慢性病分为以下 7 类。

1. 精神、行为或神经发育障碍　如精神分裂症、抑郁等。

2. 呼吸系统疾病　如慢性阻塞性肺疾病、慢性支气管炎等。

3. 循环系统疾病　如高血压、冠心病、脑血管病等。

4. 消化系统疾病　如慢性胃炎、脂肪肝、消化性溃疡等。

5. 内分泌、营养或代谢疾病　如糖尿病、高血脂等。

6. 肌肉骨骼系统或结缔组织疾病　如骨质疏松症、骨关节疾病等。

7. 恶性肿瘤　如肺癌、肠癌、肝癌、胃癌等。

（二）根据影响程度分类

根据慢性病对患者影响的严重程度，可以将慢性病分为致命性慢性病、可能威胁生命的慢性病和非致命性慢性病。

1. 致命性慢性病 包括肺癌、胃癌等各种恶性肿瘤，后天免疫不全综合征、骨髓衰竭等。

2. 可能威胁生命的慢性病 如慢性阻塞性肺部疾病、心肌梗死、老年性痴呆、脑卒中等。

3. 非致命性慢性病 如痛风、慢性支气管炎、胆结石、类风湿关节炎等。

三、慢性病的危险因素 微课-8

慢性病的发病原因复杂，机体内外存在的各种与慢性病的发生或恶化、死亡率上升有一定关系的因素，均可认为是危险因素。危险因素分为可改变的危险因素和不可改变的危险因素，行为因素、精神心理因素、环境因素为可以改变的危险因素，不可改变的危险因素主要是遗传与生物学因素。

（一）遗传与生物学因素

主要包括年龄、性别、种族和遗传因素。各年龄阶段的人都可能发生慢性疾病，但年龄越大，机体器官功能老化越明显，发生慢性病的概率越大，从而使慢性病的发生和年龄成正比，如高血压、骨质疏松症。部分慢性病的患病率在不同性别之间存在差异，如在骨质疏松、胆结石中女性高于男性，而肺癌则男性高于女性。还有一些慢性疾病与家族遗传因素相关，如高血压、乳腺癌、糖尿病、消化性溃疡和精神分裂症等。

（二）行为因素

1. 不合理膳食

（1）饮食结构不合理 高盐、高脂、高胆固醇饮食是慢性病的主要原因之一。高盐饮食与高血压的患病风险密切相关，而目前我国居民摄入的食盐量远远高于 WHO 规定的每日 6g 的标准。高胆固醇、高脂饮食是糖尿病、血脂异常、骨质疏松的危险因素。食物过于精细，少吃水果、蔬菜易导致膳食纤维摄入量不足，是动脉粥样硬化及痔疮、结肠癌的危险因素。此外，维生素 A 摄入过少能增加患皮肤癌、肠癌等恶性肿瘤的风险。

（2）制作与烹调方法不当 腌制和烟熏等不良的制作方法可使食物中亚硝酸胺类化合物增加，易导致癌症的发生，尤其是胃癌、肝癌、膀胱癌。霉变的谷物和花生可致肝癌等。

（3）饮食习惯不良 暴饮暴食，进食时间不规律，喜食辛辣刺激食物等可破坏胃黏膜的保护屏障，导致胃炎、胃溃疡的发生。咖啡和茶中含咖啡因，能刺激交感神经，血液中游离脂肪酸增加，可致动脉硬化，长期饮浓茶或咖啡还可能导致骨质疏松。

2. 缺乏运动 运动可以增强心肌收缩力，促进血液循环，增加肺活量，促进机体新陈代谢。运动对维持机体各器官的健康，提高综合体质与保持心理健康有着重要的意义。WHO 的研究显示，全世界每年有 200 多万人因为缺乏体力劳动而死亡。有 31%～51% 的人体力劳动不足，从而导致体重增加或肥胖，大大增加了心血管疾病、糖尿病、癌症、脑血管疾病等疾病的风险。

3. 不良嗜好

（1）吸烟 烟草中约含有 3800 种已知的化学物质，其中含苯、焦油等 50 多种致癌物质。吸烟是呼吸系统疾病、心血管及脑血管疾病、某些恶性肿瘤的重要危险因素，吸烟的初始年龄与年限、吸烟量均与心脑血管疾病的危险性呈剂量-效应关系。WHO 已将烟草流行作为全球最严重的公共卫生问题列入控制领域。

（2）嗜酒 乙醇可以刺激胃黏膜导致胃溃疡。长期饮酒可造成酒精依赖，引起肝硬化及脑萎缩、神经炎等疾病，使高血压、脑卒中的风险增加，以及增加心肌梗死和猝死的危险。此外，吸烟和饮酒的协同作用可导致多种癌症的发病率明显增加。

（三）精神心理因素

现代社会生活节奏快，工作竞争激烈，人际关系复杂，导致人们精神压力增加，容易产生焦虑、孤独、抑郁、痛苦等多种不良情绪。长期的精神心理压力将引起神经内分泌功能失调，可使血压升高、心率增快，以及对机体的免疫功能造成不利影响，增加慢性病的患病风险。

（四）环境因素

1. 自然环境 自然环境中的阳光、空气、水是人类赖以生存的基础。但汽车尾气、工业排污、室内装修等产生的空气、土壤、水源、噪声污染将对人体健康产生直接、间接或潜在的危害，增加肺癌、白血病、慢性阻塞性肺气肿等疾病的发生率。

2. 社会环境 健全的社区组织，医疗政策与社会保障制度，配置合理的医疗资源，可及的卫生服务，教育水平与工作环境，风俗习惯与价值观，社会经济地位与人际关系等都是影响人们健康的因素。

⊕ **知识链接**

我国慢性病危险因素的状况

目前我国城乡各年龄组居民超重肥胖率继续上升，18 岁及以上居民超重率和肥胖率分别为 34.3% 和 16.4%，6 ~ 17 岁儿童青少年超重率和肥胖率分别为 11.1% 和 7.9%，6 岁以下儿童超重率和肥胖率分别为 6.8% 和 3.6%。人均每日烹调用盐 9.3g，与每日 5g 的推荐量相比差距仍然较大。家庭人均每日烹调用油达 43.2g，超过一半的居民高于 30g 每天的推荐值上限。

四、社区慢性病管理模式

整合现有的社区卫生服务资源，把握当前社区公共卫生工作的重点与难点，探索科学的社区慢性病健康管理服务模式已成为慢性病患者社区管理的研究热点。目前，社区卫生服务机构多采用全科团队模式进行慢性病患者的社区管理，即由全科医师、社区护士、公共卫生医师等组成专业团队，为一定数量的社区居民提供服务。除了传统的全科团队管理模式以外，还有以下健康管理模式。

（一）慢性病契约式管理模式

社区慢性病契约式管理是指社区卫生服务以契约为载体，慢性病患者和社区医护人员共同制定符合患者疾病的个性化管理方案，进而达到促进健康的目的。契约式管理采用签订契约来规定医患之间的责任和义务，借用契约的形式和理念对医护人员及患者发挥督促和监管的作用，对于落实非药物治疗、合理用药、提高患者的遵医行为具有积极的作用。契约式管理能够促进良好医患关系的建立，促使患者发挥主观能动性，提高患者自我管理能力，使初级医疗卫生服务的连续性、综合性、适宜性、可持续性成为可能。

（二）慢性病群组管理模式

群组管理模式（group management model）是指将患有相同或者不同疾病的个体以及医疗资源利用率较高个体等组织为一个群组，由专业的卫生服务人员对群组内的患者给予健康教育和个体诊疗的疾病管理模式。群组管理强调以患者为中心，过程中需要注意加强患者与患者、患者与医务人员之间的沟通与交流，强调以患者为中心的服务理念，它是现阶段的慢性病管理中实效性较强的一类模式。

群组管理在成立社区全科团队的基础上开展，既能充分利用社区资源、调动社区医务人员的主动性，在多学科专业团队管理下又可以保证干预的效果。群组管理的具体方法：①对社区慢性病患者的资料进行收集、统计和分析。②对社区慢性病患者病情发展的危险因素进行评估。③为社区慢性病患者制订群体管理的方案。④对导致社区慢性病病情发展的危险因素进行干预，并对其现有的病情进行控制。⑤对社区慢性病患者实施群体管理的效果进行评价。

慢性病群组管理模式的优点：能方便组内医生与患者、患者与患者的交流沟通，有助于提升患者对疾病治疗措施的依从性，帮助患者建立健康的生活方式，提高管理效果；患者间的交流沟通对缓解疾病导致的心理压力是有利的，能够减少患者出现焦虑、抑郁等负性情绪，从而增强患者战胜疾病的信心。

（三）慢性病自我管理模式

慢性病自我管理（chronic disease self-management）指患者学会管理自身所患疾病必需的一些技能之后，在卫生专业人员的支持下，承担一些管理慢性病的医疗、护理及预防性保健工作。慢性病患者的自我管理主要通过生活行为管理、医疗用药与护理管理、情绪管理等解决慢性病带来的躯体和心理问题，达到缓解病情，提高生活质量的效果。慢性病患者的管理中，自我管理模式得到了广泛的应用，如慢性阻塞性肺疾病（COPD）、哮喘、关节炎、高血压、糖尿病等。自我管理模式在提升慢性病患者的自我管理能力、改善慢性病患者的生活质量、避免产生不良结局以及控制卫生资源利用等方面都具有良好的作用。

1. 用药管理　慢性病患者的服药特点为需要服用药物种类多、时间长，容易出现药物的不良反应，患者不能按时服药、忘记或漏服药物、自行乱购乱服等现象。社区护士应评估慢性病患者服药过程中存在的问题，给予针对性的指导。

（1）加强药物治疗的健康指导　社区护士可通过举行专题讲座、发放宣传材料、板报、一对一指导等方式对慢性病患者及家属进行药物服用时间、剂量与方法、药物的作用、副作用的观察等用药知识指导。

（2）提高用药依从性　患者或家属每天以醒目的标签标注用药时间以免遗忘，可以每次服药后在相应时间打勾标记以免多服。也可以将每天要服用的药物按先后顺序放在专用的药物储存盒内，并以不同颜色的药盒或不同的标签区分用药时间。此外，可以结合社区护士电话或短信提醒、自设闹钟或家人提醒等方式督促按时服药；也可以让患者写用药后病情观察记录，以行为监测的方式提高用药依从性。

（3）了解服药的注意事项　应充分饮水，以免药物在胃内形成高浓度药液刺激胃黏膜。注意药物之间的相互作用，如抗酸药物不能和氨基糖苷类抗生素、维生素C、铁剂等同时服用；补充钙剂时不宜同时食用菠菜，以免与菠菜中的草酸结合成草酸钙影响药物疗效。

2. 运动管理

（1）适宜的运动方式与合理的运动时间　患者宜根据病情、年龄、用药情况与个人爱好等选择适宜的运动，一般建议中低度的有氧运动为宜，如健身操、太极拳、慢跑等。运动时间以每次30分钟左右为宜，每天1~2次，一天运动总时间不宜超过2小时，运动频率宜坚持每周至少3次以上。清晨天亮后1~2小时，下午和黄昏时，都可以进行运动。

（2）运动中的自我监测　心率监测是一种简单方便的衡量运动强度的方法，慢性病患者运动后的适宜心率（次/分）=170-年龄。运动后达到最适宜心率或运动后3~5分钟心率恢复至运动前水平表明运动的强度适宜。

（3）运动的注意事项　运动前后应做准备活动和整理活动。运动场地应选择空气清新、安静及安全的湖畔、公园为宜。夏季户外运动要注意防暑，冬季要注意防止受寒。运动时衣着宜柔软、宽松、吸汗与舒适，鞋子应防滑。此外，运动锻炼应循序渐进、持之以恒。

3. 饮食管理

（1）营养均衡，营养素搭配合理　每天尽量选用多种多样的食物合理分配在一日三餐中，如谷类、薯类、奶类、豆类、肉类、蔬果类。保证每天能摄入足够优质蛋白、丰富的维生素和膳食纤维。并注意补充水分，可以每天少量多次饮水，尤其在晨起空腹时和户外活动后要注意补充水分，每日饮水量以 1500~2500ml 为宜。

（2）根据自身疾病注意特殊膳食 如心脑血管疾病的患者饮食要注意低脂、低盐，糖尿病患者要低糖饮食，痛风患者限制嘌呤类食物的摄取，慢性肾病患者要限制蛋白质、盐和脂肪的摄入，骨质疏松患者要吃富含补充维生素 D 及钙的食物。

（3）食物适当加工，进餐定时定量 食物烹饪方法恰当，以蒸、煮的清淡食物为宜，避免过多煎炒、油炸，以及尽量减少浓茶、咖啡等刺激性食物的摄入。饮食习惯良好，一日三餐定时定量，避免暴饮暴食或过饥过饱。

4. 其他

（1）戒烟限酒 戒烟越早越好，35 岁以前戒烟，能避免 90% 由吸烟导致的心脏病；59 岁前戒烟，15 年以内的死亡可能性仅为吸烟者的一半。可以采用确定戒烟日期并告知家属进行监督，在家里设置警示牌，创造良好戒烟环境，丢弃一切吸烟相关器具，进行补偿行为等方法强化戒烟行为。长期饮酒的患者应评估饮酒对疾病的危害，计算每日乙醇摄入量是否超标，并逐渐控制饮酒量。

（2）情绪管理 沮丧、抑郁、焦虑、负疚感是慢性病患者常见的负面情绪。在学会感知与表达自己情绪的基础上，学会情绪的自我调节和管理，有利于保持积极的心态适应与应对疾病状态。患者可以通过与医务人员及家属、朋友加强沟通，从家庭和社会中获得正性支持，也可适当进行娱乐活动及运动锻炼等调节情绪。

（3）病情的自我监测 慢性病病程长，患者自己了解疾病的病因、症状、可能的并发症等，学会观察症状与判断病情尤为重要。患者可以在医护人员指导下实施疾病的自我管理与监测，制订出院后的疾病诊疗与自我护理计划，并在病情加重随时就诊或转诊。

（四）延续性护理

延续性护理（transitional care，TC）最早起源于美国医院协会（American Hospital Association，AHA），由出院计划的概念延伸而来。2003 年，美国老年病协会（American Geriatric Society，AGS）将延续性护理定义为，由专业人员制定一系列护理措施，来保证患者在转移时能够接受延续性和协调性的健康服务，以防止或降低高危重症患者在不同健康照顾地点之间或不同级别健康照顾部门之间转运时病情发生恶化。

1. 延续性护理的概念模型 2001 年，Freeman 等最早构建了延续性护理概念模型，包括以下 6 个维度：①体验到的延续性，即延续性护理，是从患者的角度所体验到的协调、顺利的护理过程。②信息的延续，即患者信息的良好传输。③跨机构及团队之间的延续，专业人员之间以及卫生服务提供者和患者之间维持有效沟通。④灵活性的延续，根据患者随着时间变化产生的不同服务需求灵活应对、适当调整护理方案。⑤纵向的延续，尽量从数量少的专业人员那里获得卫生服务，保证与其他需求的一致性。⑥关系或者个人的延续，提供一个或者多个特定的专业人员，和患者建立治疗性关系。2003 年，Haggerty 等在 Freeman 的影响下进一步发展了延续性护理的概念模型，其模式包括三个类型的延续性：①信息的延续，利用以往事件的信息和个人情况来为当前患者连续性的管理再制定出合适的护理方案。②管理的延续，为适应患者不断变化的健康需求，各医疗机构和管理者间相互协调与合作，实施连续、一致的管理方法。③关系的延续，患者与一个或者多个卫生服务提供者之间维持一种持续的治疗性关系。此外，也有学者认为延续性有时间、地域、学科、关系和信息延续五个特性：①时间延续，指在不同时间确保医护人员能够不断地得到患者的情况，维持一种持续的健康干预模式。②地域延续，指根据患者所居住的不同区域来提供护理服务。③学科延续，指在不同的治疗团队间的护理中可以提取到患者以往团队的信息。④关系延续，指患者和医护人员之间由于信任和责任而形成的一种持续的关系。⑤信息延续，指为患者提供健康照护者都可以得到患者的信息，包括在不同地区的医护人员。

2. 社区延续性护理模式

（1）引导式护理模式 引导式护理模式将经过慢性病保健培训的注册护士整合到初级卫生保健系统中，向患有多种疾病的 50~60 岁的患者提供慢性病综合服务。其工作包括以下 8 项内容：在患者家中执行综合性评估、制定计划，监测患者的健康状况和需求变化，通过监测时的接触对患者进行指导，对患者实施每周 1 次共 6 周的慢性病自我管理课程，对患者的照顾者进行教育和指导，转移过程中的协调以及帮助患者获得社区服务。

（2）APN 延续性护理模式 1989 年由美国宾夕法尼亚大学的多学科研究小组研制，是一种由高级实践护士（advanced practice nurse，APN）主导与负责的延续性护理模式。其主要服务的对象包括患有各种内、外科慢性疾病住院治疗后返回家中的老年人。该模式认为患有慢性病的老年人在出院时仍有护理需求，综合性的出院计划能够促使其及时出院，出院后的随访可保证患者继续获得适当的护理服务从而降低再入院率及家属的照顾压力。此模式由 APN 负责在患者入院后制定全面的出院计划，在出院后由 APN 负责实施规律家访、电话随访计划等，保证患者可随时通过电话与 APN 保持联系与获得支持，使患者在转移中的健康状况达到最优化。

（3）延续性护理指导模式 由美国科罗拉多大学医学中心的延续性护理项目创立与发展。该模式主张由受过培训的护士、社会或社区工作者作为延续性护理教练，对患者进行以下 4 个方面的延续性护理指导：①药物的自我管理，主要包括对药名、用药时间、方法的管理。②指导患者动态记录个人的健康信息。③指导患者出院后预约卫生保健人员或专业人员。④指导患者早期识别病情恶化并有效应对。该模式通过持续 4 周的护理指导，使患者及家属做好自我护理的准备，掌握一定的自我护理知识与技能，以及与健康服务提供者之间达到良好的交流与协调。

（4）医院社区防治一体化模式 该模式是我国一种全新的医院、社区康复互动一体化的管理模式，可使患者得到便利、及时、连续、全程的医院与社区康复服务。该模式为根据患者的病情发放与疾病相关知识调查问卷，根据患者的知识掌握情况与自我管理能力等制订管理计划，为下一步转入社区康复提供信息，并将患者的基本情况登记入册，建立档案。建立医院、社区双向转诊服务信息平台，定期与社区患者电话联系，对患者进行重点管理、定期评价。

（5）其他 ①延续性护理服务中心：我国已有多种形式的延续性护理服务中心，在患者出院时与患者签订延续性护理协议，建立随访本，为患者提供包括评估一般情况、疾病知识掌握情况、实施心理疏导与建立亲情卡等多种方式的延续性护理措施。②专科护士门诊：我国有部分医院已经开设糖尿病、造口、静脉治疗、高血压等专科护士门诊，由经过专门培训并考核合格的专科护士为患者提供出院后的专业的护理指导意见。

3. 延续性护理在社区的应用 目前我国主要是通过电话随访、家庭访视、基于网络平台的健康教育、建立患者俱乐部等形式开展延续性护理。其中，大多数地区以电话随访和家庭访视为主。电话随访主要内容是提供用药、运动、饮食、心理、疾病与健康相关知识等指导。家庭访视主要提供对患者的临床评估与检查治疗、健康教育与自我护理技能指导、症状与并发症的识别与管理、心理指导等。基于网络平台的健康教育内容主要为运动与饮食、用药与病情观察、康复指导等。建立患者俱乐部由医护人员定期组织患者对疾病相关的诊疗、自我管理、康复护理等以小组讨论以及专题讲座或知识竞赛等多种方式进行经验交流，共同分享成功或分担苦恼。

五、慢性病的社区三级预防

（一）一级预防

一级预防（primary prevention）又称病因预防，即针对致病因素（或危险因素）所采取的预防措施，它以健康人群为主要对象，通过健康促进和健康保护，提高人们对健康知识的了解程度，避免或减少暴露于危险因素，降低疾病发病率。开展一级预防通常可以把针对整体人群的普遍预防和高危人群的重点预防结合，使两者相互补充提高效率。普遍预防可称为全人群策略（population strategy），主要通过健康促进实现；重点预防可称为高危策略（high risk strategy），主要通过健康保护实现。

1. 健康促进　包括健康教育、自我保健和环境保护与监测三方面。健康教育包括向居民及家庭提供的营养教育和咨询、计划生育服务等。自我保健主要指个人为自己或家庭采取的有益健康的行为。WHO 提出人类健康的基石"合理膳食、适量运动、戒烟戒酒和平衡心态"是自我保健的基本原则。环境保护是健康促进的重要措施，包括积极改善生活和生产环境，并进行环境监测，避免或减少致病因素对人体的危害，促进食品安全等。

2. 健康保护　指对明确的致病因素（危险因素）或具备特异预防手段的疾病采取相应的预防措施。如孕前补充叶酸预防神经管缺陷，低盐低脂饮食预防高血压等。

（二）二级预防

二级预防（secondary prevention）又称临床前期预防，是以高危人群为主要服务对象，在疾病的临床早期做好早发现、早诊断、早治疗以控制疾病的进展与恶化。主要包括对疾病的筛查、普查和健康体检，也包括在健康咨询和家庭访视中发现无自觉症状或无典型症状的患者。早诊断是二级预防的核心，也是早治疗的前提基础。为落实二级预防，应向慢性病患者及家属重点讲解慢性病早期防治的意义与目的，使其了解疾病并发症、症状与治疗的相关知识，便于在早发现、早诊断的基础上促进早治疗。

（三）三级预防

三级预防（tertiary prevention）又称临床期预防，是对患者采取及时、有效的治疗措施，防止疾病恶化，预防并发症和后遗症的发生，并早期实施功能康复与心理康复措施防止患者伤残，提高其生活与劳动能力，以提升生活质量。三级预防包括教育患者认识疾病的危害，从而提高其对治疗的依从性；鼓励患者积极参与症状、饮食、运动、用药等的自我管理与药物副作用、病情变化的监测；掌握实用的自我护理和康复护理技能等。如糖尿病患者了解糖尿病的并发症，药物治疗的不良反应，在医护人员指导下进行饮食、运动、情绪、症状的管理；学会自测血糖与注射胰岛素；掌握足部护理、皮肤护理的方法等。

第二节　社区常见慢性病患者的健康管理

PPT

我国社区居民常见的慢性病主要有高血压、糖尿病、胃肠炎、类风湿关节炎、脑血管疾病、椎间盘疾病、慢性阻塞性肺疾病等。其中，高血压和糖尿病因发病率高、致残率高，对患者身心危害严重，并给家庭经济以及医疗资源带来沉重的负担，目前已纳入社区管理。由于慢性病的迁延难愈，反复入院，做好慢性病的延续性护理，使患者的信息、治疗关系及护理管理在各级医院与社区之间维持延续性，对实现慢性病的有效控制，降低患者再入院率、提高生活质量也尤为重要。

一、高血压患者的社区健康管理

（一）概述

高血压（hypertension）是以动脉血压升高［收缩压≥140mmHg 和（或）舒张压≥90mmHg］为主要临床表现的综合征。高血压是我国最常见的慢性病，也是心脑血管疾病最重要的危险因素，它是危害社区居民健康最严重的疾病之一，严重影响患者的生活质量，并给家庭及国家带来沉重的医疗与经济负担，已列入社区慢性病预防和管理的重点疾病。高血压分原发性和继发性高血压，大约95%的高血压为原发性，5%的高血压为继发性。

1. 高血压的流行病学特点

（1）患病率、致残率与病死率高　根据《中国心血管健康与疾病报告 2021 概要》推算我国高血压现患病人数高达 2.45 亿。高血压可导致脑卒中、心力衰竭、慢性肾病等多种严重并发症，同时，随着血压水平的升高，人群心脑血管疾病发病率明显上升。研究表明，血压每升高 10mmHg，患脑卒中的风险就增加25%，同时，有高血压病史的患者心力衰竭危险比无高血压病史者高 6 倍，这些都是中国高血压患者致残与病死的主要原因。

（2）知晓率、治疗率和控制率低　对高血压相关知识了解较少，对高血压的危害重视程度不够，加上早期多无症状，导致我国高血压的治疗率和控制率远远低于发达国家水平。

2. 高血压的危险因素

（1）不可改变因素　①遗传：高血压的发病可能存在主要基因显性遗传和多基因关联遗传的方式，有较明显的家族聚集性。60%的高血压患者有高血压家族史，父母均有高血压者，其子女的发病率高达46%。②年龄：高血压发病的危险度随年龄增长而上升。③性别：男性发病率高于女性，但 60 岁以后性别差异缩小。

（2）可改变因素　①超重、肥胖或腹型肥胖：是高血压发病的重要危险因素，也是其他多种慢性病的独立危险因素，一般采用体质指数来测量肥胖程度。体质指数（BMI）= 体重（kg）/身高的平方（m^2），19～23.9 为正常，24～27.9 为超重，≥28 为肥胖。BMI≥24 者患高血压的危险是体重正常者的2.5 倍，BMI≥28 者患高血压的危险是体重正常者的3.3 倍。男性腰围≥85cm，女性腰围≥80cm 者高血压的危险为腰围正常者的2.3 倍；男性腰围≥90cm，女性腰围≥85cm 者高血压的危险为腰围正常者的4倍。②膳食不合理：钠盐的摄入量与血压水平显著相关，人群平均每人每天食盐摄入增加 2g 时收缩压上升 2.0mmHg，舒张压上升 1.2mmHg。我国居民钠盐摄入量偏高，北方人群食盐摄入量12～18g，南方7～8g，高于《中国居民平衡膳食指南（2022）》推荐每人每日食盐摄入量5g。此外，高脂、低钙、低钾饮食亦与高血压发生有关，而低钠饮食并摄入足够的钾可以降低血压，减少心血管疾病的发生率和死亡率。③缺乏运动锻炼：活动过少是造成超重和肥胖的重要原因之一，可增加高血压患者患心血管疾病的风险。④不良嗜好：长期大量饮酒是高血压的重要危险因素之一，饮酒量与血压呈显著的正相关，每天饮酒量超过 50g 乙醇者高血压发病率明显增高。吸烟也可以使血压一过性升高。⑤精神心理因素：长期从事高风险、高压力的职业导致心情过于紧张；周围环境中长期存在视觉、听觉刺激；抑郁或易于紧张与焦虑的性格特点等都容易导致高血压的发生。

3. 高血压的诊断评估与疾病发展

（1）高血压的诊断　我国目前采用正常血压、正常高值和高血压进行血压水平分类。血压的测量一般取静息状态下，坐位时上臂肱动脉血压的测量值。首次发现血压高的患者，应在未服用药物的情况下，以不同的时间点多次测量血压，非同日 3 次测量收缩压≥140mmHg 和（或）舒张压≥90mmHg 者可诊断为高血压。根据血压水平，进一步可将高血压分为 1 级、2 级和 3 级（表 8 - 1）。

表 8 - 1　血压水平分类和定义

分类	收缩压（mmHg）	舒张压（mmHg）
正常血压	<120 和	<80
正常高值	120 ~ 139 和（或）	80 ~ 89
高血压：	≥140 和（或）	≥90
1 级高血压（轻度）	140 ~ 159 和（或）	90 ~ 99
2 级高血压（中度）	160 ~ 179 和（或）	100 ~ 109
3 级高血压（重度）	≥180	≥110
单纯收缩期高血压	≥140	<90

（2）高血压的发展与心血管危险水平分级　高血压早期多无症状，可偶于体检时发现血压升高，或在情绪波动或劳累后出现血压升高、头痛、失眠、心悸、乏力、注意力不集中等症状，但并不一定与血压水平成正比。高血压病程进展缓慢，血压持久升高可导致心、脑、肾、血管等重要的靶器官损害，引起高血压脑病、高血压心脏病、冠心病、肾功能损害、视网膜病变等并出现相关症状。高血压的心血管危险水平分级（表 8 - 2）可以用于指导治疗和判断预后，它依据患者的血压分级和影响预后的因素综合评定。影响预后的因素包括现存的危险因素（男性年龄≥55 岁或女性年龄≥65 岁、吸烟、血脂异常、糖耐量受损、腹型肥胖、早发心血管病家族史、缺乏体力活动）、靶器官损害（左心室肥厚、肾功能受损、颈动脉内膜增厚或斑块）、存在的临床情况（脑出血及短暂性脑缺血等脑血管病、心肌梗死史、慢性心衰、肾脏疾病、周围血管疾病、糖尿病、视网膜病变）。

表 8 - 2　高血压患者心血管风险水平分级

其他危险因素和病史	高血压分级		
	1 级	2 级	3 级
无其他危险因素	低危	中危	高危
1 ~ 2 个危险因素	中危	中危	很高危
≥3 个危险因素	高危	高危	很高危
靶器官损害	高危	高危	很高危
并存临床情况	很高危	很高危	很高危

（二）高血压患者的社区管理

1. 高血压的社区管理流程与随访监测　根据《国家基本公共卫生服务规范（2017 年版）》的要求，高血压患者的社区管理内容如下。

（1）高血压患者的筛查　①对辖区内 35 岁及以上常住居民，每年为其免费测一次血压（非同日 3 次测量）。②对第一次发现收缩压≥140mmHg 和（或）舒张压≥90mmHg 的居民在去除可能引起血压升高的因素后预约其复查，非同日 3 次血压高于正常，可初步诊断为高血压。建议转诊到上级医院确诊并取得治疗方案，2 周内随访转诊结果，对已确诊的原发性高血压患者纳入高血压患者健康管理。对可疑继发性高血压患者，及时转诊。③建议高危人群每半年至少测量 1 次血压，并接受医务人员的生活方式指导。高血压患者的筛查流程见图 8 - 1。

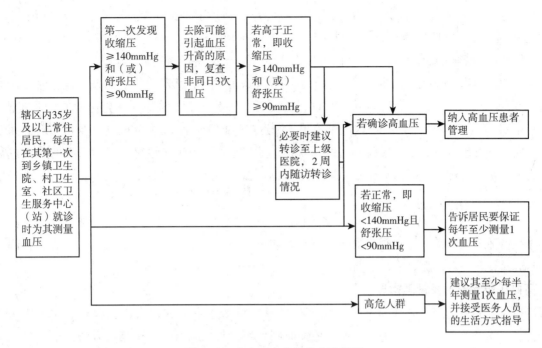

图 8-1 高血压患者的筛查流程图

（2）高血压患者的随访 对原发性高血压患者，每年要提供至少 4 次面对面的随访。①测量血压并评估是否存在危急情况，如出现收缩压 ≥180mmHg 和（或）舒张压 ≥110mmHg；意识改变、剧烈头痛或头晕、恶心呕吐、视力模糊、眼痛、心悸、胸闷、喘憋不能平卧及处于妊娠期或哺乳期同时血压高于正常等危急情况之一，或存在不能处理的其他疾病时，须在处理后紧急转诊。对于紧急转诊者，乡镇卫生院、村卫生室、社区卫生服务中心（站）应在 2 周内主动随访转诊情况。②若不需紧急转诊，询问上次随访到此次随访期间的症状。③测量体重、心率，计算体质指数（BMI）。④询问患者疾病情况和生活方式，包括心脑血管疾病、糖尿病、吸烟、饮酒、运动、摄盐情况等。⑤了解患者服药情况。高血压患者的随访流程见图 8-2。高血压患者随访服务记录表见附录二。

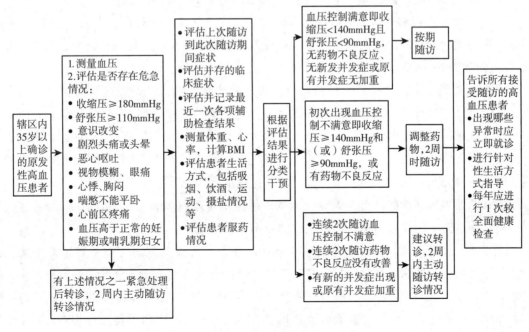

图 8-2 高血压患者的随访流程图

（3）高血压患者的分类干预　①对血压控制满意（一般高血压患者血压降至 140/90mmHg 以下，≥65 岁老年高血压患者的血压降至 150/90mmHg 以下，如果能耐受，可进一步降至 140/90mmHg 以下；一般糖尿病或慢性肾脏病患者的血压目标可以在 140/90mmHg 基础上再适当降低）、无药物不良反应、无新发并发症或原有并发症无加重的患者，预约下一次随访时间。②对第一次出现血压控制不满意，或出现药物不良反应的患者，结合其服药依从性，必要时增加现用药物剂量、更换或增加不同类型的降压药物，2 周内随访。③对连续两次出现血压控制不满意或药物不良反应难以控制以及出现新的并发症或原有并发症加重的患者，建议其转诊到上级医院，2 周内主动随访转诊情况。④对所有的患者进行有针对性的健康教育，与患者一起制订生活方式改进目标并在下一次随访时评估进展。告诉患者出现哪些异常时应立即就诊。

（4）高血压患者的健康体检　对原发性高血压患者，每年进行 1 次较全面的健康检查，可与随访相结合。内容包括体温、脉搏、呼吸、血压、身高、体重、腰围、皮肤、浅表淋巴结、心脏、肺部、腹部等常规体格检查，并对口腔、视力、听力和运动功能等进行粗测判断。

2. 高血压患者的自我管理指导

（1）血压的自我监测　血压自测可以增加患者参与诊治的主动性，改善患者对治疗的依从性。应教会患者血压的测量方法与注意事项、血压监测时间、频率与控制目标。①测量方法：指导患者规范地测量血压并记录，血压测量时最好做到定体位、定肢体（一般选用右上臂肱动脉测量）、定血压计、定时间及相对固定的人员测量。测量血压应至少测量 2 次，间隔 1~2 分钟，若差别≤5mmHg，则取 2 次测量的平均值；若差别>5mmHg，应再次测量，取后 2 次测量的平均值。②注意事项：测量前 30 分钟禁止吸烟、喝咖啡以及剧烈运动，并至少安静休息 5 分钟。③测量时间与频率：每天清晨睡醒时，上午 6~10 点，下午 4~8 点，服用药物后（短效制剂服药后 2 小时，中效药物服药后 2~4 小时，长效药物服药后 3~6 小时），出现头痛、头晕等不适症状时，血压不稳定或更换药物时。初诊高血压患者或高血压患者调整降压药物期间，建议连续自测血压 7 天。血压控制平稳者，建议每周自测血压 1~2 天。鼓励高血压患者书写"血压日记"，记录每次测量血压的日期、时间、收缩压、舒张压和心率，进行血压的自我管理。④血压控制目标：一般患者可将血压降至 140/90mmHg 以内，年轻患者、糖尿病及肾病患者血压宜降至 130/80mmHg 以内，65 岁以上老年人收缩压降至 150mmHg 以内。

（2）症状与并发症的观察　告知患者高血压的常见症状及并发症的表现。高血压患者在情绪激动、酒后、劳累或寒冷刺激下可能出现高血压危象，表现为剧烈头痛、头晕、恶心、呕吐、视力模糊、短暂意识不清、一侧肢体麻木、活动障碍，应及时就诊。

（3）生活方式管理　①饮食：减少脂肪及过多碳水化合物的摄入，避免超重或肥胖；减少钠盐摄入，少吃各种咸菜及腌制食品；减少胆固醇的摄入，少吃动物内脏；适当补充优质蛋白质，如蛋、奶、鱼；多吃水果、蔬菜，摄入足够的钾、镁、钙；注意饮食不宜过饱、过快。②运动：运动不仅有利于降低血压，而且能减轻体重、改善情绪。可根据个人情况选择跑步、游泳、太极拳、健身操等多种有氧运动，但运动时忌体位突变、用力过猛或剧烈运动，以免诱发脑卒中等并发症。③禁烟、限酒或禁酒：禁烟，少饮或不饮酒及刺激性饮料，男性饮酒一天的酒精量不得超过 25g，女性不超过 15g。④其他：环境安静、舒适，保持充足的休息与睡眠，避免过度劳累，预防便秘。

（4）用药管理　①熟悉常用治疗药物的基本知识：在医务人员的健康宣教下熟悉常用降压药物的名称、用法与不良反应。如利尿剂可引起低钾、低钠，老年患者及肾功能不全患者更容易发生；阿替洛尔等 β 受体阻断剂可引起头晕、心动过缓、气管痉挛、胰岛素敏感性下降；地尔硫草等钙通道阻滞剂可致负性肌力作用和心率过缓；卡托普利等血管紧张素转换酶抑制剂的突出不良反应为干咳；α 受体阻断剂及血管紧张素 II 受体阻断剂可发生体位性低血压，首次服药可出现"首次剂量现象"。②服用药物的注意事项：遵医嘱按时、按量服用药物，不可以擅自根据症状增减药量，不可以在血压控制满意后自行停药，在血压降至理想水平后，宜继续遵医嘱服用维持量，以保持血压平稳。忘记服药及下次吃药时补服都可导致血压波动，要尽量避免。

（5）体位性低血压的预防 体位性低血压在联合用药、服用首剂药物或加量服药时容易出现，通常表现为乏力、头晕、出汗、心悸、恶心、呕吐等体位性低血压的症状。预防方法为平静休息时服药，服药后休息一段时间再活动；从卧位、坐位到站位等进行体位改变时动作宜缓慢；服药后最初几小时内，避免长时间久站；发生头晕时立即头低足高位平卧以利于增加回心血量和脑部供血；睡前服药、夜间起床排尿时要尤其注意；避免用过热的水洗澡，避免过多饮酒；外出时有人陪伴。

（6）情绪管理 长期承受精神压力与刺激是引起高血压的原因之一，而且可能诱发高血压危象及脑卒中等并发症。高血压患者应学会情绪的自我调控，保持良好心态，以积极乐观的态度面对疾病，缓解精神压力。避免工作或生活过于紧张，可以多参加文化活动与社交活动，并加强与亲人的沟通交流，获得家庭与社会支持，维持良好情绪，提高生活质量。

二、糖尿病患者的社区健康管理

（一）概述

糖尿病（diabetes mellitus，DM）是由遗传和环境因素相互作用引起的一组以慢性高血糖为共同特征的代谢异常综合征，是一种慢性、终身性疾病。如果病情控制不好，随着病程延长，可导致眼、肾、心脏、血管、神经等多系统的慢性损害，引起功能缺陷或衰竭。也可能发生酮症酸中毒、高血糖高渗状态等急性代谢紊乱。糖尿病作为社区的常见病与多发病，其防治与管理是我国社区卫生服务的重要任务。

1. 糖尿病的流行病学特点

（1）患病特点 我国1型糖尿病以青少年为主；2型糖尿病以成年人多见，占糖尿病患者总数的90%。糖尿病近年的发病正趋向低龄化，中年人群发病率增长迅速。糖尿病发病率随年龄增长而增长，女性和男性的发病高峰分别在60岁组和70岁组，城市高于农村，脑力劳动者高于体力劳动者，可能与生活方式有关。

（2）患病率 随着人口老龄化与人们生活方式的改变，糖尿病患病率呈不断上升的趋势。根据国际糖尿病联盟（IDF）统计，2021年全球约5.37亿成年人（20~79岁）患有糖尿病（10个人中就有1人为糖尿病患者）；预计到2030年，该数字将上升到6.43亿；到2045年将上升到7.83亿。在此期间，世界人口估计增长20%，而糖尿病患者人数估计增加46%。

2. 糖尿病的危险因素

（1）不可改变因素 ①遗传因素：糖尿病具有遗传倾向，尤其以2型糖尿病更为明显。有糖尿病家族史者患病率比无糖尿病家族史者患病率高，且在血统亲属和非血统亲属的发病率有显著差异。在不同的种族中，亦有患病差异。②年龄：随着年龄的增长，身体老化，胰岛素分泌减少，糖尿病的发病率随之上升，45岁以上人群患病率明显高于年龄小于45岁者。③先天的子宫内营养环境不良：可导致胎儿体重不足，体内产生"节约基因"，从而使低体重儿在成年后不断积攒能量导致肥胖，则发生糖尿病和胰岛素抵抗的可能性增加。

（2）可改变因素 ①不良的生活方式：不合理膳食，包括高胆固醇、高脂肪、高热量、高蛋白、高糖、低纤维素饮食；肥胖，尤其是腰围过大的内脏型肥胖，男性腰围≥85cm，女性腰围≥80cm者糖尿病的危险为腰围正常者的2.5倍；喜欢静坐、运动过少；酗酒。②生物和化学因素：柯萨奇B4病毒、风疹病毒、EB病毒、腮腺炎病毒感染与1型糖尿病有关；持续的病毒感染可引起自身免疫反应，T淋巴细胞亚群的改变与2型糖尿病自身免疫功能紊乱有关。化学毒物和一些药物，如苯妥英钠、糖皮质激素等可影响糖代谢，并引起葡萄糖的不耐受性，对这类药物敏感者可能发生糖尿病。因此，长期应用糖皮质激素可能导致糖尿病。③其他因素：长期不良情绪；高血压、血脂异常、血黏度增高等躯体疾病。

3. 糖尿病的诊断评估与疾病发展　糖尿病按新分类法主要分为 1 型糖尿病、2 型糖尿病、妊娠糖尿病和其他特殊类型糖尿病。多饮、多食、多尿和体重减轻常被称为"三多一少"，是糖尿病的典型症状。也有部分患者无明显症状，仅于健康检查时发现高血糖。此外，糖尿病患者可能出现因血糖高和末梢神经病变导致的皮肤干燥与瘙痒、乏力、四肢酸痛、便秘、性欲减退、月经不调、伤口不易愈合、腹泻等其他症状。

（1）糖尿病的诊断依据　1999 年 WHO 提出的糖尿病诊断标准，糖尿病症状（多尿、烦渴、体重减轻）加任意时间血浆葡萄糖水平≥11.1mmol/L；或空腹血浆葡萄糖（fasting blood glucose, FBG）≥7.0mmol/L（空腹指 8 ~ 10 小时内无任何热量摄入）；或口服葡萄糖耐量试验（oral glucose tolerance test, OGTT）中 2 小时血浆葡萄糖水平≥11.1mmol/L 者可以确诊为糖尿病。《中国 2 型糖尿病防治指南》（2020 版）指出在有严格质量控制的实验室，采用标准化方法测定的糖化血红蛋白可以作为糖尿病的补充诊断标准，HbA1c≥6.5%。

（2）糖尿病的疾病发展与并发症　糖尿病病程长，若控制不良，可能出现急性与慢性并发症，对健康造成严重危害。

急性并发症：①酮症酸中毒，多在感染、胰岛素治疗不当、减量或停药、妊娠、分娩、麻醉、手术及应激状态下出现，可表现为糖尿病症状加重，四肢乏力，极度口渴，多饮、多尿伴恶心、呕吐、头痛、烦躁不安、呼吸深快、呼吸和尿液可闻烂苹果味，严重者意识障碍。②高血糖高渗状态，多由感染、急性胃肠炎、脑卒中、胰腺炎、不合理限制水分、严重肾脏疾病、糖皮质激素等药物诱发。患者血浆渗透压显著增高，血糖≥33.3mmol/L。症状先有多尿、多饮，但多食并不明显，脱水随病情进展逐渐加重，并出现嗜睡、幻觉、定向力障碍、偏盲等明显的神经系统症状，最后昏迷，死亡率高。③低血糖，常见于接受胰岛素治疗和长效磺胺类药物治疗者，多在体力活动过度、摄入饮食太少或胰岛素剂量过大的情况下诱发。患者血糖 <3.9mmol/L。症状可表现为心悸、大汗、无力、手颤抖、面色苍白、心率加快、四肢冰冷等交感神经兴奋表现，并有思维和语言迟缓、头晕、视物不清、嗜睡等脑功能障碍表现，后期可有幻觉、易怒、性格改变，严重者发生抽搐、昏迷。

慢性并发症：①糖尿病大血管病变，是糖尿病最严重而突出的并发症。主要表现为动脉粥样硬化病变，可引起冠心病、出血性或缺血性脑病、肾动脉硬化，肢体外周动脉硬化等。②糖尿病微血管病变，是一种特异性并发症，主要发生在视网膜、肾脏、心肌和神经组织，引起糖尿病肾病、糖尿病眼病、糖尿病心肌病变等。③糖尿病神经病变，以多发性周围神经病变多见，可引起肢端袜套状分布的感觉异常，随后有肢体疼痛，后期可累及运动神经，造成肌力减弱及肌肉萎缩。此外，糖尿病引起自主神经损害也常见，可导致排汗异常、便秘或腹泻等胃肠功能紊乱、尿潴留、阳痿等。④糖尿病足，糖尿病足是糖尿病患者截肢和致残的主要原因。常见诱因是足部或趾间皮肤瘙痒而搔抓导致皮肤破损、摩擦与碰撞伤、修脚损伤等。主要症状有疼痛、酸麻、间歇性跛行，足部出现溃疡、感染，严重者深层组织破坏，甚至出现坏疽。

（二）糖尿病的社区管理

1. 社区管理流程与随访监测　据《国家基本公共卫生服务规范（第三版）》的要求，糖尿病患者的社区管理内容如下。

（1）筛查　对工作中发现的 2 型糖尿病高危人群进行有针对性的健康教育，建议其每年至少测量 1 次空腹血糖，并接受医务人员的健康指导。

（2）随访评估　对确诊的 2 型糖尿病患者，每年提供 4 次免费空腹血糖检测，至少进行 4 次面对面随访。随访内容包括：①测量空腹血糖和血压，并评估是否存在危急情况，如出现血糖≥16.7mmol/L或血糖≤3.9mmol/L；收缩压≥180mmHg和（或）舒张压≥110mmHg；意识或行为改变、呼气有烂苹果样丙酮味、心悸、出汗、食欲减退、恶心、呕吐、多饮、多尿、腹痛、有深大呼吸、皮肤潮红；持续性心动过速（心率超过100次/分钟）；体温超过39℃或有其他的突发异常情况，如视力突然骤降、妊娠期及哺乳期血糖高于正常等危险情况之一，或存在不能处理的其他疾病时，须在处理后紧急转诊。对于紧急转诊者，乡镇卫生院、村卫生室、社区卫生服务中心（站）应在2周内主动随访转诊情况。②若不需紧急转诊，询问上次随访到此次随访期间的症状。③测量体重，计算体质指数（BMI），检查足背动脉搏动。④询问患者疾病情况和生活方式，包括心脑血管疾病、吸烟、饮酒、运动、主食摄入情况等。⑤了解患者服药情况。2型糖尿病患者随访服务记录表见附录三。

（3）分类干预　①对血糖控制满意（空腹血糖值＜7.0mmol/L），无药物不良反应、无新发并发症或原有并发症无加重的患者，预约进行下一次随访。②对第一次出现空腹血糖控制不满意（空腹血糖值≥7.0mmol/L）或药物不良反应的患者，结合其服药依从情况进行指导，必要时增加现有药物剂量、更换或增加不同类的降糖药物，2周内随访。③对连续两次出现空腹血糖控制不满意或药物不良反应难以控制以及出现新的并发症或原有并发症加重的患者，建议其转诊到上级医院，2周内主动随访转诊情况。④对所有的患者进行针对性的健康教育，与患者一起制订生活方式改进目标并在下一次随访时评估进展。告诉患者出现异常情况应立即就诊。

（4）健康体检　对确诊的2型糖尿病患者，每年进行1次较全面的健康体检，体检可与随访相结合。内容包括体温、脉搏、呼吸、血压、身高、体重、腰围、皮肤、浅表淋巴结、心脏、肺部、腹部等常规体格检查，并对口腔、视力、听力和运动功能等进行粗测判断。糖尿病社区服务流程见图8－3。

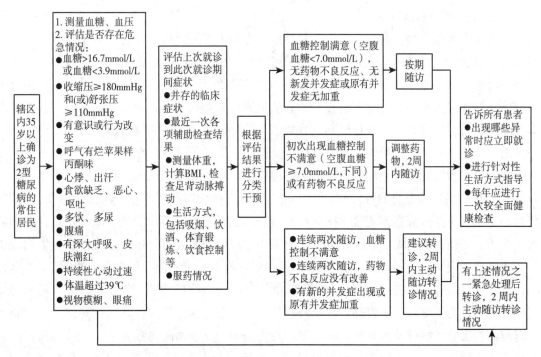

图8－3　糖尿病社区服务流程图

2. 糖尿病患者的自我管理指导

（1）血糖的自我监测管理　血糖监测有助于了解血糖的控制情况，为治疗计划的调整提供参考。指导患者掌握血糖测量仪的正确使用方法，血糖的控制目标与测血糖的意义。血糖控制的目标为空腹血糖≤7.0mmol/L，餐后2小时血糖≤10.0mmol/L。血糖测试前用75%乙醇消毒手指，待干后测试，测试纸不能受潮。注射胰岛素的患者每天测量血糖 2 ~ 4 次，测量血糖时间宜定在早、中、晚餐前和晚上睡觉前，血糖异常或感觉不适时，应随时测量。早上测空腹血糖采血前不吃降糖药，不吃早餐；测餐后 2 小时血糖应从吃第一口饭时开始计算时间，2 小时后采血。

（2）病情与并发症的监测　患者做好血糖、体重、血压、饮食量与用药等方面的记录，以便医务人员根据情况对患者的药物治疗与非药物治疗做出调整。向患者宣教各种急性、慢性并发症产生的原因与症状，当发现症状加重或有头晕、心悸、烦渴、嗜睡等并发症的相关症状应及时就诊，并重点做好低血糖的观察与预防。患者及家属应做到不随意更改降糖药物及剂量；定时、定量进餐；运动前进食适量的碳水化合物并防止运动过量；易在后半夜及清晨发生低血糖的患者，晚餐可适当增加主食或蛋白质丰富的食物；避免过量饮酒，尤其是空腹状态下；平时随身携带高糖食物以防低血糖发生。一旦出现心悸、无力、手抖、头晕等低血糖表现时，迅速口服含糖的饮料或食物补充糖分。事后分析低血糖的诱因，避免再次发生。

（3）生活方式管理　①饮食：饮食管理是治疗糖尿病的基础措施。首先，应根据患者的身高、体重和性别计算理想体重，参照理想体重和活动强度计算每天所需总热量。然后，合理安排食物的组成与分配，食物组成中三大营养素占全日总能量比为脂肪 20% ~ 30%，并少食动物内脏、蟹黄、鱼子等胆固醇含量高的食物；碳水化合物为 50% ~ 65%，应限制甜食，定时定量摄入主食，多食用粗米、面和杂粮。多饮水，适当增加膳食纤维的摄入，成人每天膳食纤维摄入量应 > 14g/1000kcal；肾功能正常的糖尿病患者，推荐蛋白质的供能比为 15% ~ 20%，并保证优质蛋白占总蛋白的一半以上，有显性蛋白尿或肾小球滤过率下降的糖尿病患者蛋白质摄入应控制在每日 0.8g/kg 体重。同时，在合理安排各种营养成分的摄入比例的基础上，要适当分配各餐的热量。一般将三餐热量分配为 30%、40%、30%，或按 1/5、2/5、2/5 分配。注射胰岛素或口服降糖药物且病情有波动患者可以每天进食 5 ~ 6 餐。此外，宜采用清淡低盐饮食，并注意戒烟限酒。②运动：运动是治疗糖尿病的另一基础措施。患者根据自己的体力、年龄、病情等选择适合的运动方式，运动强度以低等到中等强度的有氧运动为宜，如慢跑、散步、太极拳、健身操、广场舞等。成年 2 型糖尿病患者每周至少 150 分钟（如每周运动 5 天、每次 30 分钟）中等强度（50% ~ 70% 最大心率，运动时有点费力，心跳和呼吸加快但不急促）的有氧运动。运动前后要加强血糖监测，运动时随身携带含糖量较高的食物及写有姓名、病情、家属联系方式的卡片以备急需。运动时一旦出现气急、胸闷、头晕等不适时立即停止运动。③其他：注意个人卫生，避免皮肤破损，保持口腔、皮肤清洁；预防呼吸道、泌尿道及会阴部感染。

（4）用药管理　糖尿病是终身性疾病，服药的患者需坚持长期药物治疗，对患者的用药指导包括：①口服药物，向患者及其家属强调遵医嘱按时按剂量服药的重要性，不可随意增减药量。让其知晓药物的用法及副作用，如磺脲类药物一般在餐前半小时服用，副作用主要是低血糖反应，也可能出现少见的溶血性贫血、肝功能损害、肠道反应、皮肤瘙痒等。双胍类药物一般在餐后用药，副作用主要是食欲减退、恶心、呕吐、腹泻等，偶有过敏反应。②胰岛素，教会患者自己注射胰岛素。胰岛素采用皮下注射，常用的注射部位为上臂外侧、腹部、大腿外侧等，应经常更换注射部位预防注射部位皮下脂肪萎缩或增生，影响药物吸收。抽吸及注射药液时，要注意无菌操作，普通胰岛素和中、长效胰岛素同时注射时，应先抽取普通胰岛素，再抽取中、长效胰岛素，然后混匀。普通胰岛素于饭前 30 分钟注射，鱼精蛋白锌胰岛素于饭前 1 小时注射。注射胰岛素后要注意观察与预防低血糖反应。

（5）糖尿病足的管理　既往有足部溃疡史、神经病变的症状与体征、缺血性血管病变体征以及老年、独居生活、经济条件差的患者更需警惕糖尿病足的发生，并做好以下足部管理。①每天进行足部检查：可以自查双足有无皮肤破溃、红肿、水疱、伤口、鸡眼、脚癣等，尤其注意足趾间隙有无红肿、皮肤温度是否过冷或过热，足部动脉搏动是否正常。如果发现情况异常，宜及时就诊，在医务人员指导下处理。尤其足背动脉搏动消失应立即就诊。②保持足部清洁，做好常规护理：每天用温水洗脚，水温要合适，低于37℃，泡脚前先用手测试水温，泡脚时间以 10~15 分钟为宜。洗完后用柔软的毛巾拭干足部，尤其是趾缝之间，足部皮肤干燥可涂润肤霜以免皲裂。定期修剪趾甲，最好在刚泡脚后趾甲柔软时修剪，修剪时注意不要损伤皮肤。③选择合适鞋袜，防止足部外伤：不合适的鞋袜不仅不能保护足部，反而会引起足部损伤。鞋子应选择鞋底厚实柔软、鞋面柔软透气的棉布鞋或真皮鞋，新鞋刚穿的时候要尤其注意是否磨脚，不穿高跟的、鞋头过尖、过硬的、过紧的鞋子。袜子宜选择浅色的、柔软的、透气与吸水性好的纯棉袜子，袜口宜宽松，有破洞时及时更换。患者要注意保护足部，夏天防蚊虫叮咬，冬天加强保暖防烫伤、冻伤。每次穿鞋前检查鞋内有无异物，以免足部摩擦受损。

（6）情绪管理　糖尿病病程长，并发症危害严重、致残率高，同时长期进行的饮食与运动管理也给患者造成了沉重的心理压力，导致焦虑、孤独、沮丧、绝望等负性情绪的产生。增强自身的情绪管理能力，适应患者角色，以积极乐观的态度对抗疾病，并保持或恢复对工作与生活的热情，有利于整个疾病的管理。患者可以通过了解疾病信息、参与疾病的诊疗方案、积极进行自我管理等方式增强自我控制感，树立控制疾病的信心，保持良好的情绪。

第三节　社区安宁疗护

PPT

生与死是生命发展的自然规律，死亡作为一种不可避免的客观存在，是每个人都无法抗拒的命运。我国正在面临人口老龄化、疾病死亡谱的改变以及家庭结构的小型化、空巢化，社会对于安宁疗护的需求日益增多的情况。目前我国实施安宁疗护服务的机构有独立的安宁疗护医院、综合医院的安宁疗护病房、宁养院、社区卫生服务中心的安宁疗护病房等。社区护士应系统掌握临终患者的生理、心理反应，为临终患者提供多种形式的照护，提高临终患者的生命质量，维护其生命尊严，帮助其走完人生的最后旅程。同时为临终患者家属提供必要的支持和帮助，使其身心健康得以维护。

一、概述

（一）安宁疗护的概念

安宁疗护（hospice care）是为临终患者及家庭提供身体、心理、社会、灵性的"四全"照护，使患者安详、有尊严离世，并使其家属安心的生命末期照护。安宁疗护是近代医学领域中的一门新兴交叉学科，是社会需求和人类文明发展的标志。

安宁疗护在中国被称为临终关怀、姑息疗法、善终/宁养服务、缓和医疗等，我国政协教科文卫体委员会在 2016 年将其统一命名为"安宁疗护"。安宁疗护被纳入国家健康发展战略中，成为国家健康照顾体系的重要一环。

（二）安宁疗护的理念

安宁疗护服务强调"四全照顾"理念，即全人、全家、全程、全队。其目的是为患者及家属提供专业团队服务，经由完整的身、心、灵之关怀与医疗，减轻终末期患者的身体疼痛、不适症状及心理压力，对患者及家属提供心灵扶持，辅导其接受临终事实，陪伴患者安详走完人生最后一程，协助家属面对患者死亡，达到生死两相安的境界。

安宁疗护将治疗目标从"治愈"调整为"舒缓"，从而帮助患者和家属接受生命有限的预后和面对死亡。即使治愈不再可能，安宁疗护仍能帮助患者减轻躯体、情感和灵性痛苦，协助患者和家属明确他们自己的照护目标，如舒适安宁地离世、减轻家属痛苦、保持信仰和灵性平和等。

⊕ **知识链接**

安宁疗护的内涵 HOSPICE

日本安宁疗护之父——大阪大学柏木哲夫教授，用 HOSPICE 表现安宁疗护的内涵。

1. Hospitality（亲切）　以亲切的态度面对患者及家属，乃至所有的工作人员。

2. Organized care（团队照顾）　包括医生、护士、社工、心理师、药师、营养师、行政人员、义工等。

3. Symptom control（症状控制）　以减低患者的痛苦为首要，而不是以治愈疾病延长生命为目标。

4. Psychological Support（精神支持）　患者及家属的沮丧、忧郁、失眠或愤恨、怨怒，都需要团队的协助和支持。

5. Individualized Care（个人化照顾）　以患者为中心的照顾，减轻患者的痛苦，并设法完成患者的心愿。

6. Communication（沟通）　医疗人员、工作人员与患者及家属，要经常沟通，交换意见。家属与患者更需要亲密的沟通，交代后事，乃至珍重道别。

7. Education（教育）　让更多的人能够了解、认同与支持安宁疗护的工作。

（三）安宁疗护的发展

自 1967 年英国学者 Dame Cicely Saunders 提出安宁疗护（hospice care）理念以来，安宁疗护已在世界多个国家发展并逐渐成熟。英国的安宁疗护事业一直处于领先地位，英国的安宁疗护教育培训开展得很早，国民的认知度及参与度均较高，以研究机构、慈善基金会、医疗专业协会为基础建立的安宁疗护协会则在设定服务标准、发展指南的同时，将利益相关者团结起来，形成影响安宁疗护政策制定和执行的政策联盟。截至 2016 年底英国临终关怀医院约有 220 所，并实行全民公费医疗。在经济学人智库（Economist Intelligence Unit，EIU）发布的《2015 年度死亡质量指数》中，英国死亡质量指数排名第一。

美国、澳大利亚、日本等 60 多个国家和地区相继开展了临终关怀服务。1971 年美国借鉴英国模式建立了康奈狄哥临终关怀院。1980 年，美国将安宁疗护纳入国家医疗保险法案。1996 年美国因癌症死亡的患者中，43.4% 的人接受临终关怀服务。1999 年 50 个州中共有 43 个州以及哥伦比亚地区将临终关怀纳入了医疗援助计划。目前美国临终关怀机构有近 3650 家，且从业人员素质较高，具备专业化服务水平。美国国家临终关怀和姑息护理认证委员会（The National Board for Certification of Hospice and Palliative Care Nurses，NBCHPN）对从事安宁疗护的护理人员进行资格认证。死亡教育课程也已成为美国社会性的教育体系。截至 2015 年全球 136 个国家/地区建立了安宁疗护机构，20 个国家/地区把安宁疗护纳入了国民医保体系。

中国台湾和中国香港地区较早开展安宁疗护工作。2015 年英国经济学人智库发布的死亡质量指数报告中，台湾地区死亡质量指数排名亚洲第一，世界第六。目前中国大陆的安宁疗护事业不断发展，取得了一定成果。1988 年 7 月天津医学院（现天津医科大学）临终关怀研究中心成立，这是中国第一家安宁疗护研究机构，并且该中心还建立了中国第一家临终关怀病房，成为中国安宁疗护发展史上重要的里程碑。1988 年 10 月上海市南汇老年护理医院建立，开展了临终关怀服务。自 1988 年起，在李嘉诚基金会的资助下全国创立了首家宁养院，至今该基金会资助了 30 多所医院成立宁养院，分布于全国 27 个省（自治区、直辖市）。1992 年 5 月首届东方临终关怀国际研讨会在天津举办。2015 年中华护理学会最早成立了安宁疗护学组。2016 年，李秀华理事长在全国政协双周座谈会上做了"护士是推进安宁疗护工作的重要力量"的主题发言，对安宁疗护工作地发展起到了积极的促进作用。

国家卫计委于 2017 年 2 月 9 日发布了《安宁疗护中心基本标准和管理规范（试行）》和《安宁疗护实践指南（试行）》，以指导各地加强安宁疗护中心的建设和管理，规范安宁疗护服务行为。2017 年 5 月安宁疗护试点工作研讨会在北京召开，由国家卫计委家庭发展司主持。2017 年 9 月安宁疗护试点工作启动会在上海市召开，确定 5 个城市作为全国首批安宁疗护工作试点。2017 年 12 月全国安宁疗护试点工作人才队伍能力建设培训班在北京召开，由国家卫计委家庭发展司委托北京协和医院老年医学科举办，旨在提升安宁疗护试点机构从业人员的业务水平及人文素养。2019 年国家卫生健康委确定第二批试点。

二、临终患者的关怀

2017 年国家卫计委发布的《安宁疗护实践指南（试行）》为我国安宁疗护的实践提供指导，明确列出了我国安宁疗护核心服务内容主要包括疼痛、呼吸困难及其他症状控制，病室环境管理以及口腔护理等舒适照护，心理、精神及社会支持等。其中，症状管理是安宁疗护的重要内容，具体包括评估、解释交流、个体化的治疗和护理以及再评估和监测。

⊕ 知识链接

黄金标准框架

黄金标准框架（gold standards framework，GSF）是 2000 年由 Keri Thomas 提出，即以当时的最佳证据为基础，由多学科团队组成，通过预测、评估、计划，更好地满足患者需求和意愿，为患者和家庭提供高质量的生活护理并享受优逝。GSF 通过临床指标和功能标准预测未来 12 个月内有死亡风险的患者，制定姑息治疗登记册、预立医疗照护计划和定期会议以加强社区医护人员的沟通和协调。

（一）常见症状管理

1. 疼痛　疼痛是临终患者最主要的躯体症状，有效控制临终患者的疼痛可提升患者的生命质量。

（1）评估和观察　评估患者疼痛的部位、性质、程度、发生及持续的时间，疼痛的诱发因素、伴随症状，既往史及患者的心理反应；根据患者的病情、认知能力和疼痛评估的目的，选择合适的疼痛评估工具，对患者进行动态的连续评估并记录疼痛控制情况。

（2）治疗原则　可按 WHO 推荐的癌痛三阶梯镇痛法，合理应用镇痛剂缓解疼痛。药物止痛治疗遵从五项基本原则，包括口服给药、按阶梯用药、按时用药、个体化给药、注意具体细节。三阶梯镇痛疗法的内容：①使用非阿片类镇痛药物，如阿司匹林、安痛定、布洛芬等，适用于轻度疼痛的患者。②选用弱阿片类镇痛药物，如可待因、可卡因等，适用于中度持续性疼痛的患者。③使用强阿片类镇痛药物，如吗啡、哌替啶等，适用于重度和剧烈性疼痛的患者。

（3）护理要点　根据疼痛的部位协助患者采取舒适的体位；给予患者安静、舒适环境；遵医嘱给予止痛药，缓解疼痛症状时应当注意观察药物疗效和不良反应；有针对性地开展多种形式的疼痛教育，鼓励患者主动讲述疼痛，教会患者疼痛自评方法，告知患者及家属疼痛的原因或诱因及减轻和避免疼痛的其他方法，包括音乐疗法、注意力分散法、自我暗示法等放松技巧。

（4）注意事项　止痛治疗是安宁疗护治疗的重要部分，患者应在医务人员指导下进行止痛治疗，规律用药，不宜自行调整剂量和方案。

2. 呼吸困难

（1）评估和观察　评估患者病史、发生时间、起病缓急、诱因、伴随症状、活动情况、心理反应和用药情况等；患者神志、面容与表情、口唇、指（趾）端皮肤颜色，呼吸的频率、节律、深浅度、体位、外周血氧饱和度、血压、心率、心律等。

（2）治疗原则　寻找诱因的同时应努力控制症状，无明显低氧血症的终末期患者给氧也会有助于减轻呼吸困难；呼吸困难最佳的治疗措施为治疗原发疾病，保持气道通畅，保证机体氧气供应；但在不可能做到的情况下，阿片类药物是使用最为广泛的具有中枢活性的治疗此类呼吸困难的药物，应明确告知呼吸抑制、镇静的作用机制。

（3）护理要点　提供安静、舒适、洁净、温湿度适宜的环境；每日摄入适度的热量，根据营养支持方式做好口腔护理；保持呼吸道通畅，痰液不易咳出者采用辅助排痰法，协助患者有效排痰；根据病情取坐位或半卧位，改善通气，以患者自觉舒适为原则；根据病情的严重程度及患者实际情况选择合理的氧疗；指导患者进行正确、有效的呼吸肌功能训练；指导患者有计划地进行休息和活动。

（4）注意事项　呼吸困难通常会引发患者及照护者的烦躁、焦虑、紧张，要注意安抚和鼓励；呼吸困难时口服给药方式可能会加重患者的症状或呛咳，可考虑其他途径的给药方式。

（二）心理关怀

针对临终患者心理、行为特征和个体差异，帮助其从对死亡的恐惧与不安中解脱出来，以较平静的心态面对即将到来的死亡。

1. 评估和观察　评估患者的心理状况和情绪反应，并且应用恰当的评估工具筛查和评估患者的焦虑、抑郁程度及有无自杀倾向。

2. 护理要点

（1）要有高度的同情心和责任感，了解临终患者的心理需求，鼓励患者充分表达感受。

（2）恰当应用沟通技巧表达对患者的理解和关怀（如倾听、沉默、触摸等）。

（3）鼓励家属陪伴，促进家属和患者的有效沟通。

（4）指导患者使用放松技术减轻焦虑，如深呼吸、放松训练、听音乐等。

（5）帮助患者寻找团体和社会的支持。

3. 注意事项　提供安宁、隐私的环境，减少外界对情绪的影响；尊重患者的权利，维护其尊严；正确识别患者的焦虑、抑郁、恐惧和愤怒的情绪，帮助其有效应对。

（三）死亡教育

1. 死亡教育的概念　死亡教育（death education）是将有关死亡、濒死及与生命相关的知识传递给人们及社会的过程，是通过对死亡现象、状态和方法进行客观分析，引导人们科学、正确地认识死亡、对待死亡，树立正确的生死价值观。

2. 死亡教育的作用

（1）树立科学的生命观　帮助患者获得有关死亡、濒死相关知识，引导患者及其家属正确认识死亡。对于有自杀倾向的临终患者，使其审视自己原有的非理性理念，引导患者回顾人生，肯定生命的意义。

（2）消除死亡恐惧　评估患者对死亡的顾虑和担忧，给予针对性的解答和辅导。死亡教育能缓解临终患者及其家属的心理压力和精神痛苦，使临终患者坦然接受死亡的现实。

（3）减轻亲属的哀伤　通过死亡教育，帮助丧亲者尽快适应亲人去世后的生活，缩短悲伤过程，顺利度过居丧期，保持身心健康。

三、临终患者家属的关怀

家属在经历过死亡事件或者不能对死亡正确认知时，他们极有可能产生消极情绪，甚至可能会有居丧反应，遭受生理和心理的双重不适，包括过度的内疚与悲伤、情感淡漠等行为障碍。居丧照护（bereavement care）是患者去世前后为患者家属提供的一种社会支持，时间周期一般为临终患者去世后的 1 年内。安宁居家疗护团队会针对过度悲伤的家属定期追踪，包括寄问候卡、电话访谈、家庭访视、小组支持等方式，直到家属恢复正常生活为止。

1. 评估和观察　①观察家属的悲伤情绪反应及表现；②评估患者家属心理状态，理解能力、表达能力和支持系统。

2. 护理要点　①提供安静、隐私的环境；②在尸体护理过程中，尊重逝者和家属的习俗，允许家属参与，满足家属的需求；③陪伴、倾听，鼓励家属充分表达悲伤情绪；④采用适合的悼念仪式让家属接受现实，与逝者真正告别；⑤鼓励家属参与社会活动，顺利度过悲伤期，开始新的生活；⑥采用电话、网络等形式提供居丧期随访支持，表达对居丧者的慰问和关怀；⑦充分发挥志愿者或社会支持系统在居丧期随访和支持中的作用。

3. 注意事项　①悲伤具有个体化的特征，其表现因人而异，医护人员应能够识别正常的悲伤反应；②重视对特殊人群如丧亲父母和儿童居丧者的支持。

目标检测

答案解析

一、选择题

1. 属于高血压不可改变危险因素的是（　　）

　　A. 遗传因素　　　B. 体重　　　　C. 饮食　　　　D. 吸烟　　　　E. 活动

2. 属于糖尿病可改变危险因素的是（　　）

　　A. 遗传因素　　　　　　B. 机体老化　　　　　　C. 健康问题积累

　　D. 不良生活方式　　　　E. 先天的子宫内营养环境不良

3. 下列不属于慢性病流行病学特点的是（　　）

　　A. 一果多因，一因多果　　　　　　B. 发病隐匿，潜伏期长

　　C. 病程长　　　　　　　　　　　　D. 不可预防

　　E. 不可治愈

4. 糖尿病的慢性并发症不包括（　　）

　　A. 心脑血管病　　　　　B. 糖尿病肾病　　　　　C. 糖尿病眼病

　　D. 酮症酸中毒　　　　　E. 糖尿病足

5. 急性重度癌痛及需要长期治疗的中、重度癌痛治疗的首选药物是（　　）

　　A. 阿片类药物　　　　　B. 非甾体类抗炎药　　　　C. 芬太尼透皮贴

　　D. 阿司匹林　　　　　　E. 对乙酰氨基酚

二、问答题

1. 社区高血压患者怎样进行分类干预？

2. 糖尿病患者自我管理的指导内容有哪些？

书网融合……

本章小结　　　　　微课　　　　　题库

（张晴）

第九章 社区康复护理

📖 学习目标

知识要求

1. 掌握 社区康复护理的基本概念；社区康复护理工作的内容；社区康复护理评估的主要内容和社区康复护理技术。

2. 熟悉 社区康复护理的对象和原则；社区精神心理障碍患者的护理管理和护理内容。

3. 了解 社区精神心理障碍患者康复护理发展史；社区精神心理障碍患者康复护理的目标和原则。

技能要求

能够运用社区康复护理技术，对社区中的病、伤、残者进行康复训练和自我康复指导。

素质要求

在为社区中病、伤、残者提供康复护理服务时，尊重服务对象，维护其尊严，并公平、公正地对待每一位服务对象。

⇒ 案例引导

案例：张某，男性，68 岁，2 个月前因与家人争吵，情绪激动后出现左侧肢体麻痹、不能活动，并语言表达障碍，在家人的帮助下紧急送至当地医院急诊室。入院后确诊为脑出血，经积极治疗和康复 2 个月好转出院。出院时患者仍有左侧肢体活动障碍、语言含混不清、构词不准确。查体发现其左侧上肢肌力 1 级，左侧下肢肌力 2 级，左侧巴宾斯基征阳性。生活不能自理，平时主要靠妻子照护。育有一子，父子关系不好，很少去医院探望。张某情绪低落，有轻生的念头。

讨论：

1. 社区护士该如何帮助张先生提高生活自理能力？

2. 针对张先生的情绪低落、有轻生的念头，社区护士该如何护理？

第一节 概 述

PPT

社区康复护理（rehabilitative nursing in the community）是对病、伤、残者的生理、心理、社会各个层面进行护理干预的过程。在这漫长的康复过程中，需要依靠患者自身、患者的家人，充分地利用社区中政府组织和非政府组织的多种资源，充分发挥患者的潜能，实现真正意义上重返社会的康复目标。随着《国家基本公共卫生服务规范》具体服务项目的陆续出台，社区康复护理已成为社区护士主要的工作内容之一。该护理工作时间跨度大，需要多学科人员的参与。并且，人们对疾病、康复的认知在不断地发展，早期康复、康复训练的益处已有显现，但需要大量的人力投入。当下，以老年人和慢性疾病患者为主体的社区康复护理的目标人群数量正在不断地增加，他们对康复护理的需求也在不断地扩大。不难想象，社区康复护理人力资源不足是我们面临的巨大挑战。

一、社区康复护理的基本概念

（一）康复的基本概念

康复（rehabilitation）的定义在不断地发展和完善。1981 年 WHO 医疗康复专家委员会给出了康复的定义。康复是指通过综合、协调地应用各种有用的措施，以减轻残疾（病损、失能、残障）的影响和使残疾人重返社会。康复是以重返社会为目标的过程。康复的各种措施包括了医学的、工程的、教育的、社会的、职业的一切方法。因此，实现医学康复、教育康复、社会康复、职业康复四个领域的康复即可称为全面康复（comprehensive rehabilitation）。20 世纪 90 年代，WHO 指出康复是根据病、伤、残者的愿望和生活计划，帮助其在身体上、心理上、社会生活上、职业上、业余消遣上和教育上的潜能得到最大限度的恢复和发挥。并且认为，康复应在环境条件许可的范围内开展，在病、伤、残者生理或解剖缺陷的限度内实施。

（二）康复医学

康复医学（rehabilitation medicine）是由理疗学、物理医学发展而来，现已成为医学的一个重要分支。康复医学是具有基础理论、评定方法及相应治疗技术的医学学科。该学科不是以疾病为主导，而是以功能障碍为主导。它强调的是功能障碍、残疾、身心三个水平上的康复。即通过医学和工程技术，帮助病、伤、残者尽量恢复生活能力、工作能力，使其能够和健全人一样参与社会生活和工作，实现真正意义上重返社会的康复目标。

（三）社区康复

1. 社区康复（community - based rehabilitation，CBR）的概念　1978 年世界卫生组织发表了阿拉木图宣言，至此引入了社区康复的概念。社区康复是康复服务的一种方式。WHO 提出了三种康复服务方式，即机构康复、家庭康复、社区康复。1994 年联合国教科文组织、WHO、国际劳工组织联合发表了《关于残疾人社区康复的联合意见书》，发布了社区康复指南。经修订后，2004 版联合意见书对社区康复的定义是："社区康复是一项康复策略，所有残疾人享有康复服务、机会均等、贫困减缓、融入社会。社区康复的本质是指能够促进改善的干预措施，干预措施的实施需要多部门的参与，依靠残疾人、残疾人亲友、残疾人所在的社区以及其他相关的政府部门、非政府组织的共同努力。社区康复的目标是改善残疾人生活，推动社区向包容性社区发展。"

2. 基层康复的概念　在我国，社区康复又可称为基层康复，是指以农村乡镇或城市街道为基地，依靠社区本身的人力资源，构建一个由社区领导、卫生人员、民政人员、志愿人员、社团、残疾者本人及其家属共同组成的社区康复系统。它是以三级卫生网络为依托，提供全程的康复服务。社区康复服务的内容包含了预防、残疾普查和康复工作。其目的是尽可能地减少因病、伤、残带来的后果，最大限度地恢复病、伤、残者的功能和能力，增强其生活自理能力，提高其参与、融入社会生活的能力。

（四）社区康复护理

"自我护理"和"协同护理"是康复护理工作中的两大原则。社区康复护理是指在社区康复过程中，护理人员除了对病、伤、残者进行一般护理之外，还应根据总的康复计划，按照护理程序对其进行全人的护理，即对病、伤、残者的生理、心理、社会各个层面进行护理干预。特别是在病情许可的条件下，要对病、伤、残者进行健康教育，督导其日常的康复训练，使其能够自觉地坚持康复锻炼，充分发挥其潜能。康复是一个多学科合作的过程。因此，在病、伤、残者的社区康复过程中，不仅有康复医师、营养师、心理咨询师等多学科人员的加入，而且社区中其他的人力资源也会参与到康复过程中。所以，护理人员需和所有康复参与人员密切合作，帮助病、伤、残者最大限度的康复，同时预防继发性残疾的发生。

二、社区康复护理的对象和内容

（一）社区康复护理的对象

社区康复护理的对象为所有需要康复的社区居民，康复护理对象不仅限于残疾人，慢性疾病患者和部分老年人也是社区康复护理的重要对象。2019 年底，我国居民人均预期寿命为 77.3 岁，已经超过了世界人口的平均寿命。根据第七次人口普查数据结果，截至 2020 年 11 月 1 日零时，全国 60 周岁及以上老年人口已达到 2.6 亿人，占总人口的 18.70%，老龄化发展不断加速，而且高龄老人的增长速度最快。心脑血管疾病、糖尿病、癌症、慢性呼吸系统疾病、精神疾病是主要的五种慢性疾病。当上述疾病导致患者出现各种功能障碍，影响了患者的正常生活、工作和学习时，患者的生活质量就会下降，而社区康复是提高患者生活质量的重要策略。可见，随着人口老龄化的发展，医疗技术的不断进步，慢性疾病患者、老年人对社区康复护理的需求将会不断增加。

1. 残疾人　残疾发生的原因分为外伤和疾病、遗传和发育、行为和环境三大类。根据 1990 年《中华人民共和国残疾人保障法》第二条的规定，残疾人的定义是："残疾人是指在心理、生理、人体结构上，某种组织、功能丧失或者不正常，全部或者部分丧失以正常方式从事某种活动能力，在社会生活的某些领域中不利于发挥正常作用的人。"残疾人包括视力残疾、听力残疾、言语残疾、肢体残疾、智力残疾、精神残疾、多重残疾和其他残疾的人。康复是残疾人工作中的首要任务。根据 2020 年《中国残疾人事业发展统计公报》，截至 2020 年底，全国有残疾人康复机构 10440 个，其中残联系统康复机构 2550 个。康复机构在岗人员达 29.5 万人。

2. 老年人　老年人与残疾有着密切的关系。当人体进入老年期后，不仅个体的生理功能退化，而且新陈代谢水平也下降。因此，老年人会逐渐出现视听觉下降、行动不便、痴呆等功能缺损或障碍。老年慢性病患者将成为社区康复护理的重点人群。2003 年我国 65 岁以上老年人慢性病患病率为 53.88%，2021 年增长至 64.54%。由于老年人慢性病病程长，治愈率低以及人群期望寿命的不断延长，老年人的慢性病还将呈现上升趋势。老年人主要的慢性病的患病率依次是高血压、脑血管病、糖尿病、慢性阻塞性肺疾病、类风湿关节炎和缺血性的心脏病。上述慢性疾病可引起老年人功能障碍，导致残疾。并且，我国的老年人倾向于居家养老方式，对社区康复护理的需求量大。值得关注的是老年残疾人，不仅生活自理能力、参与家庭和社会生活能力低，而且经济收入少，对社区康复护理具有刚性需求。

3. 慢性疾病患者　目前，康复范围在不断地扩大，已从精神、智力、感官残疾扩大到心肺疾病、癌症、慢性疼痛、器官移植后等慢性疾病。慢性病的特点是病程长，病情迁延不愈，甚至出现进行性加重而反复住院治疗。因此，社区中有康复需求的慢性病患者多是出院后仍需继续康复的患者。另外，随着医疗技术的发展，患者带病生存的时间延长，可逐渐表现出各种各样的功能缺损、自理能力下降、残障。由此可见，在社区中慢性病患者对康复护理的需求是持续存在的。

（二）社区康复护理的内容

1. 社区康复护理评估　社区康复护理评估的内容主要是功能障碍，包括了功能障碍的性质、部位、范围和严重程度、发展趋势、预后和转归。通过社区康复护理评估可以了解个体、家庭、社区的健康水平和存在的问题，为制定今后的护理计划、护理评价奠定良好的基础。

2. 一般护理　①为残疾者提供直接的护理照顾，做好患者的日常生活护理，如喂饭、洗漱、更衣、移动等，上述护理又称为"替代护理"。保证患者的个人清洁和适度的个人修饰，这在维护患者的个人尊严上尤为重要。②在康复过程中应该注意患者的精神状况、血压等重要生命体征的变化趋势。注意观察所采用的治疗性措施是否对患者的病情有改善作用，治疗过程中有无不良反应或病情加重。③加强训练场地、日常生活区域的管理。为患者准备一个安全、舒适的康复治疗环境和生活环境。社区康复活动区域应该保持整洁、宽敞明亮，各种设施应该保证残疾者行动便利，方便他们进行日常的康复训练。如为了适应乘坐轮椅者的需要，门、窗把手及洗漱设备等均应低于一般高度；病床与轮椅高度应该相等；厕所内应该设置保护装置、扶手等。加强和社区的协作，为患者创建一个无障碍生活设施的社区。

3. 功能训练治疗 在功能训练治疗中，护理人员最主要的任务是配合康复医师及其他康复技术人员对残疾人进行功能评价和功能训练，训练患者"自我护理"。特别是评估残疾的程度以及功能训练对残疾程度的影响；指导和督促患者开展功能训练，帮助其长期坚持康复训练；帮助和指导残疾者使用假肢、轮椅等辅助器械。期间，护理人员应该重点观察康复训练的情况，如记录训练方式、训练强度、训练时间、训练时发生的疲乏、疼痛等不良生理现象等。护理人员在康复组各成员间应该发挥协调作用，使整个康复过程得到统一。

4. 社区残疾的预防工作 做好社区残疾的预防工作可以减少缺陷和残疾的出现，是人道主义的一种体现。主要有以下几方面的工作：①做好优生优育工作，防止遗传缺陷；②提供婚前保健服务；③普及母婴保健，预防新生儿缺陷，做到及早发现、及早治疗；④加强计划免疫，防治流行性疾病和地方病；⑤提倡健康生活方式、安全行为等；⑥残疾出现后，开展预防残障的康复训练等措施。

5. 心理护理 残疾人和慢性病患者社区康复的时间较长，有部分患者甚至表现出精神、心理障碍和行为异常。护理人员应该时刻关注康复对象的心理变化，及早发现上述的异常表现，及时地、耐心地做好心理支持、心理疏导工作。在护理过程中，应该理解患者、同情患者、尊重患者，对患者的异常表现不能有任何的讥笑、讽刺。护理人员应该协调社区相关部门、非政府组织、家庭成员和残疾者的关系，发挥社会支持系统在心理护理中作用。

6. 健康教育 健康教育是社区康复护理中的重要环节，多项研究提示开展全程系统的健康教育有助于患者坚持康复训练，譬如采用回访式教育、电话跟进等多种教育形式。教育对象分为社区人群和重点教育对象两大类。重点教育对象不仅是残疾者，家属和照护者也应被教育，还应重视家庭康复训练员的培训工作。教育内容包括预防残疾的知识、防止意外事故发生的知识、疾病相关知识、必要的康复知识、康复的益处、用药护理、饮食护理等。通过耐心地引导、鼓励和帮助，逐步使他们掌握"自我护理"的技巧，促进生活自理能力的提高，以便适应新生活，重返社会。

7. 回归家庭指导 提供独立生活指导。协助社区内残疾人建立活动小组或独立生活互助中心，为残疾人提供独立生活的咨询和服务，尤其是独立生活技能的咨询和指导。做好家属的教育工作，为残疾人回归家庭构建良好的家庭支持环境。

8. 回归社会指导 组织残疾人开展文体和社会活动是促进残疾人回归社会的一种有效的措施。为了帮助残疾人回归社会，可以通过招募志愿者的形式，让残疾人和非残疾人一起开展文体和社会活动。在开展社区康复护理过程中，护理人员应该关注、关心残疾人的医疗、住房、交通和参加社会活动等方面的困难，充分利用社区资源帮助其解决面临的问题。

9. 协助政府建立和完善各种特殊教育系统 协助政府建立和完善各种特殊教育系统，帮助残疾儿童解决受教育困难的问题。为社区中尚有一定劳动技能的残疾人提供就业的信息，介绍其参加相关劳动技能培训。

三、社区康复护理的特点和原则

（一）社区康复护理的特点

1. 多学科的合作 多学科合作是康复医疗发展的基石。在患者的康复过程中，需要维持性的医学治疗、康复训练。为了保障和提高康复的效果，需要一定的营养支持。而且，患者的心理和家庭、社会环境对康复也起到了一定的影响作用。所以，社区康复涉及了多个学科，缺少任何一个部分都会影响康复的效果。康复是否成功也在于多学科成员是否能够协调合作。在多学科成员组成的网络中，护理人员是促进患者信息在此网络中传递的重要纽带，也是患者利益的代言和维护者。

2. 护理工作任务繁重　社区康复的时间跨度大，加重了社区康复护理的工作负担。患者最终实现社会回归是社区康复的目标，从患者离开医疗机构到社区完成医学康复、教育康复、社会康复、职业康复是一个长期的过程，有的患者甚至需要终生的社区康复。社区康复护理的工作范围大，任务繁重。我国的社区康复资源尚处于贫乏阶段，除医疗卫生服务体系参与社区康复外，政府、社会等各种组织也参与了社区康复工作。因此，护理人员的工作将延伸到医疗卫生服务体系外，从某种程度上也加大了护理工作量。

3. 社区资源的利用　患者生活能力的训练、学习和工作技能的训练是社区康复的中心内容。康复的目标是能使患者提高生活质量，有的患者可以自食其力，实现真正的回归社会。上述目标仅仅依靠医疗卫生机构的工作人员是无法实现的，需要充分发掘和利用社区资源才能实现，包括社区的行政资源、社区中的人力资源、社区中的设施资源等。

（二）社区康复护理的原则

1. 防治结合，早期介入　社区康复护理应该强调防治结合，早期介入的观念。让每个患者"病而不残"是每个医务工作者的工作目标。尽管康复护理主要针对的是功能障碍和残疾，但在出现功能障碍和残疾之前，康复护理就可以介入。这就意味着从诊治疾病开始就应该注意预防残疾，在致残性疾病和外伤的早期，就可以在临床治疗性护理的基础上开始实施康复护理。这种早期介入的康复护理可以减少残疾的发生，减轻残疾的程度。因为在此阶段，患者的生理、心理处于能够恢复的最佳状态，所以早期开展康复护理，是抓住了功能恢复的最佳时间，往往可以达到事半功倍的效果。另外，从卫生经济学的投入－产出效益分析，早期康复可以为后续的治疗和护理打下一定的基础，减少后续的医疗消费，包括急性发作期的医疗费用和维持性治疗的费用。资料显示，基于运动的心脏康复项目可使再梗死风险降低47%，心脏病死亡率降低36%。

2. 立足社区，促进患者主动参与

（1）立足社区　社区康复护理必须以社区内部的力量为主要依托，做到社区组织、社区参与、社区支持、社区受益，这样社区康复护理才能长期生存和持续发展。主要体现在以下几个方面。①根据社区中残疾人、老年人、慢性病患者的构成比、康复护理需求，制定具体的社区康复护理项目、社区康复护理计划。②打破部门、行业界限，将社区内部资源融入到社区康复护理中，推进社区康复护理社会化工程。国内外实践证明，大多数依靠国外或社区外支持开展的社区康复服务项目，因外援撤出后，社区康复服务也慢慢萎缩或终止。因此，只有充分利用社区内部的资源，才能使社区康复护理持续发展下去。③根据社区中常见的、危害严重的致病、致残因素，有针对性地开展一系列健康教育。普及相关知识，提高社区人群的防病、防残、康复意识，提升社区人群的健康素质。

（2）促进患者主动参与　通过社区康复护理，促进患者主动积极地参与康复全过程，其具体的表现为患者表达个人的康复意愿，树立自我康复意识；选择喜好的康复训练项目，积极配合康复训练，参与康复计划的制定、目标的确定；参与社区康复服务工作，如参加社区助残志愿者和康复人员队伍，为其他康复对象提供力所能及的相关服务；努力提高自我护理能力，掌握劳动技能，自食其力，回馈社会。

3. 结合实际，整体全面　社区康复护理的目的是使大多数的康复对象享有全方位的康复服务，使康复对象能够功能康复、整体康复，回归家庭和社会。因此，社区康复护理应该以结合实际为原则，综合分析社区所在地的经济水平、文化习俗、康复技术及资源、康复对象的康复需求等方面的条件，因地制宜地采取适合本地区的社区康复护理模式。不同国家、地区存在着差异。在经济发达地区的社区康复护理可以兼顾到经济效益和社会保障政策。主要体现在以下几点。①提供有偿的康复护理项目；②投资现代化的设备，如康复评定、康复治疗和康复训练等设备；③训练地点可以设在康复机构中；④以专业化的康复组直接为康复对象提供服务为主，家庭指导康复训练为辅；⑤采用现代康复技术，如运动疗法、作业疗法、现代康复工程等。在经济欠发达地区则以低投入、广覆盖为主，主要体现在以下几点：①提供收支抵偿或无偿的康复护理项目；②利用现有的场所或采取一室多用的方式提供康复服务；③训练地点以家庭训练为重点；④在康复人员的指导下，康复对象进行自我训练；⑤采用自制的简便训练器具，应用当地传统的或简单的康复技术；⑥康复护理技术易懂、易学、易会。据国外统计，机构式康复人均费用约为100美元，可以使20%的康复对象享受康复服务；而社区康复服务人均费用仅9美元，却让80%的康复对象享受到了康复服务。据国内脑瘫儿童康复统计，机构康复的费用近万元。如果康复训练可以就近社区卫生服务中心或在家庭中开展训练，经济投入仅数百元就可以满足训练的设备要求。

第二节　社区康复护理评估

PPT

　　社区康复护理评估是护理程序的第一步，是社区康复护理的重要组成部分。当对社区范围内的伤、病、残人员实施康复护理前，社区康复护士需通过健康评估的方法，对伤、病、残人员的病因，致残的时间，功能障碍的部位和程度，活动能力，康复训练的方式、时间、效果，以及对功能恢复的期望值，目前最关注的健康问题等作出客观的评估。运动训练是康复护理的核心内容，因此，功能障碍、活动能力的评估是社区康复护理评估中的关键部分。完整正确的评估将有助于社区康复护理计划的制定，利于明确评估对象的社区康复护理需求，从而使有康复护理需求的社区居民及时、方便地进入到社区康复保健系统中，为社区居民提供优质的社区康复护理服务。

一、肌力评定

（一）概述

　　肌力（muscle strength）是指肌肉或肌群收缩时产生的最大力量。肌肉收缩分为等长收缩（isometric contraction）和等张收缩（isotonic contraction）。肌力评定（muscle test）的目的是评估肌力的大小，确定肌力障碍的程度，是制定康复治疗方案的依据。同时，肌力评定也是判断康复疗效的重要手段。肌力评定在肌肉骨骼系统病变、神经系统病变患者功能评定中的应用最为广泛。男女的肌力差异的主要原因是肌腹大小不同，并不是肌肉质量差异所致。

（二）肌力评定方法及标准

　　1. 徒手肌力检查　此法虽然分级较粗略，评定结果受测试者的主观因素影响，但应用方便，是目前最常用的肌力检查方法。该检查法通过使受试肌肉在一定的姿势位置下做标准的测试动作，观察其完成动作的能力，从而对被检查者的肌力进行评价。检查时先嘱被检查者做主动运动，注意观察其运动的力量和幅度；然后由测试者用手施加阻力，让被检查者做对抗运动，以此判断肌力是否正常。再依次检查各关节的运动力量。

　　（1）方法　①上肢肌力：双上肢前平举、侧平举、后举，检查肩关节肌肉力量；屈肘、伸肘，检查肱二头肌、肱三肌力量；屈腕、伸腕，检查腕部肌力量；五指分开相对、并拢、屈曲、伸直，检查各指关节肌肉力量。②下肢肌力：仰卧位直抬腿、大腿内收、外展，检查髋关节屈曲、内收、外展时的肌肉力量；仰卧位直抬腿及膝关节屈曲，检查伸髋及屈膝肌群的力量；仰卧位双下肢伸直，踝关节跖屈、背屈、内翻、外翻，检查踝关节肌肉的力量。

（2）肌力分级标准　肌力采用徒手肌力评定（manual muscle testing，MMT）六级标准进行衡量，分为 0 ~ 5 级，共有 6 个级别。（通常还附加"＋"和"－"来表示被测肌力比某级稍强或稍弱）

0 级　完全瘫痪，不能触及肌肉收缩。

1 级　可触及肌肉收缩，但无关节的运动。

2 级　肢体能够在床上平行移动，不能离开床面，即不能抵抗自身重力。

3 级　肢体可以对抗自身重力，能抬离床面，但不能抵抗外界的阻力。

4 级　肢体能对抗外界轻度的阻力。

5 级　肌力正常，肢体能对抗外界最大的阻力。

2. 器械评定　当肌力超过 3 级时，须用专门器械进行肌力测试。包括等长肌力检查、等张肌力检查及等速肌力检查（表 9 - 1）。等速肌力检查需用带电脑的 Cybex 型等速测力器进行，数据完整、精确。此方法已成为肌肉功能检查及其力学特性研究的良好手段。

表 9 - 1　等长肌力检查和等张肌力检查的比较

类别	项目	测试方法	评价
等长肌力	握力	用大型握力计测定。测试时握力计表面向外，上肢保持自然下垂位。连续测试 2 ~ 3 次，取最大值	1. 握力指数评定 2. 握力指数 = 好手握力（kg）/体重（kg）×100 3. 正常应高于 50
	捏力	用拇指和其他手指指腹捏压握力计或捏力计	测得的数值约为握力的 30%
	拉力	用拉力计测定。测量时两膝伸直，把手调节到膝盖高度，然后用力伸直躯干，上拉把手	1. 以拉力指数评定 2. 拉力指数 = 拉力（kg）/体重（kg）×100 3. 正常值：男 150 ~ 200，女 100 ~ 150
等张肌力		测定时应估计适宜的负荷和每次负荷的增加量，应该避免因测试导致肌肉疲劳。运动负荷可用可定量的哑铃、沙袋等。测量关节做全幅度运动时能够克服的最大阻力	1. 做 1 次运动的最大阻力称 1 次最大阻力（irepetition maximum，1RM） 2. 完成 10 次连续运动时能克服的最大阻力（10RM）

（三）肌力检查的注意事项

为了使检查结果准确、可靠，应严格规范操作，测试时应该注意以下几点。

1. 采用正确的测试体位和姿势，在等长测试时要注意关节是否处于正确的角度。

2. 测试前可做简单的准备活动。测试时动作应标准化、方向正确，充分固定被检查肌肉附着的近端关节，防止替代动作。

3. 选择合适的检查时机，减少干扰因素，避免在疲劳时、运动后或饱餐后进行检查。

4. 测试时应左右比较，一般认为两侧差异大于 10% 有临床意义。

5. 避免患者的不良反应。如持续的等长收缩可使血压明显升高，有高血压或心脏疾病患者慎用，明显的心血管疾病患者忌用。拉力测试易引起腰痛症状加重或复发，一般不用于腰痛患者。

6. 注意肌力测试不适用于上位运动神经损害的运动功能评估，如中风后偏瘫肢体的运动功能不宜采用肌力检查。当中枢神经系统病变，肌张力高时，不宜采用手法肌力检查。

二、肌张力评定

（一）概述

肌肉组织在静休状态下的不随意的、持续的、微小的收缩称为肌张力。肌张力（muscle tone，MT）是维持身体各种姿势和正常运动的基础，分为正常肌张力和异常肌张力两大类。

1. 正常的肌张力

（1）**静止性肌张力** 当人体处于不活动状态时，身体各部分的肌肉所具有的张力称为静止性肌张力。

（2）**姿势性肌张力** 当人体维持一种姿势时，肌肉会保持一定的张力，这种肌张力称为姿势性肌张力。

（3）**运动性肌张力** 肌肉在运动过程中的张力称为运动性肌张力。

2. 异常的肌张力

（1）**肌张力低下** 肌张力低下是指肌张力低于正常静息水平，当关节做被动运动时阻力消失。

（2）**肌张力增高** 肌张力增高是指肌张力高于正常水平，有痉挛和僵硬两种状态。①痉挛（spasticity）：是以速度依赖的紧张性牵张反射增强伴腱反射亢进为特征的运动障碍。在被动屈伸肢体时，起始阻力大，终末阻力突然减弱，这种现象称为折刀现象，常由椎体系障碍所致。痉挛常累及上肢的屈肌群和下肢的伸肌群。②僵硬（stiff）：也称为铅管样强直，表现为屈伸肢体时始终阻力增加，常由椎体外系受损所致。

（3）**肌张力障碍** 肌张力障碍是以张力损害、持续的和扭曲的一种不自主的运动为特征的运动亢进性障碍。其特点是肌肉收缩可快可慢，表现为扭曲，张力忽高忽低。

（二）肌张力评定方法及标准

1. 视诊和触诊 视诊应该注意肢体或躯体的异常姿势，刻板样运动模式说明肌张力有异常。在肢体完全静止和放松状态下进行，如果触之坚硬、肌肉弹力增高、肌肉丰满，说明肌张力增强。如果触之较软、肌肉弹力减弱、肌肉塌陷、肌肉松弛，说明肌张力减弱。

2. 反射检查 反射检查包括肱二头肌反射、肱三头肌反射、膝反射、跟腱反射。

3. 被动运动评定 检查时嘱患者尽量放松，由检查者支持和移动肢体，进行关节的被动活动范围（passive range of motion，PROM）的检查。检查者根据自己感受其活动度和抵抗时肌张力的变化来判断。检查时移动肢体的速度应该恒定。该法是目前最常用的肌张力评定方法。当进行肌肉痉挛检查时，应该从被检查者肌肉处于最短的位置开始，速度要快。痉挛评定标准可以采用被动活动肌张力分级标准（表 9 – 2）和改良的 Ashworth 痉挛分级标准（表 9 – 3）。

表 9 – 2　被动活动肌张力分级标准

分级	评定标准
Ⅰ级～轻度	在 PROM 的后 1/4 时候，即肌肉处于最长位置时出现阻力
Ⅱ级～中度	在 PROM 的 1/2 时候出现阻力
Ⅲ级～重度	在 PROM 的前 1/4 时候，即肌肉处于最短位置时出现阻力

表 9 – 3　改良的 Ashworth 痉挛分级标准

分级		评定标准
0 级	无痉挛	正常肌张力
1 级	肌张力轻微增加	进行 PROM 检查，在关节活动范围之末时出现突然卡住，然后突然释放，呈现最小的阻力
1 + 级	肌张力轻度增加	进行 PROM 检查时，在关节活动的后 50% 范围内出现突然卡住，然后在关节活动范围后 50% 均呈现最小阻力
2 级	肌张力增加较明显	在 PROM 检查的大部分范围内，肌张力均较明显地增加，但受累部分活动较容易
3 级	肌张力严重增加	进行被动活动困难
4 级	僵直	受累部分被动屈伸时呈现僵直状态，不能活动

4. 摆动检查 检查时以关节为中心，让主动肌和拮抗肌做快速交替收缩，观察其摆动的幅度大小，摆动幅度增大说明肌张力增高，摆动幅度减小说明肌张力低下。

5. 伸展性检查 伸展性检查是检查肌肉缓慢伸展时，能够达到的最大伸展度。通过双侧肢体伸展度的比较，可以判断肌张力是否有异常。譬如发现一侧肢体出现过伸位，说明肌张力下降。

三、平衡功能评定

（一）概述

平衡（balance）是指人体无论处在何种位置，当个体运动或受到外力作用时，能够自动地调整姿势并保持姿势的过程。它是人体维持某种体位、步行、完成各项日常生活活动的基本保证。平衡能力的评定是运动功能评定的重要组成部分。当维持姿势稳定的感觉运动器官受到损伤时，就会出现平衡功能障碍。平衡分为静态平衡和动态平衡。

1. 静态平衡 静态平衡是指人体在无外力作用下，维持某种固定姿势的能力。

2. 动态平衡 动态平衡是指人体在运动过程中，调整和控制身体姿势稳定的能力。从一种姿势变换到另一种姿势过程中保持平衡的能力。

（1）自我动态平衡 自我动态平衡是指人体在进行各种自主运动时，例如从一种姿势调整到另外一种姿势的过程中，能够重新获得稳定状态的能力。

（2）他人动态平衡 他人动态平衡是指人体在外力推动作用下，调整姿势、恢复稳定状态的能力。

（二）平衡功能评定方法及标准

目前临床上常用的平衡评定（balance assessment）方法有平衡反应检查、量表评价法和器械检查法。其中最常用的是量表评价法，因 Fugl - Meyer 量表和 Berg 量表（Berg balance scale，BBS）的信度和效度都很高，是目前使用最多的两种平衡评价量表。

1. 平衡反应检查

（1）坐位平衡反应 嘱患者坐在椅子上，评定者将患者上肢向一侧牵拉。评价标准：①阳性反应表现为头部和胸廓出现向中线的调整，被牵拉的一侧出现保护性反应，另一侧上、下肢伸展并外展。②阴性反应表现为头部和胸廓没有出现向中线的调整，被牵拉的一侧和另一侧上、下肢未出现上述反应或仅身体的某一部分出现阳性反应。

（2）跪位平衡反应 嘱患者取跪位，评定者将患者上肢向一侧牵拉，并使之倾斜。评价标准：①阳性反应表现为头部和胸廓出现向中线的调整，被牵拉的一侧出现保护性反应，对侧上、下肢伸展并外展。②阴性反应表现为头部和胸廓未出现向中线的调整，被牵拉的一侧和另一侧上、下肢未出现上述反应或仅身体的某一部分出现阳性反应。

（3）迈步反应 嘱患者取站立位，评定者向左、右、前、后方向推动患者身体。评价标准：①阳性反应表现为脚快速向前方、侧方、后方跨出一步，头部和胸廓出现调整。②阴性反应表现为不能为维持平衡而快速跨出一步，头部和胸廓不出现调整。

2. 量表评定 Berg 平衡量表是常用的量表之一（附录四）。共有 14 项，每项最高 4 分。最高分 56 分，最低分 0 分，分数越高平衡能力越强。0～20 分，提示平衡功能差，患者需要乘坐轮椅；21～40 分，提示有一定平衡能力，患者可在辅助下步行；41～56 分者说明平衡功能较好，患者可独立步行。<40 分提示有跌倒的危险。根据患者平衡障碍的情况，可选用不同的项目进行评定，评定工具包括秒表、尺子，椅子、小板凳和台阶。评定的项目包括无支持坐位、无支持站立、从坐位站起、从站立位坐

下、闭目站立、双脚并拢站立、上肢向前伸展并向前移动、从地面拾起物品、转身向后看、两脚一前一后站立、单腿站立。

3. 仪器评定　可以利用静态平衡仪、动态姿势图仪做客观定量分析。

四、日常生活活动能力评定

（一）概述

日常生活活动是指人们为了满足日常生活而每天必须反复进行一系列基本活动。包括了日常自理类活动、躯体活动、户外和室内完成的高级技能活动。通过对社区患者的日常生活活动能力（activities of daily living，ADL）评估，可以掌握患者在家庭和社区中活动的最基本的能力。便于制定社区康复护理目标、社区康复护理计划，同时也有助于分析患者的社区护理需求，更好地配置和利用社区资源。日常生活活动主要分为以下两类。

1. 基础性日常生活活动　基础性日常生活活动是指人们维持基本生存、生活所必需的活动，包括两部分，一部分为与穿衣、进食、个人卫生有关的个人自理活动；另一部分为与站、坐、行走有关的功能性活动，如翻身、从床上坐起、转移、上下楼梯、驱动轮椅。

2. 工具性日常生活活动　工具性日常生活活动是指人们在社区中维持独立生活所必需的活动，活动包括了购物、家庭清洁和整理、使用电话和电器设备、付账单、烹饪、洗衣、社区内休闲活动等。这类活动需要借助或大或小的工具完成，是比较高级的一系列生活活动，也是评价社区康复护理效果的重要指标。

（二）评定方法和标准

1. 直接观察法　直接观察法是指由检查者直接观察被评定者的日常生活活动，评估其完成情况，该法可在被观察者的实际生活环境中实施，也可在日常生活活动功能评定室中开展。

2. 间接评定法　间接评定法是指检查者通过提问的方式收集资料进行评价，提问可以是电话直接询问或邮寄问卷询问，询问对象可以是被评定者本人和（或）家属，评定的活动内容是一些不便完成或不易按指令完成的动作，如大小便、洗澡等。此法虽较简单，但准确性不如直接观察法。

在实际工作中，为了正确了解被评定者实际的日常生活活动能力，最佳的方法是设立多项指标和实用的评定标准，譬如完成活动的独立程度、动作的安全性、熟练度等。

3. 量表评定　量表评定的方法不仅简单，而且信度、效度、灵敏度都很高，使用最广泛。基本日常生活活动能力最常用的评定方法是 Barthel 指数。

4. 标准

（1）5 级分类法　5 级分类法是根据纽约大学医学中心康复医学研究所制定的方法整理的，是根据日常活动的独立程度进行分级，共有 5 级。1 级是指能独立活动，无须帮助或指导；2 级是能活动，但需指导；3 级是指需要具体帮助方能完成活动；4 级是指无活动能力，必须依靠他人抬动或操持代劳；5 级是指该项活动不适于患者。如果患者使用辅助装置，需标明哪种辅助装置。

（2）Barthel 指数　Barthel 指数法是对日常的 10 项日常生活活动能力进行评定，可在治疗前中后对患者进行评价（改良 Barthel 指数评定表见附录五）。该法以患者日常实际表现作为依据，而不以患者可能具有的能力为准。计分 0～100 分，0～20 分为极严重功能障碍；25～45 分为严重功能障碍；50～70 分为中度功能障碍；75～95 分为轻度功能障碍；100 分为 ADL 自理。

（3）功能独立性评定　1987 年美国纽约州功能评估研究中心发布了功能独立性评定。该方法测量的是被评定者活动的现实情况，评价其在某种条件/环境下可以做什么。因此，此法不仅能够反映残疾水平，而且能够确定所需的护理量或帮助的方式。功能独立性评价涵盖了自理活动、括约肌控制、转移、行进、交流和社会认知6个方面，共18个项目，每项满分7分，最低1分。根据得分将被评定者分为功能独立、功能依赖两类，共7个级别。

第三节　社区康复护理基本技术

PPT

社区康复护理基本技术包括了基础护理技术、社区康复护理环境和社区康复护理专业技术。基础护理技术与临床其他专科护理基本相同，如饮食护理、口腔护理、皮肤护理等。社区康复护理环境包括了社区设施环境、心理环境以及社会环境，是社会支持系统中的构成成分。社区康复专科技术则是有助于社区患者日常生活能力的技术，可以促进功能障碍康复的技术，还包括了假肢和助行器使用的护理。本节仅阐述社区康复护理专业技术。

一、体位及其转移 📱微课-9

（一）概述

1. 定义　体位摆放和转移技术是 ADL 运动训练的重要内容。该技术主要是应用于瘫痪患者的社区康复护理中，其目的是使瘫痪患者能够独立地完成各项日常生活活动。体位转移是指人体从一种姿势转移到另一种姿势的过程。通过正确的体位摆放，能使躯干和肢体保持在功能状态，可以预防和减轻肢体痉挛和畸形，防止压力性损伤的发生。如患侧卧位和仰卧位可以强化患侧伸肌的优势，健侧卧位可以强化患侧屈肌的优势。通过不断的体位变化可以使肢体的伸屈肌平衡，预防痉挛发生。开展社区康复护理时，护理人员应该选择最容易、最安全的体位移动技术，同时给予患者心理支持，指导患者在康复期参与体能训练，树立患者的健康信念和对自己健康的责任感。

2. 体位转移技术的分类

（1）主动转移　主动转移也称独立转移。是指患者在不需他人帮助的情况下，能够独立完成的转移方法。

（2）辅助转移　是指患者在治疗师或护理人员协助的情况下完成的转移方法。

（3）被动转移　被动转移即搬运，是指患者在不能对抗自身的重力完成主动转移及辅助转移的情况下，完全依靠外力将患者整个抬起，从一个地方转移到另一个地方。分为人工搬运和机械搬运。

（二）体位及其转移方法

1. 良肢位的摆放　良肢位的摆放是指将肢体摆放在一种位置或保持一定的姿势，达到保持肢体的良好功能的目的。它是一种基本的康复手段。在社区康复护理工作中，瘫痪肢体的摆放最常见。瘫痪肢体应该摆放成其功能位，通常采用垫枕或改变垫枕的长度来固定肢体的功能位。肢体的位置也应该根据体位的不同而变化。仰卧位、侧卧位的肢体摆放位置是不同的（图9-1、图9-2、图9-3、图9-4，图中阴影部位代表瘫痪部位）。

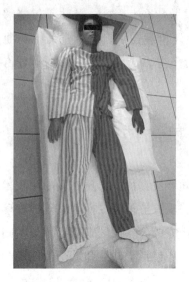

图9-1　仰卧位肢体摆放图

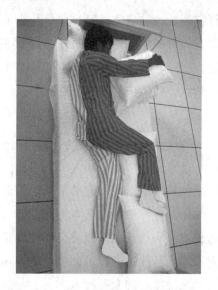

图9-2　健侧卧位肢体摆放图

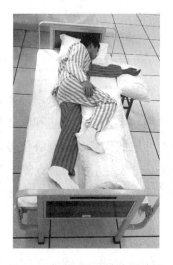

图9-3　患侧卧位肢体摆放图

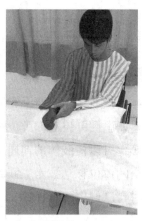

A.正面观

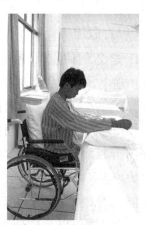

B.侧面观

图9-4　坐位肢体摆放图

2. 床上翻身　床上的左右翻身是最基本的躯干训练。由于躯干受双侧锥体束支配，瘫痪一般不完全，故尽早让患者学会床上左右翻身，可以促进恢复，避免长期卧床的并发症。床上翻身分为向健侧翻身和向患侧翻身两种。在训练床上翻身的同时，应该通过桥式运动加强患侧伸髋、屈膝、抬臀的训练，这对避免患者今后出现偏瘫步态十分重要。

（1）健侧翻身　健侧翻身时，患者取屈膝仰卧位，双手交叉，双下肢交叉。双手交叉伸直上举且做左右摆动动作，借助摆动的惯性，双上肢和躯干一起翻向健侧。双手交叉时患侧的拇指应置于健侧的拇指上方，呈 Bobath 式握手，健侧下肢应置于患侧下肢下方。

（2）患侧翻身　患侧翻身时，患者仰卧位，健侧下肢屈曲，双手呈 Bobath 式握手，向上伸展上肢并左右摆动，当摆向患侧时，顺势将身体翻向患侧。

3. 坐位和坐位平衡训练　训练患者尽早坐起，可以防止肺部感染、深静脉血栓形成、压力性损伤等并发症，减少患者的不良情绪。先进行坐位耐力训练，然后进行卧位到床边坐起训练。

（1）坐位的耐力训练　可先从半坐位（约30°）开始，然后逐渐延长时间，如果患者能够坚持30分钟而无头昏等体位性低血压的症状，就可以逐渐地增大角度（40°、60°、90°）、延长时间和增加训练次数。如果患者可以在90°坐位坚持30分钟，则可以进行床边坐起的训练。坐位的耐力训练可以防止长期卧床患者突然坐起而引起体位性低血压的发生。

（2）卧位到坐位的训练　从卧位到坐起有独立从健侧坐起、独立从患侧坐起和辅助坐起三种训练方式。其中独立从健侧坐起的难度大，但对患者是更好的训练。独立从患侧坐起的方法：训练时患者先侧移到床边，健手将患侧上肢置于胸前，为支撑点。将健侧下肢插入患侧下肢下面，借助健侧下肢的力量将患侧下肢移到床边外，患膝保持自然屈曲状。然后头向上抬，躯干向患侧旋转，健手横过身体并将掌心置于患侧的床面，健手用力推床，借助推力坐起，同时摆动健侧肢体下床（图9-5，图中阴影部位代表瘫痪部位）。护理人员可以根据具体的情况给予辅助，一手置于患者健侧肩部，另一手置于患者的臀部，帮助患者坐起，但不可以拉患侧肩部。

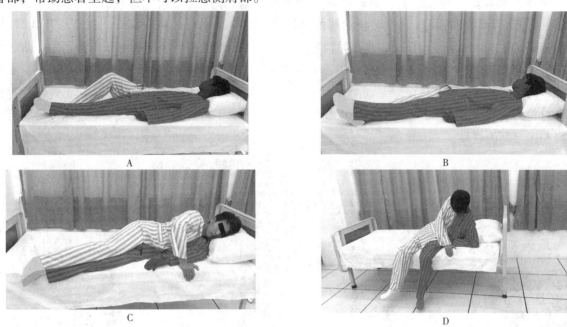

图9-5　独立从患侧坐起

4. 轮椅-椅转移　患者如果掌握了轮椅-椅转移的技巧，可以实现从轮椅到床、浴盆等体位转移。可以大大提高独立生活的能力。为了叙述方便，将患者正在坐的椅子称为第一张椅子，将要转移过去的椅子称为第二张椅子。

（1）轮椅-椅成角　患者向椅子前方移动，一手握着第一张椅子的扶手，另一只手握住第二张椅子的最远端或远侧扶手。如果双下肢无法站立，转移前，把双下肢搬到第二张椅子前。患者利用双手支撑，将臀部移到第二张椅子上面，双手握着第二张椅子的扶手，将体位调整到舒适的位置。（图9-6）

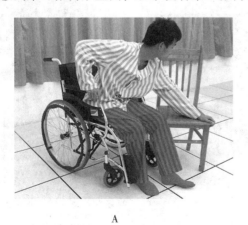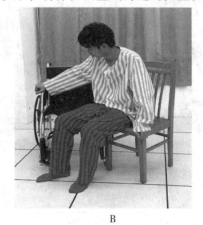

图9-6　轮椅-椅成角转移图

（2）轮椅-椅侧方　患者躯干向第二张椅子侧斜，一手握着第一张椅子的扶手，另一只手握住第二张椅子的最远端或远侧扶手。患者利用双手支撑，将臀部横向移到第二张椅子上面，双手握着第二张椅子的扶手，将体位调整到舒适的位置。

（3）轮椅-椅滑板　此法适用于移动平面高度不等，或者两椅间有一定的距离。两个椅子并排放置，如果使用轮椅，两个椅子间扶手应该拆卸，滑板放在两椅间，患者坐在其中一端。将板和椅子固定住，患者横过滑板。移到第二张椅子后，调整到舒适的位置，将滑板抽去。

5. 轮椅-床转移　轮椅座位的高度应与床面的高度大致相同。

（1）轮椅-床前向转移　训练时将轮椅面对床，当轮椅离床有一些距离时，打开外开式脚踏板，将双下肢提至床上，向前移动轮椅，直至轮椅紧靠床沿，然后刹住闸。头部和躯干向前屈曲，双手撑住轮椅扶手并向上支撑，借助双手的支撑力使臀部离开椅垫，并向前移动。然后将双手放在床上，支撑抬起臀部，向前移动直至臀部移至床上（图9-7，图中阴影部位代表瘫痪部位）。从床向轮椅转移时，患者应背对轮椅，其他的动作和上述的顺序正好相反。上肢力量不是很强，或技巧掌握差，可借助滑板进行轮椅和床之间的过渡。

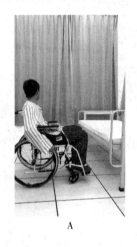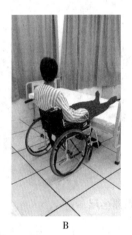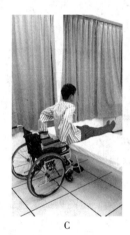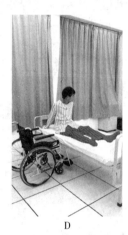

A　　　　B　　　　C　　　　D

图9-7　轮椅-床前向转移

（2）轮椅-床后向转移　训练时将轮椅靠背与床相对，除去轮椅靠背，椅面和床间放置滑板，双手握住轮椅扶手并向上支撑，借助双手的支撑力使臀部离开椅垫，并向后移动。然后将双手放在床上，支撑抬起臀部，向后移动直至臀部、下肢移至床上（图9-8，图中阴影部位代表瘫痪部位）。

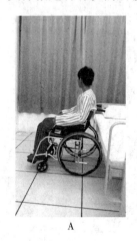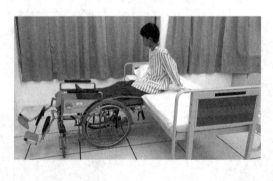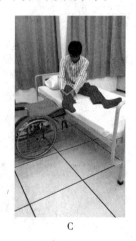

A　　　　B　　　　C

图9-8　轮椅-床后向转移

6. 轮椅－坐便器转移 厕所的两侧必须安装扶手。坐便器最好高于地面50cm。首先将轮椅靠于厕座，关好刹车，足离开搁脚板，解开裤子，以健手握轮椅扶手站起，然后握住厕座旁的扶手，旋转身体坐在厕座上。

（三）注意事项

1. 应该循序渐进，尽早开展。随着患者活动能力的提高，逐步减少辅助量，最终达到完全自理。脑梗死患者在发病48小时内即可开始康复训练。

2. 告知患者，做好准备工作，方法和步骤要正确。移动前应对患者的疾病情况、活动能力等进行评估。应该在患者病情许可的情况下进行体位转移训练。当患者残疾较重或有认知障碍时，不要勉强训练其独立转移活动。当转移距离过远且单个帮助者无法完成时，或转移频繁时，不提倡使用升降机。移动前需保证两个移动面（如床铺和坐椅面）位置尽量靠近；移动时方法得当，避免异常运动模式和畸形出现；快速地移动患者，限定患者参与活动的时间；移动后，保证患者在床上或坐椅上位置舒适正确。

3. 谨记协助而非替代的原则，尽量发挥患者的潜能。能够独立转移时则不建议提供帮助，能够提供少量帮助时则不建议提供大量帮助，被动转移是最后选择的转移方法。

4. 遵循安全、节力原则，防止损伤。患者肌张力高时，应待肌肉放松后活动。对松软或不能控制的患侧肢体在移动中需采取保护措施。协助患者应站在患者的患侧，防止患者坠床。训练时不可用力过度，防止关节脱位，注意保护皮肤。训练者应清楚动作先后次序，指导患者时指示要清楚。

二、肌力、关节活动度训练

（一）肌力训练

1. 概述 肌力训练可以促进个体的功能恢复，提高生活自理能力和工作能力。肌肉收缩类型有四种。

（1）等张收缩 等张收缩是指当肌肉收缩时所承受的负荷小于肌肉收缩力时，肌肉只是长度的缩短而无张力变化，即整个关节运动范围内肌张力保持不变。等张收缩训练法是一种最常见的重量训练法，利用机械式或者自由重量进行推拉、举放伸缩；只要不涉及特殊收缩训练法，都称之为等张训练。

（2）等长收缩 等长收缩是指外加阻力恒定时，当肌肉张力足以克服外加阻力时，张力不再发生变化。此肌肉收缩形式没有机械活动，但有肌肉能量消耗。等长收缩是增强肌力最有效的方法。适用于关节不能活动情况下的肌力增强训练，如骨折、关节炎疼痛。

（3）向心性收缩 肌肉的张力克服了阻力，肌肉发生缩短，导致了关节的活动。如股四头肌收缩使膝关节伸直。

（4）离心性收缩 肌肉无法产生足够的力量，被外负荷克服，导致了肌肉伸长。如举哑铃缓缓下落。

2. 训练方法

（1）辅助主动运动（助力运动） 助力运动是指在外力的辅助下，患者通过主动收缩肌肉完成运动或动作。协助者、浮力、器械和患者的健肢都是辅助力量。当肌力恢复到1~2级时可以开始助力运动。根据辅助力来源的不同，该类运动又可以分为徒手助力运动、悬吊助力运动、滑面上助力运动、滑车和重锤助力运动、浮力助力运动。其中徒手助力运动可以根据肌力的变化，随时调整辅助力量，训练效果好，但耗费人力。滑车和重锤助力运动只适用于肩、膝、髋大关节。

（2）主动运动 主动运动是指在外力的辅助下，患者通过主动收缩肌肉完成运动或动作。当肌力恢复到3级时可以开始主动运动。训练时应该取正确的体位和姿势。肢体放在抗重力位。

（3）抗阻力运动　肌力达到 4 级或 5 级时可以用此法训练。训练方法包括了徒手抗阻力运动、加重物抗阻力运动、重锤和滑轮抗阻力运动和弹簧抗阻力运动。①徒手抗阻力运动：首先固定关节远端，开始时在轻微用力下主动运动 10 次，然后加大阻力，使肌肉全力收缩 10 次，一次动作的时间为 2~3 秒。②加重物抗阻力运动：直接手持重物或将重物系在身体某部位。如拿哑铃、腰挂重物或穿重鞋子。

3. 注意事项

（1）阻力原则　肌力训练应该遵循"大负荷，少重复"的原则。如果在无阻力的情况下训练，无法实现增强肌力的目的。

（2）超负荷原则　肌力训练时，负荷应略高于现有的肌力或至少相当于肌肉产生最大强度收缩所需负荷的 60%，训练需持续 6 周才能取得明显的效果。

（3）训练强度　训练应以肌肉产生疲劳但不感到过度疲劳为度。如果出现运动速度、幅度下降，或者肌肉明显不协调、肌力下降，应该立即停止训练。

（二）关节活动度训练

1. 概述　引起关节活动度改变的原因多种多样，常见的有骨折脱位、骨关节病变、废用性关节周围组织挛缩和粘连、失神经支配等，关节活动范围发生改变可影响肢体正常的功能。关节活动度训练的目的是通过多种康复训练的方法增加或维持关节活动范围，提高肢体运动能力。

2. 训练方法

（1）被动训练　被动训练适用于肌力在 3 级以下的患者。训练过程中，患者全靠外力来完成动作。外力主要来自康复辅助人员、患者健侧肢体或康复训练器械。此训练可以使肌肉放松、刺激屈伸反射、增强瘫痪肢体的本体感觉、促发主动运动；同时通过牵张关节周围的组织，维持或改善关节活动范围，为主动运动做准备。训练时患者取舒适、放松体位。固定肢体近端，托住肢体远端，瘫痪肢体的运动顺序由近端到远端（如从肩到肘）。每一动作重复 10~30 次，每日 2 或 3 次。

（2）主动 - 辅助关节活动度训练　主动 - 辅助关节活动度训练是由被动运动向主动运动过渡的形式。即在外力的辅助下，患者主动收缩肌肉来完成的运动或动作。是其目的是逐步增强肌力，促进协调动作模式的建立。训练时，助力常加于运动的开始和终末。

（3）主动关节活动度训练　主动关节活动度训练适用于肌力在 3 级的患者。训练时即不需要助力，也不需要克服外来阻力。主要通过患者主动用力收缩完成动作。其目的是促进肌肉功能、关节功能和神经协调功能恢复。训练有单关节、多关节、单方向或多方向的运动，体位可取卧位、坐位、跪位、站位和悬挂位等。每一动作重复 10~30 次，每日 2 或 3 次。

（4）四肢关节功能牵引法　四肢关节功能牵引法是扩大关节活动范围的一种训练方法。

（5）连续被动运动　连续被动运动是利用专用的训练器械，使关节进行缓慢的被动运动，并且运动持续较长的时间。

3. 注意事项　动作缓慢、柔和、平稳、有节律，避免冲击性运动和暴力。训练在无痛范围内进行，活动范围逐渐增加，以免损伤。当患者感觉功能不正常时，不可自行进行运动，应在有经验的康复治疗师指导下完成被动运动。

三、日常生活活动能力训练

（一）训练内容和方法

1. 进食训练

（1）维持坐位平衡训练　首先训练患者的坐起、坐稳动作，先训练患者在靠背支撑状态下可以坐稳，再训练患者在无靠背支撑状态下能够自行坐稳。然后训练患者由坐在靠背椅上到坐在凳子上，最后让患者在坐位时做各种改变重心的练习，如让患者躯干部前后运动和左右运动。

（2）抓握餐具训练 首先训练患者抓握形状单一的物体如木条等，然后训练患者抓握匙、筷子、刀叉等餐具。如果患者完全丧失了抓握能力，需为患者提供改造过的餐具，如将碗、碟固定在桌子上，提供特制横把、长把匙等。

（3）进食动作训练 通常采用模仿训练的方法。首先训练手部的协调动作，然后准备易被拿取的食物，模仿练习进食的过程。训练的目标是让患者能够完成进食前的食物抓取动作，并且能够自己将食物递送到口唇部、张口进食。

（4）咀嚼和吞咽训练 当神志清楚的吞咽困难者能够喝水时，才能开始训练患者自己进食。初进食者应该选择糊状食物进食，继之可以选择半流质食物进食。患者的进食量应该从小量开始，以后逐渐过渡到正常量的饮食。

2. 更衣训练 偏瘫者穿衣，先穿患肢（图9-9），脱衣时，先脱健肢（图9-10）。如患者活动受限，穿脱衣困难，需设计特殊服装，如前面宽大，或前面开合式衣服。必要时可用拉链、按钮、松紧带等。坐位和卧位的穿衣方法不同（图9-11，图9-12，图中阴影部位代表瘫痪部位）。

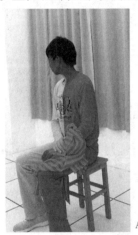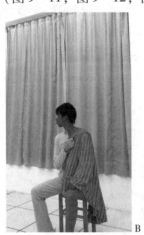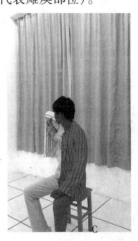

图9-9 坐位穿衣

A. 先穿患肢；B. 穿到患侧肩部，将袖口提到肘部；C. 健侧手转到后面穿袖子

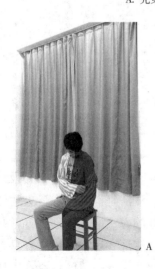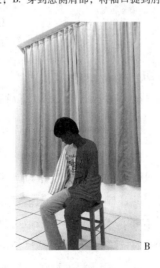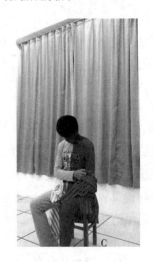

图9-10 坐位脱衣

A. 先脱患侧的肩部；B. 再脱健侧肩部；C. 脱出健手，再脱出患手

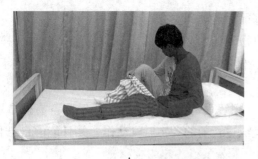
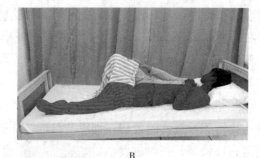

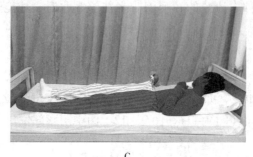

图 9-11　卧位穿裤子

A. 坐位叉开腿，裤腿套在患足，再套健腿；B. 躺下，蹬健侧腿悬腰，提上裤子；C. 系腰带，扣纽扣

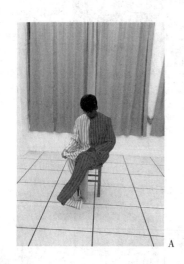
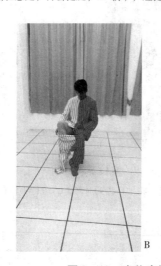
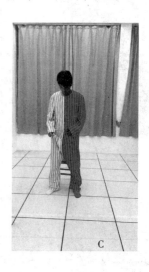

图 9-12　坐位穿裤子

A. 患侧腿放置于健侧腿上，先套裤子在患侧腿；B. 套上健侧腿；C. 站起将裤子提起

3. 清洁、修饰训练　根据患者残疾程度，尽量训练患者洗漱、梳理、如厕等个人卫生活动。新的研究观点认为，及早对有感知觉的偏瘫侧进行训练，不仅可以防止肌肉废用性萎缩，而且促进神经传导功能的恢复。患肢应该与健肢同时接受训练，训练时健肢可适当帮助患肢完成动作。训练时有必要设计一些辅助的器具，这将有助于训练的开展，如改良牙刷。在日常生活活动中，沐浴是消耗体力最大的活动，沐浴时患者也容易发生跌倒事件。因此，针对上述情况，可采取分步训练的方法。首先训练日常起居的移动动作，当移动动作稳定后，练习利用沐浴椅洗净身体，然后练习立位清洗。居家环境布置是否合理安全，对清洁、修饰的训练也会有一定的影响。所以，进行训练前应该评估居家环境的安全性，做好防护措施，譬如墙壁安装扶手等。

（二）注意事项

1. 据实际情况制定切实可行的康复训练计划。

2. 注意保护，防止意外。遵医嘱训练，循序渐进。

3. 及时给予鼓励，发挥患者的积极性。

4. 注意辅助用具的正确选择及使用。

5. 必要时改造居家环境，利于患者生活。

四、移动训练

（一）训练内容和方法

1. 行走　当患者能平稳站立时，才能开始行走训练。辅助行走训练时先将双腿保持直立平衡状态，行走时一脚迈出，身体逐渐前倾，重心前移，双脚交替迈出。

2. 使用助行器

（1）用拐杖辅助行走　在实际用拐前需训练肌力及平衡功能，再根据实际情况选择适当的步法，训练如何使用拐杖完成行走的动作。用拐行走的常用步法有 6 种，分别为：①单拐步法，拐在健侧，健腿前出一步，然后患腿与拐同时上前一步。②双拐摆动步法，利用腰背力量将两腿摆至拐前或拐后，然后两拐前移。③3 点支撑法，将两拐稍前移，然后将两腿拖至拐后。④2 - 1 - 1 法，先两拐摆向前，两拐保持位置不动，并以两拐为重心支撑点，然后迈左腿，再迈右腿。⑤3 点法，双拐及患腿同时前移，然后健腿上前一步。⑥4 点交叉法，先动左拐，再动右脚；继动右拐，再动左脚。

（2）轮椅　轮椅是一种重要的康复代步器。患者在选用轮椅前应该听取康复医师的建议，选择轮椅的原则是舒适、安全、方便、有利于康复。轮椅可以帮助行走困难或无力远距离行走的患者完成日常生活活动。患者还可以借助轮椅扩大活动的范围，能够到户外进行身体锻炼，能够参与社会活动，从而实现促进身心健康、提高生活质量的康复目标。乘坐轮椅的训练内容包括了上下轮椅、乘坐轮椅的耐力、协调平衡的能力训练。另外，还需进行操纵轮椅的技能训练。因此在训练时应注意以下几点。①据实际情况选择方法；②安全第一；③反复训练，循序渐进；④防止压力性损伤的发生。久坐轮椅的患者，因血液循环不良很容易发生压力性损伤，故每隔 10 分钟左右可指导其按住扶手抬高几秒钟，以去除压力，也可经常改变体位，或受压处垫软垫。

3. 上下楼梯训练

（1）徒手上楼梯时，患者用健手扶住楼梯扶手，重心移至健腿上，辅助者协助患者重心向前，当重心移至健脚上时，辅助患脚上抬至第二个台阶上。

（2）徒手下楼梯训练时，患者站在台阶前，用健手扶住楼梯扶手，重心移至健腿上，先用患脚下楼梯，辅助者需控制患者患腿膝部，使其向前，重心移至患脚上。辅助者控制患者的患腿，使患者的健脚下台阶。

（3）徒手连续上楼梯训练时，患者站在台阶前，辅助者位于患者的后方，用手扶住患者的骨盆，嘱患者抬起患侧下肢，使患者的健侧下肢负重，患脚抬到台阶上，然后重心移到患者的患侧，健脚抬到上一台阶上，练习连续上台阶。

（4）用手杖上楼梯时，患者用健手持杖，重心移至患腿，健脚、手杖先上到上面的台阶，伸直健腿，患腿再屈膝迈上台阶。

（5）用手杖下楼梯时，患者用健手持杖，重心移至健腿，患脚、手杖先放在下面的台阶上，重心移至患腿，健脚迈下台阶。

（二）注意事项

1. 训练前要向患者开展健康教育，树立长期社区康复的信心。

2. 训练前对患者进行护理评估，协助患者选择合适的训练方式、训练强度、训练时间。

3. 训练时应注意心理社会支持，促进患者的主动训练。

4. 训练时做好防护工作，防止意外的发生。

第四节　社区精神心理障碍患者的康复护理

PPT

当前，我国经济快速发展，影响人们身心健康的多种因素持续存在。因此，精神卫生问题仍是我国需要解决的公共卫生问题和突出的社会问题。社区人群中抑郁症、焦虑障碍等常见精神障碍患病逐渐增加，截至 2017 年底，我国精神分裂症等重性精神疾病的患者人数达 1600 万，发病率超过 1%，这些数字还在逐年增长。上述患者的救治救助、服务管理问题尚未得到有效解决，社会对精神障碍患者又存在严重偏见和歧视。故社区精神心理障碍康复护理工作的任务十分艰巨，需要采取有力措施加以解决。

一、概述

（一）社区精神心理障碍患者康复护理的发展

社区精神卫生服务的起步较晚，国际上在 20 世纪 60 年代的后期才开始蓬勃发展起来。在中华人民共和国成立初期，由于精神病医疗护理资源严重缺乏，所以精神病的防治工作重点是收容、管理、治疗重症精神病患者。1958 年在南京召开的第一次全国精神病防治大会上，指出了药物治疗和社会治疗的重要性，明确了"积极防治、就地管理、重点收容、开放治疗"的工作方针。20 世纪 70 年代以来，国家在基层卫生服务机构中开展了精神卫生知识的宣传和教育工作。各个精神病院也都先后建立了防治科，该科室主要的工作任务为社区精神卫生防治工作，很多城乡建立了三级精神病防治网。在农村开设精神病家庭病床，在城市中开设精神病工疗站，群众性精神病看护网等，上述不同的医护服务形式对社区精神病的预防复发、治疗、管理、社会康复起到了较好的作用。1986 年的第二次全国精神卫生工作会议的召开推进了社区精神病防治和康复工作的发展，会议中明确地指出："必须在各级政府的领导下成立由卫生、民政、公安、教育等与精神卫生有关的部门或社会组织组成的精神卫生协调组。"20 世纪 90 年代，国家把精神病防治康复工作纳入了国家发展计划中，1993 年召开了"全国精神病防治康复工作会议"，会议要求，在"八五"期间，在 60 个市、县需建立社会化的工作体系，探索开放式的精神病防治康复方法。2002 年以来，各地区、各有关部门认真贯彻落实《关于进一步加强精神卫生工作的指导意见》、《全国精神卫生工作体系发展指导纲要（2008—2015 年）》和《全国精神卫生工作规划（2015—2020 年）》，遵循"预防为主、防治结合、重点干预、广泛覆盖、依法管理"的原则，精神障碍防治工作取得明显进展，精神卫生服务能力逐步提高，全国精神卫生防治体系和服务网络初步建立。

（二）精神心理障碍康复工作模式

"社会化、综合性、开放式"模式是目前提倡的工作模式。需建立一个完整的组织管理体系，该体系是以政府为主导、有关部门各尽其责、社会各界广泛参与为特征。精神病防治康复工作系统则是以医疗机构为骨干，社区为基础、家庭为依托。宣传普及精神卫生知识，采取药物治疗、心理疏导、康复训练和社会服务等综合防治措施，推行体现人道、有利于患者参与社会生活的开放式管理。通过上述的工作模式可以实现促进精神病患者康复，预防精神疾患发生的工作目标。

（三）精神心理障碍患者社区康复形式

1. 家庭康复　家庭康复是目前社区精神病防治康复工作的一种主要形式，是指在社区护理人员的指导下，由家庭完成精神心理障碍患者的康复管理和康复护理，促进精神心理障碍患者全面康复和回归社会。家庭康复的主要承担者是监护小组，由患者的家属、居（村）委会干部、基层精神病防治康复医师、社区护理人员和其他志愿者组成。监护小组的工作包括了督促患者服药，对患者进行心理疏导，训练其家庭生活能力、社会交往能力，组织一些活动，帮助其参与社会生活。

2. 工疗站 工疗站是精神心理障碍康复工作中一种重要的康复形式，它是在政府的扶持下，多以街道（乡镇）为单位而建立的福利性事业，目的是为精神心理障碍患者提供康复、管理、就业服务。其形式多样，主要有依附型、独立型、托管型三种类型，为精神心理障碍患者安排力所能及的生产劳动，不仅可以开展社会适应能力方面的训练和文体娱乐活动，而且可以进行医疗监护和心理康复。

3. 其他职业康复 其他职业康复形式包括回到原单位从事力所能及的工作，或者到福利工厂就业以及在社会公开就业。

（四）社区精神心理障碍患者康复护理的目标

1. 基本概念 社区精神心理障碍康复护理工作是一项复杂的工作，在工作中，护理人员需要应用与精神心理障碍相关的医学、心理学、社会学知识，同时充分利用社区各种资源，与社会各个部门做好沟通和协调工作。

2. 工作目标 达到能够积极预防社会精神心理障碍发生的目的。为已有精神心理障碍的患者和家属提供足够的护理，进行妥善的安置和管理。运用社区康复护理的理论和手段，提高精神心理障碍人员的社会适应能力，帮助恢复其劳动能力，尽可能减轻精神心理残疾。《全国精神卫生工作规划（2015—2020年）》中提出，到2020年"我国严重精神障碍患者管理率达到80%以上，精神分裂症治疗率达到80%以上，全国精神科执业（助理）医师达4万名"的目标。

（五）社区精神心理障碍患者康复护理的原则

1. 技能、心理和情绪协同发展 精神心理障碍患者的生活能力、工作、学习等方面的行为技能训练是社区康复护理的中心内容。但在开展上述康复训练护理时，需始终结合有效的心理护理，从情绪上和理智上理解和关心患者的心理处境，进行必要的心理和情绪上的支持和教育，努力促进其全面康复。

2. 连续性、整体化护理 社区精神心理障碍患者的康复是自上而下康复系统中的一个组成部分。该系统是以精神专科医院和综合医院精神科、社区卫生服务机构和农村医疗卫生机构等基层医疗卫生机构为基础，家庭为依托。推广"病重治疗进医院、康复管理回社区"的服务理念，建立医院治疗与社区康复衔接机制，加强医院对基层医疗卫生机构和社区康复机构指导，保障上级医疗机构和社区精神心理障碍康复护理的连续性、整体化。

3. 多方协作，全民共同参与 精神心理障碍患者的社区康复是一个全面康复的过程，涉及了生活、工作、学习等方面的行为技能等多方面的训练，周围环境和社区条件的调整以及就业等多种内容。因此，需要获得社会各阶层的理解和支持。医疗护理人员、社会工作者、志愿者、相关政府和组织的工作人员、患者及其家属均需广泛地参与社区康复工作。针对精神心理障碍患者建立的组织管理体系中不仅包括了政府、医疗卫生机构、民政、公安部门，其他社会各界也包含在其中。

二、社区精神心理障碍患者的护理管理

（一）社区精神心理障碍患者的护理管理的意义

精神心理障碍患者在急性发作期需住院治疗，但长期的治疗与康复护理是在社区的管理下完成的。因此，全面的社区规范化管理，对巩固治疗效果，减少复发起着重要作用，而且显著地提高了患者参与社会生活的能力。研究也显示了对社区精神心理障碍患者加强护理管理可以减轻家庭和社会负担，降低住院率和住院费用。尤其是对重症精神病护理管理对于促进和维护社区秩序，增强社会稳定有着重大意义。

（二）社区精神心理障碍患者的护理管理实施

1. 社区普查和教育 普查社区内精神心理障碍患者的基本情况。包括患者的一般资料、残疾史、康复需求，掌握社区中精神心理障碍患者分布的情况，同时需了解患者的家庭经济状况，家人对患者的

态度等家庭支持情况。汇总分析社区中精神心理障碍患者的情况，制定个体和整体的康复护理计划。开展老年心理健康宣传，普及预防老年期痴呆、抑郁等精神障碍和常见心理行为问题的知识，促进早期发现和治疗老年期精神障碍。同时对社区人群开展儿童、妇女常见精神心理障碍问题的知识教育，提高精神卫生知识知晓率。

2. 重症精神疾病的管理　各地卫生行政部门要按照《重性精神疾病管理治疗工作规范》要求落实患者发现、报告和登记，将相关信息录入重性精神疾病基本数据收集分析系统，与有关部门开展定期信息互换，加强人员培训和管理，不断提高信息质量。提高精神分裂症、偏执性精神病、分裂情感障碍、双相障碍、癫痫所致精神障碍、精神发育迟滞等重性精神疾病检出率、管理率和规范治疗率，消除患者被关锁现象，降低患者因病出现的社会危害行为。对于肇事肇祸、可能肇事肇祸、评为高风险等级的患者，要制定救治、服务、看护措施。和当地的精神病专科医疗机构保持信息互通和联系，及时掌握重症精神疾病患者出院的信息，加强对重症精神疾病患者基本情况的监控，建立重症精神疾病患者健康档案，动态记录，并注意资料保密。避免单独和重症精神疾病患者接触，注意个人安全。

3. 康复训练的管理　康复训练可以延缓精神心理障碍患者的人格衰退，提高其社会和家庭的适应能力，提高生活质量。康复训练包括了生活自理能力的训练、社会交往能力的训练、职业技能训练、工娱活动训练、学习行为训练。社区康复护理人员应该向患者及其家属提供康复训练的相关信息，为患者进入社区康复服务系统提供便利。在康复训练过程中护理人员不仅提供专业的指导，而且需与其他康复指导人员进行沟通，协助患者及其家属及时反映患者对康复训练的态度和效果。社区康复训练的时间长，护理人员可以应用相关的护理理论、社会学理论帮助患者完成长期的康复训练，如自我效能理论、慢性病自我管理理论等。

4. 家庭康复的管理　家庭康复在社区康复中的作用是不容忽视的。社区护理人员需向家属解释患者目前的健康状况，传授相关的疾病知识，帮助家属了解患者精神心理障碍的表现，知晓导致疾病发作的因素，帮助家属认识患者目前存在的问题和解决问题的方法。在讨论解决问题的方法前，首先应该对患者及其家庭情况进行评估，协助实施康复计划和药物管理。康复计划应该符合家庭结构的特点、家庭的环境，是在家属力所能及的照护能力范围内。护理人员可以通过电话回访、家庭访视等方式提供指导和信息支持，掌握家庭康复、药物维持治疗的情况，根据康复的效果协助康复医师及时调整康复计划，保证家庭康复的顺利实施，提高药物治疗的依从性。

5. 社会化、综合性、开放式管理　目前提倡"社会化、综合性、开放式"的精神心理障碍康复工作模式，完善精神心理障碍者社区管理服务，建立社区康复机构。社区护理人员应为精神障碍患者提供生活照料、功能训练、技能培训等康复护理服务。同时充分利用社区内资源，向稳定期精神障碍者提供工作信息。推行体现人道主义、有利于患者参与社会生活的开放式管理。

三、社区精神心理障碍患者的康复护理内容

（一）一般护理

1. 社区护理人员与患者及其家属建立良好的护患关系，定期开展家庭访视和护理工作，切实地为患者解决问题。

2. 根据主客观资料，全面评估患者的病情和家庭生活的特点，在此基础上和患者及其家人共同制定康复护理计划，并进行动态的评估和调整。

3. 督促治疗计划的实现，指导患者开展康复训练，努力培养其生活技能。

（二）生活护理

1. 饮食护理　平时注意患者的饮食，鼓励多饮水，多食蔬菜及水果，保证其足够的热量及营养物质的摄入。避免饮酒、咖啡、兴奋性饮料，以防病情出现波动。

2. 睡眠护理　保证良好安静的睡眠环境，睡觉前不看惊险刺激的电视、电影、书报等，保证充足

的睡眠可以维持病情的稳定。

3. 其他护理 对于生活不能自理的患者，需要精心的护理与关怀。要保持患者的仪容整洁，维护患者的个人尊严，培养其良好的卫生习惯。如早、晚洗漱，饭前便后洗手，定期洗澡、理发、修剪指（趾）甲等。

（三）心理护理

1. 要求护理人员经过正规的心理咨询或心理治疗的训练，护理人员良好的理解沟通能力和尊重患者将利于心理护理的实施。

2. 实施心理护理时，一定要坦诚、有耐心、有同理心，给予患者情感表达的机会。

3. 帮助患者正确认知精神心理障碍。

4. 鼓励患者参加社会活动。通过成功个案的介绍，肯定患者的每一点进步等多种激励、鼓励的方式，不断地提高患者康复的信心，改善患者的心理环境。

5. 在对患者实施心理护理时，也应对其家属进行心理疏导，为患者的康复提供良好的家庭支持环境。

（四）维持用药护理

1. 用药解释工作 让患者和家属了解精神病用药的一般知识，知道正确用药的重要性。培养患者主动服药的行为，建立自己治疗行为的责任感。

2. 用药指导 督促患者按时按量服药。精神病患者病情稳定后，维持用药的时间至少 6 个月，少数患者需终生服药。需家属督促患者服药，并且认真监督保证患者服下药物，服用的药物、剂量、服药次数需按照出院前医生的医嘱来实施。告诫家属平时需妥善保管好药物，防止患者一次大量服用，提醒家属定期检查药物有效期，防止药物失效。更换药品和增减药量一定要由医生决定，切不可擅自减药换药。教会患者家属观察颈项强直、吞咽困难、突发性运动障碍等严重的药物不良反应，应及时送医院治疗。一旦患者出现自知力改变、睡眠时间的增减、言谈举止异常、自杀倾向等发作表现，应及时送医院检查。用药期间还要遵医嘱定期予以肝功能、血常规及心电图检查，有异常者需立即停药。

（五）特殊症状护理

1. 兴奋躁动症状的护理 兴奋症状是疾病的表现。对于在社区中康复护理的躁动患者，家属应定期陪同其到门诊进行复查，严格遵医嘱服药。努力改善环境，和患者接触时要有耐心、口气温和，避免过多的交谈，注意防止患者发生危害性大的意外事件。可根据患者平时的兴趣和爱好，转移患者的注意力。密切观察病情变化，将患者兴奋症状控制在早期。当出现兴奋症状时，应及时采用强安定剂如氟哌啶醇、氯丙嗪等药物，及早控制兴奋症状，必要时采取隔离措施。

2. 其他特殊症状的护理 对抑郁状态的患者，要加强心理护理，做好对家庭设施、日常用物的管理，加强防范工作，严防自杀行为。劝喂饮食，保证患者正常的摄入量。对有妄想的患者，要了解其妄想内容，掌握其病情的动态，在妄想开始动摇时，要适时地引导患者面向现实生活，做好心理护理。对癔病患者，要注意保护性医疗，不可议论、讥笑患者，要配合暗示治疗，做好护理工作。对躯体疾患并发精神障碍者，首先应该做好对原发疾患的临床护理。

（六）意外事件处理

精神心理障碍患者的意外事件，是指突然发生的威胁人身安全或破坏性大的行为，常见的事件有自杀、自伤、冲动伤人、毁物、纵火等。护理人员需帮助其提高对精神疾病的认识，理解长期服药的意义，帮助疏导其心理上的困扰，鼓励其树立战胜疾病的信心。善于从交谈中发现隐患，及时采取对策，避免意外事件的发生。告诫患者家属应该提高警惕，重点防范，避免激怒患者。一旦发生意外事件，提醒家属不要慌乱，要保持镇静，一边处理紧急情况，一边马上联系急救医院。

（七）健康教育

根据患者和家属的文化水平，采用恰当的方式进行健康教育，教育的内容主要是精神心理障碍的相关知识。教育的目的是让其正确地认识疾病；消除对该类疾病的歧视、误解；积极参与、配合治疗和护理；树立患者康复的信心；促进家庭担负起应尽的责任。争取使心理障碍患者以不同途径和方式回归社会。

⊕ 知识链接

残疾人机会均等标准规则

联合国 1993 年通过了第 48/96 号决议《残疾人机会均等标准规则》。规则分为 4 章，共 22 条，涵盖为残疾人社会和经济生活提供均等机会的所有方面。具体的内容有：①各国应提高社会对残疾人及其权利、需要、潜能和贡献的认识，提供平等参与的先决条件；②确保为残疾人提供无障碍环境、受教育的机会、就业的机会等；③为实现残疾人机会均等的目标，各国应提供相应的政策和法律的保护；④完善并运行有效的监测机制。

目标检测

答案解析

一、选择题

1. 康复护理的主要原则是（　　）

    A. 替代护理　　　　　　　B. 自我护理　　　　　　　C. 整体护理

    D. 一般护理　　　　　　　E. 生活护理

2. 下列不属于社区康复护理工作内容的项目是（　　）

    A. 对社区人群进行健康教育　　　　　　　B. 开展社区残疾的调查和预防

    C. 在社区中建立专科康复中心　　　　　　D. 协助社区内残疾人回归家庭

    E. 在社区中开展心理护理服务

3. 开展社区康复护理的目的是（　　）

    A. 减轻疾病给患者带来的痛苦，使患者恢复健康

    B. 帮助患者恢复生活能力，使其重返家庭、重返社会

    C. 配合医生治疗，使患者尽快恢复到原有的健康水平

    D. 减轻疾病给患者带来的身心痛苦，使患者尽量享受较好的质量生活

    E. 主要是达到减少国家医疗护理开支的目的

4. 下列不属于日常生活能力评定内容的有（　　）

    A. 运动方面　　　　　　　B. 自理方面　　　　　　　C. 交流方面

    D. 营养方面　　　　　　　E. 进食方面

5. 下列不属于社区精神心理障碍患者康复护理原则的是（　　）

    A. 连续性、整体化护理

    B. 虽然是多方面的协作，但主要依靠家庭成员的参与

    C. 在开展上述康复训练护理时，需始终结合有效的心理护理

D. 精神心理障碍患者的社区康复涉及了生活、工作、学习等方面的行为技能训练

E. 精神心理障碍患者的社区康复需要多方的合作，利用各种相关的社区资源

二、问答题

1. 轮椅－床前向和轮椅－床后向移动的区别是什么？

2. 社区中的护理人员对精神心理障碍患者的意外事件应该如何处理？

书网融合……

本章小结　　　　微课　　　　题库

（辛小林）

第十章　社区传染性疾病、突发公共卫生事件的预防与应对

📖 **学习目标**

知识要求

1. **掌握**　传染病流行的基本环节；传染病的预防和管理；社区突发公共卫生事件概念；社区突发公共卫生事件的应急处理。

2. **熟悉**　传染源、传播途径、易感人群的概念；社区传染病的家庭访视；社区常见传染病的管理；社区突发公共卫生事件的特点、预防和管理。

3. **了解**　社区突发公共卫生事件的分类、等级、相关政策；护士在社区突发公共卫生事件中的作用。

技能要求

能够熟知社区内传染病患者家庭访视内容；做好疫情调查处理记录。

素质要求

能够树立救死扶伤的信念；在突发公共卫生事件面前，拥有大局观念，服从统一指挥，与各部门协调一致、密切配合。

⇒ **案例引导**

案例： 新型冠状病毒肺炎疫情期间，沈阳某社区尹某于 2020 年 11 月 29 日从韩国回到沈阳，按疫情防控要求，回国人员必须严格遵守 14 + 7 的隔离规定，即集中隔离 14 天后，再自行居家隔离 7 天。然而尹某未严格遵守该规定，在集中隔离 14 天核酸检测阴性返回家的第二天便开始四处活动，从居住小区、超市、水果店、餐馆，到火车站、亲戚朋友家、小诊所、医院，搭乘地铁、公交、出租车，7 天时间其足迹遍及沈阳多个地区。12 月 18 日，尹某出现发热症状，去诊所就诊后，继续周边活动。12 月 23 日尹某被确诊为新型冠状病毒肺炎，之后 5 天时间内沈阳新增 234 例感染者。

讨论：

如何做好新型冠状病毒肺炎疫情的应急处理？

第一节　社区传染病的预防与应对 📱微课 - 10

PPT

　　传染病（infectious diseases）是由病原微生物和寄生虫感染人体后引起的具有传染性的疾病。随着医学的进步、经济的发展，很多传染病得到有效的控制。但是传染病仍是一种常见病，如肺结核、病毒性肝炎以及近年来不断涌现的艾滋病、人禽流感等，危害人类的健康。社区中传染病以病原携带者、隐

性感染者和潜伏期感染人群为主，是导致社区传染病发生、传播的主要原因。因此，社区护士应掌握传染病发生、发展的流行病学规律，做好传染病的有效预防和控制。

一、传染病流行的基本环节

传染病的流行包括三个基本环节，即传染源、传播途径和易感人群，这三者必须同时存在并相互作用时才能造成传染病的发生与蔓延。预防和控制传染病最有效的措施是切断其中任何一个环节，管理传染源或切断传播途径或保护易感人群。

（一）传染源

传染源（source of infection）指病原体在体内生长繁殖并能将其排出体外的人或动物，包括患者、隐性感染者、病原携带者及受感染的动物。

1. 患者　患者是重要的传染源，急性期患者在发病早期传染性最大；慢性期患者临床症状不明显，但可长期排出病原体污染环境。

2. 隐性感染者　某些传染病，如脊髓灰质炎，隐性感染者是重要的传染源。

3. 病原携带者　虽没有任何临床症状，但长期排出病原体。

4. 受感染的动物　人对部分动物间的传染病有易感性，如狂犬病、鼠疫等。

（二）传播途径

传播途径（route of transmission）指病原体从传染源排出后到达易感人群前，在外界环境中所经历的全部过程。

1. 空气传播　经空气传播是呼吸系统传染病的主要传播途径，包含飞沫、飞沫核、尘埃三种传播途径。

（1）经飞沫传播　含大量病原体的飞沫在患者呼气、喷嚏、咳嗽时经口鼻排出，大的飞沫迅速降落到地面，小的飞沫短暂停留在空气中，局限于传染源周围。经飞沫传播一般只累及传染源周围的密切接触者。该传播一般较易发生在拥挤的公共场所，如车站、公交车上、菜市场、大型超市等。流感病毒、百日咳杆菌等常经此方式传播。

（2）经飞沫核传播　飞沫在空气中失去水分后所剩下的蛋白质和病原体形成飞沫核；飞沫核可以气溶胶的形式漂浮至远处，造成远距离传播，且存留时间较长。白喉杆菌、结核杆菌等可经此方式传播。

（3）经尘埃传播　含有病原体的较大飞沫或分泌物落在地面，经干燥后形成尘埃，易感者吸入尘埃后即可感染。凡对外界抵抗力较强的病原体，如结核杆菌和炭疽杆菌芽孢，均可以此种方式传播。

2. 消化道传播　消化道传播可通过水源和食物传播。含病原体的粪便排出体外污染水源、食物等，易感者食用水或食物获得感染，如伤寒、细菌性痢疾、甲型肝炎等。

3. 接触传播　指病原体通过手、媒介物直接或间接接触导致的传播。直接接触传播是传染源与易感者间直接接触引起的疾病传播，如性病等传播；间接接触传播是易感者接触被病原微生物所污染的某些物品而导致疾病的传播，如多种肠道传染病通过污染的手传播属于间接传播。

4. 虫媒传播　携带病原体的吸血节肢动物（按蚊、人虱、鼠蚤等）通过叮咬把病原体排到易感者体内，如疟疾、乙型脑炎等。

5. 母婴传播　病原体通过胎盘、产道或泌乳传播给胎儿、婴儿的传播途径称为母婴传播，如乙型病毒性肝炎、艾滋病等。

6. 医源性传播　医源性传播是在医疗及预防工作中，因人为因素而导致的传染病传播。其包含两类：①易感者在接受预防、检查及治疗时，使用了被污染的仪器设备而导致的感染，如被污染的注射器、导尿管等；②因使用了被污染的药品或生物制剂所致的感染。

（三）易感人群

易感人群（susceptibility of the crowd）对传染病缺乏特异性免疫力而易感染的人群。如在传染病流行期间，社区中的老人、儿童、未进行计划免疫的人群等，均可能成为易感者。当易感人群达到一定比例时，并且有传染源和传播途径时，易导致传染病的流行。

二、传染病的预防和管理

（一）传染病的预防原则

传染病的预防应从传染病流行的三个基本环节入手，针对不同传染病的主导环节采取重点措施。

1. 管理传染源 包括对患者、病原携带者、接触者和动物传染源的管理。

（1）对患者的管理 对患者采取早发现、早诊断、早报告、早隔离、早治疗的措施，及时有效控制传染病的蔓延。早发现的关键是健全初级卫生保健工作，提高社区护士的业务水平和工作责任感；全面、准确、迅速地报告是社区护士的重要职责，一旦确认传染病患者，应按照《传染病防治法》规定实行分类管理；隔离和治疗是防止疫情扩散的有效方法。在城镇发现甲类传染病应在 6 小时内报告，乙类应在 12 小时内报告；在农村发现甲类传染病应在 12 小时内报告，乙类应在 24 小时内报告；发现丙类传染病，城镇和农村均应在 24 小时内报告。

⊕ **知识链接**

中华人民共和国关于法定传染病的分类

我国现有 40 种法定传染病，根据其对社会和人群的影响和危害程度分甲、乙、丙三类，实行分类管理。

1. 甲类传染病：鼠疫、霍乱。

2. 乙类传染病：新型冠状病毒肺炎、传染性非典型肺炎、艾滋病、病毒性肝炎、脊髓灰质炎、人感染高致病性禽流感、麻疹、流行性出血热、狂犬病、流行性乙型脑炎、登革热、炭疽、细菌性和阿米巴性痢疾、肺结核、伤寒和副伤寒、流行性脑脊髓膜炎、百日咳、白喉、新生儿破伤风、猩红热、布鲁氏菌病、淋病、梅毒、钩端螺旋体病、血吸虫病、疟疾、人感染 H7N9 禽流感。

3. 丙类传染病：流行性感冒、流行性腮腺炎、风疹、急性出血性结膜炎、麻风病、流行性和地方性斑疹伤寒、黑热病、包虫病、丝虫病，除霍乱、细菌性和阿米巴性痢疾、伤寒和副伤寒以外的感染性腹泻病、手足口病。

（2）对病原携带者 对病原携带者可以按病种做好登记和管理，定期随访，经 2～3 次病原学检查阴性时可予解除隔离，在食品行业的病原携带者须调离工作岗位。

（3）对传染病接触者 应按照具体情况采取临床观察、预防接种等措施。

（4）对动物传染源 对人类危害较大的病畜应捕杀并焚烧；危害较小且有经济价值的病畜，应隔离治疗。

2. 切断传播途径 指采取一定措施，阻断病原体从传染源排出后到达易感人群，从而防止疾病的发生。主要包括消毒和隔离两种方法。消毒是用物理或化学方法消灭停留在传播媒介物上的病原体，以切断传播途径。隔离是采用各种方法、技术，防止病原体从患者及携带者传播给他人的措施。通过隔离可以切断传染链，将传染源、易感人群安置在指定地点，避免和周围人群接触，以便于治疗。

3. 保护易感人群

（1）经常性预防　经常性预防是预防传染病的根本举措。社区护士必须熟悉传染病的相关知识，积极对社区居民进行宣教，提高居民对传染病的防治意识和应对能力。

（2）预防接种和计划免疫　预防接种是预防、控制和消灭传染病有效的方法。预防接种可使机体产生特异性免疫力，降低对疾病的易感性。计划免疫是根据传染病的发生规律，有计划地给人群接种，以提高人群的免疫水平。

（二）社区常见传染病的管理

1. 流行性感冒（influenza）　简称流感，是由流感病毒引起的急性呼吸道传染病。临床主要表现为高热、寒战、头痛、全身不适等。流感病毒分甲、乙、丙三型，其中甲型流感病毒易变异，引起多次大范围的流感流行。流感主要通过飞沫传播，好发于秋冬季。流感的预防和控制措施如下。

（1）管理传染源　有条件者，应让患者和家属隔离，避免飞沫传播；患者应注意休息、保暖、多饮水，补充高热引起的水分缺失；给予易消化、营养丰富、富含维生素的饮食；高热者应给予物理或药物降温。

（2）切断传播途径　患者的房间进行空气消毒；用过的物品应煮沸或阳光下暴晒，分泌物使用消毒剂消毒。公共场所环境通风良好，必要时对公共场所进行消毒。

（3）保护易感人群　除通过疫苗接种预防流感外，还应加强卫生宣教工作。易感者应注意休息、加强营养、保持充足的睡眠、适当锻炼身体，以提高免疫力；易感者避免参加大型的集体活动，勤洗手；每日开窗通风换气，保持空气流通；与患者接触时，应戴口罩，并与患者保持一定距离。

2. 病毒性肝炎（viral hepatitis）　由多种肝炎病毒引起的，以肝脏病变为主的一种传染病。临床主要表现为食欲减退、恶心、呕吐、上腹部不适、肝脾大、乏力等。病毒性肝炎主要分为甲型、乙型、丙型、丁型、戊型等，以甲型和乙型常见。甲型肝炎主要通过消化道传播，乙型肝炎主要通过血液、体液传播。病毒性肝炎的预防和控制措施如下。

（1）管理传染源　急性期患者应卧床休息，进食高蛋白、高维生素、低脂肪、易消化的食物。甲型肝炎患者在家中应使用专门的餐具，与家人分餐，用后的餐具严格消毒；乙型肝炎患者的剃须刀、牙具等应专用；病原携带者避免从事饮食业、水源管理等工作。

（2）切断传播途径　甲型肝炎属于消化道传播，应做好水源保护、食品卫生、粪便管理等；乙型肝炎属于血液、体液传播，注意带有血液的污染物要经过严格的消毒处理。

（3）保护易感人群　对急性期甲型肝炎患者密切接触者，应注射丙种球蛋白，用餐时实行分餐制，避免交叉感染；对乙型肝炎的易感人群应注射乙肝疫苗；同时进行健康宣教，增强易感人群机体免疫力。

3. 肺结核（tuberculosis）　肺结核是由结核分枝杆菌引起的肺部慢性传染病，可累及诸多脏器，其中以肺部结核感染最常见。临床主要表现为午后低热、盗汗、乏力、纳差、消瘦等全身症状及咳嗽、咳痰、咯血、胸痛、胸闷、呼吸困难等呼吸道症状。肺结核以空气传播为主，营养不良、免疫力低下者等为易感人群。

（1）管理传染源　对于痰菌阳性患者应进行隔离。患者独居一室，饮食、食具、生活用品等均应分开；被褥、衣物等阳光下暴晒 2 小时进行紫外线消毒，食具等煮沸消毒 1 分钟即可杀灭结核杆菌。

（2）切断传播途径　尽量少去公共场所，外出时应戴口罩，不面对他人面部说话，不随地吐痰，应吐在纸上，然后将纸进行焚烧灭菌。

（3）保护易感人群　结核患者应到专科医院住院治疗，与家人及他人进行空间上的隔离，且对患者家属及密切接触者，进行 X 线检查和痰液培养；未接触结核分枝杆菌的儿童接种卡介苗。

4. 梅毒（syphilis） 一种由梅毒螺旋体引起的慢性全身性性传播疾病。梅毒患者是唯一的传染源。其最主要的传播途径是性传播，其次是母婴传播，即母体通过胎盘传给胎儿。血液传播途径较罕见，部分人与梅毒患者共用针头注射药物、共用剃须刀等可被感染。根据梅毒的获得途径，临床上将其分为获得性梅毒、先天性梅毒。该传染病的表现极为复杂，几乎侵犯全身各器官，造成多器官损害。

（1）管理传染源 积极治疗患者，提倡洁身自好，避免与他人性生活，或性生活使用避孕套；不与他人共用洗漱用具和餐具。

（2）切断传播途径 增强公共场所的卫生管理，清洁消毒浴盆、毛巾、坐便器等物品。患者的内衣裤必须煮沸消毒后洗涤，避免与他人衣物混合洗涤。

（3）保护易感人群 加强社区健康宣教，使居民正确认识到梅毒的危害，提倡健康性生活，发现患病尽早诊治。对于 3 个月内接触过梅毒的性伴侣应予以检查，必要时按照梅毒早期治疗。该病早期治疗后定期随访 2~3 年，第一年应每 3 个月复查 1 次，第二年每半年复查 1 次，第三年末复查一次，若一切正常可停止观察。

三、传染病的家庭访视

社区护士应对社区内传染病患者进行家庭访视，及时掌握患者的病情变化，采取有效措施来控制传染病的传播与蔓延。

（一）家庭访视时间

社区护士在接到疫情报告后，应在 24 小时内开展首次家庭访视。及时了解传染病的发病情况，依据病情需要进行复访。一般发病后 3~10 天第 1 次复访，40 天左右第 2 次复访。

（二）家庭访视内容

1. 初访

（1）核实诊断 社区护士首先要核实传染病诊断，及时填写《中华人民共和国传染病报告卡》，并填写传染病的《诊断依据卡》，作为回访参考。

（2）调查 调查传染病的来源，判断疫情性质及蔓延情况；何时、何地、以何种途径发生等。

（3）采取防疫措施 采取有效措施控制传染源、切断传播途径、保护易感人群，对传染病患者及家属做必要居家护理和管理。

（4）做好疫情调查处理记录 认真、及时填写《传染病调查表》，作为统计分析、总结之用。

2. 复访 了解患者病情发展或预后情况，进一步确诊或对原诊断做出修正；同时，对周边密切接触民众进行调查，判断疫情是否有蔓延情况，若疫情存在大规模蔓延，须及时记录并上报主管部门。其次，了解患者及家属的防疫措施落实情况，开展卫生宣教；及时填写《流行病复访表》；做好相关记录。

（三）家庭访视中的职业防护

社区护士在进行家访时，应注意加强自身防护。首先，应加强传染病相关知识的学习，提高自我防护能力；其次，在家访过程中要有防护意识，家访前后均应注意手卫生；进入空气传播的家庭应佩戴口罩；接触或可能接触患者的血液、体液、分泌物、排泄物以及破损的皮肤、黏膜时应戴手套；衣服或面部可能会受到患者的血液或其他体液喷溅时，应穿隔离衣，戴护目镜、口罩，必要时戴面罩。

第二节 社区突发公共卫生事件的预防与应对

PPT

随着社会经济的快速发展、全球变暖等因素的影响，社会安全、社会公共卫生事件、自然灾害等突发事件越来越频繁，呈现规模大、影响广泛、损害严重等特点。我国人口多、气候多样、地区发展不平衡、居民防护意识薄弱等因素是社区公共卫生事件频发的重要原因。社区卫生公共事件直接影响社区居民的健康、经济的发展和社会的稳定，是一项重大的政治、社会问题。因此，学习社区突发公共卫生事件的预防和应对知识，对社会主义和谐社会的建设具有重大的意义。

一、概述

（一）突发公共卫生事件概念

突发公共卫生事件（public emergency health events）是指突然发生，造成或者可能造成社会公众健康严重损害的重大传染疫情、群体性不明原因疾病、重大食物和职业中毒以及其他严重影响公众健康的事件。

（二）社区突发公共卫生事件分类

1. 按事件的表现形式分类

（1）在一定时间、范围内，病例数达到规定预警值所形成的事件。如传染病、食物中毒等。

（2）在一定时间、范围内，环境危害因素达到规定预警值时所形成的事件，病例可有，也可无。如生物、化学、核辐射事件。

2. 按事件性质和原因分类

（1）重大传染病疫情　指由各种病原体引起的能在人与人、人与动物或动物与动物之间相互传播的一类疾病。主要包括传染病、寄生虫病、地方病暴发流行以及群体性医院感染等。它在短时间内发生、波及范围广、患者大量出现或死亡。例如：1988年上海发生的甲型肝炎暴发、2004年青海鼠疫疫情、2019年新型冠状病毒肺炎疫情等。

（2）群体性不明原因疾病　指在一定时间内（通常为2周），某个相对集中的区域（如同一个医疗机构、社区、学校等）内，同时或者相继出现3例及以上具有共同临床表现，且经县级及以上医院组织专家会诊，不能诊断或解释病因，有重症病例或死亡病例的疾病。它具有人群聚集性、相同临床表现、严重损害健康等特点。

（3）食品安全和职业危害　食品安全，指食品无毒、无害，符合应当有的营养要求，对人体健康不造成任何急性、亚急性或者慢性危害。WHO认为食品安全问题是"食物中有毒、有害物质对人体健康影响的公共卫生问题"。食品安全问题主要涉及生物毒素、食品掺假、微生物危害、化学性危害等问题，如2008年的"三聚氰胺"奶粉事件。职业危害，指从业人员在劳动过程中因接触有毒有害物品和遇到各种不安全因素导致的健康危害。职业危害因素包括有害的化学、物理、生物等因素以及其他的职业性有害因素，如矽肺、放射性肿瘤等。

（4）新发的传染病　狭义是指全球首次发现的传染病，广义是指一个国家或地区新发生的、新变异的或新传入的传染病，如艾滋病、军团病等。

（5）群体性预防接种反应和群体性药物反应　指在实施疾病预防措施时，出现免疫接种人群或预防性服药人群的异常反应。这类反应原因较为复杂，可以是心因性的，也可以是其他异常反应。

（6）重大环境污染事故　指在化学品的生产、运输、储存、使用和废弃处置过程中，由于各种原因引起化学品从其包装容器、运送管道、生产和使用环节中泄漏，造成空气、水源和土壤等周围环境的污染，严重危害或影响公众健康的事件。如2015年8月12日，位于天津滨海新区塘沽开发区的天津东疆保税港区瑞海国际物流有限公司所属危险品仓库发生爆炸，遇难者总人数165人。

（7）核事故和放射事故　指由于放射性物质或其他放射源造成或可能造成公众健康严重影响或严重损害的突发事件。如2011年3月11日，日本福岛第一核电站2号机组的高温核燃料发生"泄漏事故"。

（8）自然灾害　指自然力引起的设施破坏、经济严重损失、人员伤亡、人的健康状况及社会卫生服务条件恶化超过了发生地区的所能承受能力的状况。主要有水灾、旱灾、地震、火灾等。如 2008 年 5 月 12 日，汶川地震造成 69227 人死亡，374643 人受伤，17923 人失踪。

（三）社区突发公共卫生事件的等级

根据突发公共卫生事件的性质、危害程度、涉及范围，划分为一般（Ⅳ级）、较重（Ⅲ级）、严重（Ⅱ级）和特别严重（Ⅰ级）四级水平，分别用蓝色、黄色、橙色、红色表示。

1. 有下列情形之一的为一般突发公共卫生事件（Ⅳ级）

（1）腺鼠疫在一个县（市）行政区域内发生，一个平均潜伏期内病例数未超过 10 例。

（2）霍乱在一个县（市）行政区域内发生，1 周内发病 9 例以下。

（3）一次食物中毒人数 30～99 人，未出现死亡病例。

（4）一次发生急性职业中毒 9 人以下，未出现死亡病例。

（5）县级以上人民政府卫生行政部门认定的其他一般突发公共卫生事件。

2. 有下列情形之一的为较重突发公共卫生事件（Ⅲ级）

（1）发生肺鼠疫、肺炭疽病例，一个平均潜伏期内病例数未超过 5 例，流行范围在一个县（市）行政区域以内。

（2）腺鼠疫发生流行，在一个县（市）行政区域内，一个平均潜伏期内连续发病 10 例以上，或波及 2 个以上县（市）。

（3）霍乱在一个县（市）行政区域内发生，1 周内发病 10～29 例，或波及 2 个以上县（市），或市（地）级以上城市的市区首次发生。

（4）一周内在一个县（市）行政区域内，乙、丙类传染病发病水平超过前 5 年同期平均发病水平 1 倍以上。

（5）在一个县（市）行政区域内发现群体性不明原因疾病。

（6）一次食物中毒人数超过 100 人，或出现死亡病例。

（7）预防接种或群体预防性服药出现群体心因性反应或不良反应。

（8）一次发生急性职业中毒 10～49 人，或死亡 4 人以下。

（9）市（地）级以上人民政府卫生行政部门认定的其他较大突发公共卫生事件。

3. 有下列情形之一的为严重突发公共卫生事件（Ⅱ级）

（1）在一个县（市）行政区域内，一个平均潜伏期内（6 天）发生 5 例以上肺鼠疫、肺炭疽病例，或者相关联的疫情波及 2 个以上的县（市）。

（2）发生传染性非典型肺炎、人感染高致病性禽流感疑似病例。

（3）腺鼠疫发生流行，在一个市（地）行政区域内，一个平均潜伏期内多点连续发病 20 例以上，或流行范围波及 2 个以上市（地）。

（4）霍乱在一个市（地）行政区域内流行，1 周内发病 30 例以上，或波及 2 个以上市（地），有扩散趋势。

（5）乙类、丙类传染病波及 2 个以上县（市），1 周内发病水平超过前 5 年同期平均发病水平 2 倍以上。

（6）我国尚未发现的传染病发生或传入，尚未造成扩散。

（7）发生群体性不明原因疾病，扩散到县（市）以外的地区。

（8）发生重大医源性感染事件。

（9）预防接种或群体预防性服药出现人员死亡。

（10）一次食物中毒人数超过100人并出现死亡病例，或出现10例以上死亡病例。

（11）一次发生急性职业中毒50人以上，或死亡5人以上。

（12）境内外隐匿运输、邮寄烈性生物病原体、生物毒素造成我境内人员感染或死亡的。

（13）省级以上人民政府卫生行政部门认定的其他重大突发公共卫生事件。

4. 有下列情形之一的为特别严重突发公共卫生事件（Ⅰ级）

（1）肺鼠疫、肺炭疽在大、中城市发生并有扩散趋势，或肺鼠疫、肺炭疽疫情波及2个以上的省份，并有进一步扩散趋势。

（2）发生传染性非典型肺炎、人感染高致病性禽流感病例，并有扩散趋势。

（3）涉及多个省份的群体性不明原因疾病，并有扩散趋势。

（4）发生新传染病或我国尚未发现的传染病发生或传入，并有扩散趋势，或发现我国已消灭的传染病重新流行。

（5）发生烈性病菌株、毒株、致病因子等丢失事件。

（6）周边以及与我国通航的国家和地区发生特大传染病疫情，并出现输入性病例，严重危及我国公共卫生安全的事件。

（7）国务院卫生行政部门认定的其他特别重大突发公共卫生事件。

（四）社区突发公共卫生事件的特点

1. 多样性 社区突发公共卫生事件的成因是多种多样的，例如环境污染、生态破坏、交通事故、生物恐怖、动物疫情、致病微生物、药品危险、食物中毒、职业危害等。

2. 差异性 在时间分布上的差异，不同的季节，传染病的发病率也会不同，如呼吸系统传染病往往发生在冬、春季节，肠道传染病则多发生在夏、秋季。在空间分布差异上，传染病的区域分布不一样，比如血吸虫病流行于我国长江以南有钉螺存在的地区，此外还有人群的分布差异等。

3. 广泛性 当前我们正处在全球化的时代，某一种疾病可以通过现代交通工具跨国流动造成传播，甚至成为全球性的传播。另外，传染病一旦具备了三个基本流通环节，即传染源、传播途径及易感人群，它就可能在毫无国界情况下广泛传播。

4. 复杂性和严重性 重大的卫生事件不但危害人的健康，还影响社会的稳定和经济的发展。如2008年汶川地震造成6万多人死亡，直接经济损失8000多亿元。

5. 综合性 治理需要四个方面的结合，即技术层面和价值层面的结合、直接任务和间接任务的结合、责任部门和其他的部门结合、国际和国内的结合。只有通过综合的治理，才能使公共事件得到很好的控制。

6. 突发性和意外性 社区突发卫生事件能否发生，在什么时间、什么地点，以何种方式暴发是无法预料的，都是突然发生、意外出现的，难以预计。

7. 可控性 社区突发卫生事件虽然无法预料，但只要坚持正确、科学的原则，采取必要的措施，就可以把危害降低到最低限度。

（五）社区突发公共卫生事件的相关政策

1. 公共卫生事件相关条例和办法

（1）《突发公共卫生事件应急条例》 国务院于2003年5月9日发布的第376号令，特别是针对2003年防治非典型肺炎工作中暴露出的突出问题制订的，为的是有效预防、及时控制和消除突发公共卫生事件的危害，保障公众身体健康与生命安全，维护正常的社会秩序。2010 年 12 月 29 日，国务院修正《突发公共卫生事件应急条例》，将引用的"治安管理处罚条例"修改为"治安管理处罚法"，2011年 1 月 8 日公布并实施。

（2）《突发公共卫生事件交通应急规定》 卫生部、交通部在 2004 年 3 月 4 日下发的第 2 号令，目的是为了有效预防、及时控制和消除突发公共卫生事件的危害，防止重大传染病疫情通过车辆、船舶及其乘运人员、货物传播流行，保障旅客身体健康与生命安全，保证突发公共卫生事件应急物资及时运输，维护正常的社会秩序。

（3）《自然灾害救助条例》 国务院于 2010 年 7 月 8 日发布的第 577 号，该条例目的是规范自然灾害救助工作，保障受灾人员基本生活。国务院于 2019 年 3 月 2 日通过《国务院关于修改部分行政法规的决定》修正，最新自然灾害救助条例全文包括总则、救助准备、应急救助、灾后救助、救助款物管理、法律责任、附则共七章三十五条。

（4）《突发事件公共卫生风险评估管理办法》 国家卫生计生委于 2012 年 6 月 11 日发布的 11 号令，其目的是提高突发事件公共卫生风险管理水平，及时发现和科学研判突发事件公共卫生风险，规范指导风险评估工作。

2. 公共卫生事件相关预案

（1）《国家突发公共卫生事件应急预案》 由国家卫生部应急办公室于 2006 年 1 月 8 日发布，目的是提高政府保障公共安全和处置突发公共事件的能力，最大程度地预防和减少突发公共事件及其造成的损害，保障公众的生命财产安全，维护国家安全和社会稳定，促进经济社会全面、协调、可持续发展。它明确提出了应对各类突发公共事件的六条工作原则：以人为本，减少危害；居安思危，预防为主；统一领导，分级负责；依法规范，加强管理；快速反应，协同应对；依靠科技，提高素质。国家卫生计生委为了全面提升卫生应急预案管理水平，推动卫生应急工作依法、科学、规范开展，于 2017 年 6 月 9日印发《突发事件卫生应急预案管理办法》进一步健全卫生应急预案体系，增强了卫生应急预案的科学性、针对性、实用性和可操作性。

（2）《卫生部核事故和辐射事故卫生应急预案》 国家卫生部应急办公室于 2009 年 10 月 15 日颁布，旨在迅速、有效、规范地开展核事故和辐射事故卫生应急工作，最大程度地减少事故造成的人员伤亡和社会影响，保障公众身体健康，维护社会稳定。

（3）《卫生部突发中毒事件卫生应急预案》 由国家卫生部于 2011 年 5 月 12 日发布，目的是有效控制突发中毒事件及其危害，指导和规范突发中毒事件的卫生应急工作，最大限度地减少突发中毒事件对公众健康造成的危害，保障公众健康与生命安全，维护社会稳定。

（4）《国家自然灾害救助应急预案》 国务院办公厅于 2011 年 10 月 16 日发布的 120 号令，2016 年3 月 10 日修订，新发国办函［2016］。其旨在建立健全应对突发重大自然灾害救助体系和运行机制，规范应急救助行为，提高应急救助能力，最大程度地减少人民群众生命和财产损失，维护灾区社会稳定。且国务院为了规范自然灾害救助工作，保障受灾人员基本生活，制定第 577 号国务院令，即《自然灾害救助条例（2019 年修正）》。

（5）《卫生部食品安全事故应急预案（试行）》 国家卫生部应急办公室于 2013 年 1 月 7 日发布的第 2 号令。其旨在建立健全卫生部门应对食品安全事故的运行机制，有效组织开展特别重大食品安全事故的医疗卫生应对工作，保障公众健康与生命安全。

（六）社区护士在突发公共卫生事件中的作用

社区护士在社区突发公共事件应急处理中占据着重要的地位，在各种突发公共卫生事件的健康知识宣教及应急处理中，有着不可或缺的作用，主要体现在以下几个方面。

1. 现场救护和转运 社区突发公共卫生事件情况紧急，传播范围广，危害程度大。社区护士需对社区居民的健康负责，在政府或突发公共卫生事件应急指挥机构的统一指挥下，与其他医务、公安等部门协调一致，密切配合就地抢救，迅速将伤员转送出危险区域，遵循"先救命后治伤，先救重后救轻"原则，同时，将危重症患者迅速转诊至上级医院，将伤亡降至最低程度。同时，社区护士还应该保持同卫生行政部门及社区居民的紧密联系，保证信息的畅达，控制现场混乱局面，在院前急救中发挥自己的作用。

2. 处理突发事件

（1）对潜在隐患或有可能发生的突发卫生公共事件，依照法定程序及时上报。社区护士应该有一定的预警能力，对居民提供较为准确的信息，使居民在面对突发公共卫生事件时，可以采取正确的、理性的行为面对突发事件。

（2）评估社区居民 一旦发生突发公共卫生事件，社区护士要立刻评估处于危险状态下的社区居民，及时、有效地提供紧急援助，预防并发症出现，保护易感人群。

（3）消除居民的恐惧心理 社区居民对突发的公共卫生事件易产生焦虑、恐惧心理问题，尤其是未知的公共卫生事件。社区护士应该及时告知居民公共卫生事件的真实信息，提高居民的心理承受能力。对于心理承受力较弱的居民，社区护士应提供适当地心理干预。

（4）帮助社区居民恢复正常生活 突发公共卫生事件往往会在生命安全、经济等多方面给社区居民带来较大的损失。社区护士应及时采用多种形式对创伤后患者的心理应激障碍给予干预，帮助患者提高心理应对能力和技巧，度过心理危机，使他们尽快从突发公共卫生事件中恢复过来，走上日常生活的正轨。

3. 健康教育和培养居民防范意识 社区护士应采取多种方式开展相关的知识宣教，及时和居民保持有效的信息沟通渠道，将相关知识、现场急救和逃生紧密结合起来，让居民提高自救互救能力。

二、社区突发公共卫生事件的预防与管理

（一）社区突发卫生事件的预防

社区突发公共事件具有突发性和意外性，如地震、煤矿爆炸等，涉及的范围十分广泛。它严重影响了人们正常的生产、生活状态，给人们的生命、财产带来极大破坏。因此，社区突发事件的预防和控制在突发公共卫生事件应急体系中占据重要的、主导作用。社区突发卫生事件的预防包括以下几个方面。

1. 提高社区居民的安全防范意识，落实各项预防措施，做好人员、物资的应急储备，对可能出现的突发公共卫生事件，要及时分析，做到早发现、早报告。

2. 根据突发公共卫生事件性质、危害程度和范围，制订相应的各级部门突发公共卫生事件应急预案，对突发卫生事件实行分级管理和控制。各级政府在突发卫生事件中做好统一领导和指挥，相关部门在职责范围内做好相关工作。

3. 评估社区的环境和安全隐患，确定可能存在的危害，如水源的污染等。

4. 突发公共卫生事件应急工作应尊重科学、依靠科学，开展防范和处理突发公共卫生事件的培训，重视宣传和教育工作。各部门要共同合作，广泛发动社区居民参与应对突发公共卫生事件。

5. 在突发公共卫生事件发生前，采取有效措施，减少或避免破坏和损失。

6. 社区护士和居民应根据突发公共卫生事件应急预案，积极参加突发事件的应急演练，以提高应对能力。

（二）社区突发卫生事件的应急处理程序

1. 综合评估　突发事件发生后，卫生行政主管部门应当组织专家对突发事件进行综合评估，初步判断突发事件的类型，提出是否启动突发事件应急预案的建议。

2. 启动应急预案　启动突发公共卫生事件应急预案，设立应急处理指挥部。

3. 应急报告和信息发布　按照《突发公共卫生事件应急条例》，国务院卫生行政部门制订了突发公共卫生事件应急报告规范，建立了重大、紧急疫情信息报告系统。卫生部要求，发现突发公共卫生事件后，要及时上报。任何单位和个人有权向人民政府及其有关部门报告突发事件。国务院卫生行政主管部门负责向社会发布突发事件的信息，必要时，可以授权省、自治区、直辖市人民政府卫生行政主管部门向社会发布本行政区域内突发事件的信息，信息发布应当及时、准确、全面。

4. 突发公共卫生事件的常规监测　应当指定机构负责开展突发事件的日常监测，并确保监测与预警系统的正常运行。在突发事件中需要接受隔离治疗、医学观察者、疑似患者、与传染病患者密切接触者，在卫生行政主管部门或者有关机构采取医学措施时应当予以配合；拒绝配合者，由公安机关依法协助强制执行。

5. 控制突发公共卫生事件的扩散蔓延　包括处置伤员、公共卫生管理、稳定居民情绪。

6. 寻求援助和合作　当本地力量与技术受限时，应积极争取周边地区的帮助。

7. 突发卫生事件善后工作　迅速恢复和重建遭到破坏的卫生设施，提供正常的医疗卫生服务；为受灾人群提供心理援助；分析突发公共卫生事件的成因，制订有效的控制措施。

（三）社区突发公共卫生事件的报告

1. 报告范围、时限、标准　突发公共卫生事件报告范围，包括可能构成或已发生的突发公共卫生事件相关信息，其报告范围、标准见表 10-1。获得突发公共卫生事件相关信息的责任报告单位和责任报告人，应当在 2 小时内以电话或传真等方式向属地卫生行政部门指定的专业机构报告，应采用最快的通讯方式将《突发公共卫生事件相关信息报告卡》（附录六）报送属地卫生行政部门指定的专业机构，接到疫情报告的专业机构，应对信息进行确认，报告同级卫生行政部门。同时，尽快组织有关专家进行现场调查。

表 10-1　突发公共卫生事件相关信息的报告范围、标准

报告范围	标准
鼠疫	发现 1 例及以上鼠疫病例
霍乱	发现 1 例及以上霍乱病例
传染性非典型肺炎	发现 1 例及以上传染性非典型肺炎病例患者或疑似患者
炭疽	发生 1 例及以上肺炭疽病例；或 1 周内，同一学校、幼儿园、自然村寨、社区、建筑工地等集体单位发生 3 例及以上皮肤炭疽或肠炭疽病例；或 1 例及以上职业性炭疽病例
人感染高致病性禽流感	发现 1 例及以上人感染高致病性禽流感病例
甲肝/戊肝	1 周内，同一学校、幼儿园、自然村寨、社区、建筑工地等集体单位发生 5 例及以上甲肝/戊肝病例
伤寒（副伤寒）	1 周内，同一学校、幼儿园、自然村寨、社区、建筑工地等集体单位发生 5 例及以上伤寒（副伤寒）病例，或出现 2 例及以上死亡
麻疹	1 周内，同一学校、幼儿园、自然村寨、社区、建筑工地等集体单位发生 10 例及以上麻疹病例
风疹	1 周内，同一学校、幼儿园、自然村寨、社区等集体单位发生 10 例及以上风疹病例
流行性脑脊髓膜炎	3 天内，同一学校、幼儿园、自然村寨、社区、建筑工地等集体单位发生 3 例及以上流脑病例，或者有 2 例及以上死亡

续表

报告范围	标准
登革热	1 周内，一个县（市、区）发生 5 例及以上登革热病例；或首次发现病例
流行性出血热	1 周内，同一自然村寨、社区、建筑工地、学校等集体单位发生 5 例（高发地区 10 例）及以上流行性出血热病例，或者死亡 1 例及以上
钩端螺旋体病	1 周内，同一自然村寨、建筑工地等集体单位发生 5 例及以上钩端螺旋体病病例，或者死亡 1 例及以上
流行性乙型脑炎	1 周内，同一乡镇、街道等发生 5 例及以上乙脑病例，或者死亡 1 例及以上
疟疾	以行政村为单位，1 个月内，发现 5 例（高发地区 10 例）及以上当地感染的病例；或在近 3 年内无当地感染病例报告的乡镇，以行政村为单位，1 个月内发现 5 例及以上当地感染的病例；在恶性疟流行地区，以乡（镇）为单位，1 个月内发现 2 例及以上恶性疟死亡病例；在非恶性疟流行地区，出现输入性恶性疟继发感染病例
血吸虫病	在未控制地区，以行政村为单位，2 周内发生急性血吸虫病病例 10 例及以上，或在同一感染地点 1 周内连续发生急性血吸虫病病例 5 例及以上；在传播控制地区，以行政村为单位，2 周内发生急性血吸虫病 5 例及以上，或在同一感染地点 1 周内连续发生急性血吸虫病病例 3 例及以上；在传播阻断地区或非流行区，发现当地感染的患者、病牛或感染性钉螺
流感	1 周内，在同一学校、幼儿园或其他集体单位发生 30 例及以上流感样病例，或 5 例及以上因流感样症状住院病例，或发生 1 例及以上流感样病例死亡
流行性腮腺炎	1 周内，同一学校、幼儿园等集体单位发生 10 例及以上流行性腮腺炎病例
猩红热	1 周内，同一学校、幼儿园等集体单位发生 10 例及以上猩红热病例
水痘	1 周内，同一学校、幼儿园等集体单位发生 10 例及以上水痘病例
输血性乙肝、丙肝、HIV	医疗机构、采供血机构发生 3 例及以上输血性乙肝、丙肝病例或疑似病例或 HIV 感染
新发或再发传染病	发现本县（区）从未发生过的传染病或发生本县近 5 年从未报告的或国家宣布已消灭的传染病
不明原因肺炎	发现不明原因肺炎病例
环境因素事件	发生环境因素改变所致的急性病例 3 例及以上
意外辐射照射事件	出现意外辐射照射人员 1 例及以上
食物中毒	一次食物中毒人数 30 人及以上或死亡 1 人及以上；学校、幼儿园、建筑工地等集体单位发生食物中毒，一次中毒人数 5 人及以上或死亡 1 人及以上；地区性或全国性重要活动期间发生食物中毒，一次中毒人数 5 人及以上或死亡 1 人及以上
职业中毒	发生急性职业中毒 10 人及以上或者死亡 1 人及以上的事件
其他中毒	出现食物中毒、职业中毒以外的急性中毒病例 3 例及以上的事件
传染病菌、毒种丢失	发生鼠疫、炭疽、非典、艾滋病、霍乱、脊灰等菌毒种丢失事件
群体性预防接种反应	一个预防接种单位一次预防接种活动中出现群体性疑似异常反应；或发生死亡
群体预防性服药反应	一个预防服药点一次预防服药活动中出现不良反应（或心因性反应）10 例及以上；或死亡 1 例及以上
医源性感染事件	医源性、实验室和医院感染暴发
群体性不明原因疾病	2 周内，一个医疗机构或同一自然村寨、社区、建筑工地、学校等集体单位发生有相同临床症状的不明原因疾病 3 例及以上
各级人民政府卫生行政部门认定的其他突发公共卫生事件	

2. 报告内容

（1）事件信息　报告内容主要包括事件名称、事件类别、发生时间、地点、涉及的地域范围、人数、主要症状与体征、可能的原因、已经采取的措施、事件的发展趋势、下步工作计划等。

（2）事件发生、发展、控制过程信息　分为初次报告、进程报告、结案报告。

①初次报告：报告内容包括事件名称、初步判定的事件类别和性质、发生地点、发生时间、发病人数、死亡人数、主要的临床症状、可能原因、已采取的措施、报告单位、报告人员及通讯方式等。

②进程报告：报告事件的发展与变化、处置进程、事件的诊断和原因或可能因素、势态评估、控制措施等内容。同时，对初次报告的《突发公共卫生事件相关信息报告卡》（附录六）进行补充和修正。

重大及特别重大突发公共卫生事件至少按日进行进程报告。

③结案报告：事件结束后，应进行结案信息报告。达到《国家突发公共卫生事件应急预案》分级标准的突发公共卫生事件结束后，由相应级别卫生行政部门组织评估，在确认事件终止后2周内，对事件的发生和处理情况进行总结，分析其原因和影响因素，并提出今后对类似事件的防范和处置建议。

三、社区突发公共卫生事件的应急处理

（一）重大传染病疫情的处理

1. 艾滋病（acquired immunodeficiency syndrome，AIDS）　全名"获得性免疫缺陷综合征"，人体感染人类免疫缺陷病毒（human immunodeficiency virus，HIV）而导致的一种致死性传染病。HIV是一种能攻击人体免疫系统的病毒，使人体丧失免疫功能，易于感染各种疾病，并可发生恶性肿瘤，病死率较高。该病唯一的传染源是感染HIV的人，包括艾滋病患者、病毒携带者。传染源的血液、唾液、乳汁、精液、宫颈分泌物等体液及分泌物中分离出HIV。艾滋病的主要易感人群包括：男性同性恋者、静脉吸毒者、多性伴者、HIV抗体阳性者所生子女、接受被HIV污染的血液或其他血制品者。

（1）传播途径　包括：①性接触传播。②血液传播：被HIV污染的血液、血制品；共用被HIV污染的针头、注射器、剃须刀等。③母婴传播：感染HIV的母亲在围产期将病毒经过胎盘、分娩或哺乳传播给子代。

（2）治疗处理

1）抗病毒治疗　早期抗病毒是治疗的关键，应用核苷类逆转录酶抑制剂、非核苷类逆转录酶抑制剂、蛋白酶抑制剂等抗HIV药物。在抗病毒过程中，药物易产生耐药性，因而主张联合用药。

2）并发症治疗　①卡氏肺孢子虫肺炎：用戊烷脒治疗。②卡氏肉瘤：用长春新碱、阿霉素和博来霉素联合治疗。③隐孢子虫感染：用螺旋霉素或克林霉素。④巨细胞病毒感染：用更昔洛韦。

3）支持和对症治疗　补充高热量、高维生素饮食，不能进食者，静脉输液补充营养；输血。

（3）预防措施

1）加强性教育，坚持洁身自爱，不卖淫、嫖娼；男同性恋者固定性伙伴。

2）使用安全套是最有效的预防艾滋病的措施之一。

3）严禁吸毒，不与他人共用注射器。

4）不擅自输血和使用血制品。

5）不使用他人牙刷、剃须刀、刮脸刀等个人用品。

6）避免直接与艾滋病患者的血液、精液、乳汁和尿液接触。

2. 新型冠状病毒肺炎（Corona Virus Disease 2019，COVID-19）　简称"新冠肺炎"，世界卫生组织命名为"2019冠状病毒病"。新型冠状病毒属于β属冠状病毒，对紫外线和热敏感，乙醚、75%乙醇、含氯消毒剂、过氧乙酸和三氯甲烷等脂溶剂均可有效灭活该病毒。其具有人群普遍易感性。

（1）传播途径　经呼吸道飞沫和密切接触传播是其主要传播途径，接触病毒污染的物品也可造成感染，处于相对封闭的环境中暴露于高浓度气溶胶情况下可能存在经气溶胶传播；因粪便、尿液中可分离出该病毒，应当注意病毒对环境的污染可能造成接触传播或气溶胶传播。且新冠病毒在流行过程中基因组会不断发生变异。

（2）临床表现　主要表现为发热、乏力、干咳，鼻塞、流涕等上呼吸道症状较为少见，存在缺氧低氧状态，半数患者多在1周后出现呼吸困难，严重者快速进展为急性呼吸窘迫综合征、脓毒症休克、难以纠正的代谢性酸中毒和出凝血功能障碍。多数患者愈后良好，少数患者病情危重，甚至死亡。

（3）治疗处理　因新冠病毒在流行过程中，基因组不断发生变异，其治疗处理方法可参照2022年

国家卫生健康委员会印发的《新型冠状病毒肺炎诊疗方案（试行第九版）》。

（4）预防措施 在新冠肺炎疫情的常态化防控下，新冠疫情按照乙类传染病甲类管理的要求，全面落实"外防输入、内防反弹"的防控策略。

1）控制传染源：加强疫情监测；对发现病例、无症状感染者、聚集性疫情及时报告，进行治疗和隔离医学观察；加强对密切接触者和密切接触者的密切接触者（以下简称密接的密接）、入境人员、高风险职业人群、纳入社区管理等重点人群做好健康监测。对于低风险区域落实常态化防控措施；对于中高风险区域，果断采取一系列应急处置措施，依法依规采取限制聚集性活动和实施交通管控等措施。

2）切断传播途径：对发现的病例和无症状感染者，密切接触者、密接的密接安排专车在规定时限内转运至定点医疗机构或集中隔离场所，转运过程中应严格落实个人防护及车辆消毒措施。出院或解除隔离后，尽快返回家中，回程中做好个人防护，按规范佩戴好口罩。加强环境和物体表面的预防性消毒，同时做好垃圾、粪便和污水的收集和无害化处理。病例或无症状感染者住院、转运期间，随时消毒其可能污染的环境和物品。病例和无症状感染者转移后，对其居住或活动过的场所进行终末消毒。

3）保护易感人群：充分发挥互联网、微博、微信等新媒体和广播、电视等传统媒体作用，全方位开展新冠肺炎防控知识宣传教育；疫苗接种，提高居民抵抗力；坚持预防为主，深入开展爱国卫生运动。

（二）常见中毒的处理

1. 食物中毒的处理 食物中毒指患者所食含有生物性、化学性有害食物所出现的急性或亚急性中毒症状。

（1）病因 食入不干净食物、变质食品、剩饭菜等。

（2）临床表现 出现恶心、呕吐、腹痛、腹泻，严重者出现脱水、电解质紊乱甚至休克症状。

（3）急救处理 首先洗胃，减少胃黏膜对毒素的吸收；呕吐、腹痛明显者，可注射阿托品；剧烈呕吐不能进食或腹泻频繁者，应静脉补充水分、电解质，脱水严重甚至休克者，快速补液，并给予抗休克处理。

（4）预防措施 选择新鲜食品，不吃变质、腐败食物；注意食品的保质期，不吃过期食品；水果应清洗干净再食用。

2. 一氧化碳中毒的处理 一氧化碳中毒指人体吸入过量的一氧化碳引起脑和全身组织缺氧性疾病。

（1）病因 煤气泄漏或冬天煤炉取暖，门窗紧闭，空气不流通所致。

（2）临床表现

轻度中毒：头痛、眩晕、心悸、恶心、呕吐、四肢无力，表情淡漠甚至出现短暂的昏厥。

中度中毒：上述症状加重，患者出现浅昏迷、瞳孔对光反射迟钝；脉搏、呼吸增快；颜面潮红，口唇呈樱桃红色。

重度中毒：患者呈现深度昏迷，各种反射消失，呼吸减弱，大小便失禁，四肢厥冷，血压下降，甚至呼吸停止。

（3）急救处理 急救处理措施如下：①迅速将患者转移到空气流通的地方，解开患者衣领、裤袋，注意保暖。②保持呼吸道通畅：及时清理患者口鼻分泌物，意识不清者平卧位，头偏向一侧，防止呕吐物吸入导致窒息。③中重度患者，迅速纠正缺氧状态，给予高流量吸氧或高压氧舱治疗；呼吸心跳停止者，进行心肺复苏，有条件的情况下，使用呼吸机维持呼吸。④防治脑水肿：如果出现脑水肿，快速静脉滴注20%甘露醇，以降颅压。⑤控制感染：应作咽拭子、血、尿培养，选择广谱抗生素。出现高热，可进行物理降温，注意观察病情变化。⑥促进脑细胞代谢：应用能量合剂。常用药物有三磷酸腺苷、辅酶A、细胞色素C和维生素C等。⑦防治并发症：昏迷期间保持呼吸道通畅，必要时行气管切开；定时翻身以防发生压疮；摄入营养丰富的食物。如有并发症，给予相应治疗。

（4）预防措施　加强一氧化碳中毒的相关知识宣传教育，提高人们使用煤气、煤炉的安全防范意识，知晓一氧化碳中毒可能发生的症状，学会自救和救助他人。

3. 有机磷农药中毒的处理　有机磷中毒（acute organophosphorus poisoning）指有机磷类农药进入人体，与体内胆碱酯酶结合，抑制胆碱酯酶活性，导致乙酰胆碱积聚而引起的以毒蕈碱样作用、烟碱样作用和中枢神经系统症状为主要表现的全身性疾病。

（1）病因　①职业性中毒：在生产、运输、使用过程中不注意个人防护，导致有机磷农药经皮肤或呼吸道进入体内。②生活性中毒：误服、自服有机磷类农药或食用被农药污染的瓜果、蔬菜所致。

（2）临床表现　包括：①毒蕈碱样症状，主要是副交感神经末梢兴奋所致的平滑肌痉挛和腺体分泌增加。临床表现为恶心、呕吐、腹痛、腹泻、多汗、流泪、流涕、流涎、尿频、大小便失禁、心跳减慢、瞳孔缩小、支气管痉挛和分泌物增加、咳嗽、气急，严重者出现肺水肿。②烟碱样症状，全身骨骼肌痉挛性收缩导致肌束颤动、压迫感，而后发生肌力减退和瘫痪。严重者可有呼吸肌麻痹，造成周围性呼吸衰竭。③中枢神经系统症状，中枢神经系统受乙酰胆碱刺激后有头晕、头痛、疲乏、共济失调、烦躁不安、谵妄、抽搐和昏迷等症状。

（3）急救处理　①迅速将患者脱离中毒现场，脱去污染的衣服、鞋袜等，用大量清水反复冲洗皮肤，减少对农药的吸收；对于意识清醒的口服毒物者，应立即催吐。②用生理盐水、清水或肥皂水（敌百虫中毒者禁用）清洗被污染的头发、手脚等。③洗胃：洗胃是解除毒物吸收的最有效方法。口服中毒者用清水、2%碳酸氢钠溶液（敌百虫忌用）或1∶5000高锰酸钾溶液（对硫磷忌用）反复洗胃，直至洗出的胃液澄清、无异味为止。④吸附剂：洗胃后让患者口服或胃管内注入活性炭，可减少毒物吸收，并能降低毒物的代谢半衰期，增加其排泄率。⑤可静脉注射阿托品，应及时、足量、重复给药，直至达到阿托品化。⑥重度中毒患者，肌内注射解磷定，每4~6小时1次。⑦盐酸戊乙奎醚注射液（长托宁）是新型安全、高效、低毒的长效抗胆碱药物，根据患者轻度、中度、重度中毒情况给予不同的剂量。⑧其他对症治疗。

（4）预防措施　加强对农药的管理，专人保管；家中农药应妥善存放；喷洒农药时，应穿长袖衣裤，戴口罩、帽子，结束后，清水冲洗皮肤；禁食毒死的牲畜。

目标检测

答案解析

一、选择题

1. 某高校食堂因食物变质发生一起人数达73例的食物中毒事件，该突发公共卫生事件应属于（　）
   A. 特别严重（Ⅰ级）　　　　　　B. 严重（Ⅱ级）　　　　　　C. 较重（Ⅲ级）
   D. 一般（Ⅳ级）　　　　　　　　E. 较轻（Ⅴ级）

2. 多种肠道传染病通过污染的手传播，该传播途径属于（　）
   A. 直接接触传播　　　　　　　　B. 间接接触传播　　　　　　C. 经飞沫传播
   D. 经飞沫核传播　　　　　　　　E. 经尘埃传播

（3~5题共用题干）

患者王某，10年前因生活困顿潦倒，通过卖血来维持生计。在一次卖血中，王某与他人共用被HIV

污染的注射器，染上艾滋病病毒，但王某并不知情。王某回乡后娶妻生子，某次，王某因"感冒"就诊检查出患有艾滋病。不幸的是，王某早已把艾滋病病毒传染给了妻子，妻子又把病毒传染给了儿子。两年时间内，一家三口相继死于艾滋病。

（3~5题共用选项）

A. 性接触传播　　　B. 血液传播　　　C. 母婴传播　　　D. 消化道传播　　　E. 空气传播

3. 王某因卖血中与他人共用注射器致感染艾滋病病毒，该传播途径属于（　　）

4. 王某把艾滋病病毒传染给其妻子，该传播途径属于（　　）

5. 王某妻子将病毒传染给了儿子，该传播途径属于（　　）

二、案例分析题

患者，张某，男，28岁，1年前"感冒"后咳嗽持续3月余，午后低热1年，胸痛2月余。其近日因咳嗽、咳痰，夜间咳嗽加重无法入睡，来社区卫生服务中心诊治。经询问，张某否认传染病史。其母亲20年前曾患有肺结核，现已治愈。辅助检查：PPD试验局部硬结直径为24mm，晨痰涂片抗酸染色呈阳性，X线胸片右肺锁骨上下小片云絮状影，密度较淡。

（1）张某可能患有什么疾病？

（2）社区护士对张某应做何处理？

书网融合……

本章小结　　　　　　　微课　　　　　　　题库

（张柳）

第十一章 社区中医护理

⇒ **案例引导**

案例： 李某，63 岁。2 天前淋雨受凉，咳嗽，头痛，在家自服感冒药，症状未见好转，今日来社区卫生服务中心就诊，表现为咳嗽，痰黏腻，鼻塞声重，流浊涕，恶寒发热，汗出不畅，头痛，肢体酸痛，胸闷欲呕，舌苔薄黄而腻，脉数。李某表示，社区能否提供一些中医护理，帮助其减轻症状。

讨论： 作为社区护士，你可为患者实施哪些中医护理操作以减轻其症状？

第一节 概 述

PPT

　　中医护理是中医药的重要组成部分，在长期的临床实践中，已经形成了以中医药理论为指导的、独具特色的技术方法和服务流程，成为中医药综合防治疾病的重要手段之一。中医护理以人为本、注重整体、辨证施护、个性化强、技术方法灵活多样、易于接受，与现代护理互相补充，发挥着重要作用。随着健康观念变化和医学模式转变，中医护理在社区卫生服务中越来越显示出其独特的优势。

一、社区中医护理的特色与优势

（一）中医护理的理论观符合社区卫生服务的理念

1. 整体观 社区护理是社区卫生服务的重要组成部分，社区护理的健康观是以人的健康为中心，把人看作是一个具有生物、心理、社会等多方面需要的整体，强调家庭、社会以及心理对人健康的影响，这与中医护理的"天人合一"和"形神合一"的生命整体观一脉相承。中医护理历来重视人与自然、社会的协调，将人与生存环境的和谐、个体心身的和谐视为健康的基本标准，并贯穿于疾病防治之中。

2. 预防观　社区护理的主要内涵是向个体、家庭、社区人群提供以健康促进为目标、以增进健康和预防疾病为要务的护理服务，这与中医护理的"治未病"的预防观相符。中医护理的预防观印记着中国传统文化的烙印，强调以增强体质为核心的健身防病思想，制定了以适应自然变化、促进机体内外抗病能力、机体协调能力的养生原则。

中医护理的整体观与预防观在社区现代护理观中得到了充分体现，这为建立具有中国特色的社区护理体系奠定了理论基础。

（二）中医护理技术在社区易于推广

中医护理技术具有器械简单、操作方便、适用范围广、见效快、费用低、易普及等特点，特别是一些非药物疗法，不依赖大型诊疗设备，医疗成本低，患者负担轻，既可节约群众的医疗支出，又能减少政府的卫生投入，节省医疗资源。中医护理技术如艾灸、拔罐、刮痧、推拿等在社区重点人群及慢性病居家护理中应用广泛，可充分弥补社区卫生条件的有限性，有的放矢地为社区人群提供护理保健服务。因此具有疗效、成本优势的中医特色护理技术易于在社区推广，能够大力推动社区卫生服务快速发展。

（三）中医护理在社区有广泛的群众基础

中医护理来源于民间，其特有的饮食文化、养生保健及护理技术更容易为广大社区居民所接受，如中医传统养生运动，因其简便易行、易于掌握，大众接受度高；根据"药食同源"理论，开发的食疗药膳方内涵丰富；针灸、推拿、拔罐等中医护理技术可避免药物的毒副作用，且适应证广泛，疗效确切，经济实惠，符合社区卫生服务覆盖面广、公益性强的宗旨。社区居民对中医护理有着深厚的感情，这为构建符合我国国情的社区中医护理模式奠定了坚实的群众基础。

（四）国家扶持政策有利于社区中医护理的发展

近年来国家大力扶持中医药参与社区卫生服务，制定了多个相关的政策与措施。2006 年《关于在城市社区卫生服务中充分发挥中医药作用的意见》（国中医药发［2006］36 号）提出中西医并重，突出中医药特色，并在城市社区卫生服务网络建设中，合理配置和充分利用中医药资源，完善社区中医药服务功能。《国务院关于扶持和促进中医药事业发展的若干意见》（国发［2009］22 号）也提出大力加强综合医院、乡镇卫生院和社区卫生服务中心的中医科室建设，积极发展社区卫生服务站、村卫生室的中医药服务，在其他医疗卫生机构中积极推广使用中医药适宜技术。2017 年 7 月 1 日正式实施的《中华人民共和国中医药法》更加确定了中医药的重要地位，并提出社区卫生服务中心、乡镇卫生院、社区卫生服务站以及有条件的村卫生室应当合理配备中医药专业技术人员，并运用和推广适宜的中医药技术方法。这充分体现了我国卫生行政部门对社区卫生服务中中医药应用的肯定，并在相关政策上给予强有力的支持，通过政策的大力扶持使我国的中医药得以更好地发展，回归于基层，促进我国中医药学的发展和传承。2022 年 3 月，十部门联合印发的《基层中医药服务能力提升工程"十四五"行动计划》中明确指出，持续推进基层中医药高质量发展，持续提升基层中医药服务能力。

二、社区中医护理的发展与困境

（一）社区中医护理的发展

中医护理伴随中医药在社区卫生服务中的发展，有机地融入社区预防、保健、康复、健康教育等方面。国家从宏观层面对中医药及中医护理发展有了明确的定位和具体指导。2013 年，《国家中医药管理局关于加强中医护理工作的意见》提出"以机构为支撑、家庭为基础、社区为依托，促进中医护理服务逐步向基层和家庭拓展。"国家卫计委在 2015 年发布的《关于进一步深化优质护理、改善护理服务的通知》中强调，要广泛应用中医特色护理技术，惠及更多患者。

"十三五"时期，各地区、各部门全面贯彻《中华人民共和国中医药法》，全面落实中央关于促进中医药发展的各项政策要求，加大基层中医药工作力度，基层中医药服务能力明显提升，使我国社区中医护理的发展取得了明显进展。如将中医药健康管理项目列入国家基本公共卫生服务项目；由中医药管理部门或中医药专家组成社区卫生服务工作协调小组；依托已有的社区卫生服务网络，逐步健全社区中医护理网络，加强中医药社区卫生服务的基础条件建设；社区卫生服务站提供中成药服务及针灸、推拿、拔罐等3种以上的中医适宜技术服务等。数据显示，截至2020年底，全国99%的社区卫生服务中心、98%的乡镇卫生院、90.6%的社区卫生服务站、74.5%的村卫生室能够提供中医药服务，85.38%的社区卫生服务中心和80.14%的乡镇卫生院设立中医综合服务区，中医药为缓解群众看病就医问题发挥了重要作用。

（二）社区中医护理的发展困境与对策

随着国家对社区中医护理工作的日益重视，相关政策的推行，中医护理已成为社区护理服务不可缺少的一部分。然而由于社区中医护理专业人才缺乏、中医护理技术操作尚未规范、护理技术收费和医保制度有待完善等诸多原因，中医护理融入社区护理的步伐缓慢，在发展的道路上存在种种困境。

1. 社区中医护理专业人才缺乏　长期以来，由于医疗卫生资源配置不合理，高新技术和高水平人才大都集中在城市大医院，社区基层医疗卫生机构条件差、护士缺乏，造成目前我国社区护理远不能满足社会的需要，而且社区护士的中医护理水平普遍较低，部分基层医院的中医护理培训存在"重形式、轻内容"现象，导致社区护士能够进行中医护理操作，却不能根据疾病进行辨证施护。此外，社区中医护理人才引进困难也制约了社区中医护理的发展。究其原因，可能与中医护理人才教育体系尚未完善、缺乏完整的中医护理人才梯队等有关，这在一定程度上导致社区中医护理水平参差不齐。

我国高等中医护理教育起步较晚，中医护理实践和科研人才相对缺乏，在教育及学科建设方面，尚未有专门的社区中医护理教材，可组织编写相应的适合社区的中医护理教材；同时建立一定数量的具有中医特色的社区护理教学基地，培养高素质的社区中医护理学师资队伍，从而有计划地培养社区中医护理人才；在政策支持方面，政府应改革体制，进一步加大对社区中医药队伍建设的投入，设立专项培训经费，注重中医护理专科培训的开展及专科人才的培养，目前"中医专科护士"的培养处于起步阶段，中医专科护士的概念、准入条件、培养内容、资格认证虽已见雏形，但仍需进一步完善。对中医专科护士人才培养可参照其他专科护士的培养方案，建立培训基地，规范培训过程，建立评价体系，从而保证培训质量。"中医专科护士"不仅服务于临床，更可以服务于社区。

2. 社区中医护理特色优势发挥不充分　中医药的特色与优势是中医药历尽几千年而经久不衰的根本，但与现代医学技术相比，部分居民由于缺少必要的中医常识，出现弃中医、偏西医的现象，中医护理作用被弱化，成为康复、保健的代名词；另外，具有中医药特色优势的养生、预防、保健、康复等服务滞后，中医药健康管理服务内容满足不了居民积极的健康管理需求；同时社区机构中医护理技术收费和医保制度不完善，也限制了它在社区护理中的顺利推广。

2020年十部门联和印发的《基层中医药服务能力提升工程"十四五"行动计划》强调，广泛推动中医药健康知识普及。为了进一步弘扬中医文化，加强对中医护理技术的科普与宣传，将其更好地服务于社区群众，可以将中医药科普知识和《中国公民中医养生保健素养》作为健康教育重要内容加以推广。充分利用网络化、智能化、数字化等传播媒介，扩大中医药优质科普内容的覆盖面。在社区卫生服务中心、乡镇卫生院、社区居委会、乡村群众活动场所等，建设中医药健康文化知识角。鼓励支持优秀中医药科普图书、展览、新媒体产品等的创作。推动基层医疗机构以电子屏、海报、宣传栏展示，开展健康讲座等科普活动。加强中医药科普专家队伍建设，鼓励中医药医务人员、科研人员面向社会开展科普服务。

　　根据国务院印发的《中医药发展战略规划纲要（2016—2030 年）》，加大对中医药政策扶持力度，有效减轻群众医疗负担，进一步放大医改惠民效果，实现人人享有中医药服务。相关部门应重视和支持社区卫生服务的工作，加大投资，让社区有足够的治疗经费、人员配备以及更新仪器和设备的经费，这样能为中医护理技术在社区中的推广提供支持。社区相关部门应根据最新政策，加速实现社区中医护理技术医保制度的完善管理。

　　3. 各地区社区中医护理发展不均衡　长期以来，由于医疗卫生资源配置不合理，全国中医社区卫生的发展并不平衡，经济发达地区、中医药有着牢固群众基础的地区发展迅速，而其他城市的社区中医药服务有待进一步发展和完善，尤其是现阶段，在农村地区，中医护理人才缺乏、医护人员对中医护理知识的掌握与技能水平较低、社区中医护理健康教育体系尚不健全等问题尤为严重。因此，为了满足人民群众对中医护理服务的多层次、多方位需求，应加大三级医院、二级医院、社区卫生服务中心及卫生站点的区域联动，推进农村基层中医医疗服务网点建设，将中医护理服务资源拓展至人民群众最迫切需求的基层医疗机构。

　　中医护理所展现出的独特优势正逐渐被人们认识和接受，要将中医护理在社区中广泛推广，仍需不断探索与挖掘更适合推动中医护理发展的方案。

第二节　中医护理在社区重点人群中的保健应用

PPT

　　中医护理服务已延伸到社区、家庭，为儿童、妇女、老年人等重点人群提供具有中医特色的康复和健康指导等工作，促进、维护社区人群健康。

一、儿童日常中医保健

　　小儿具有生机旺盛而又稚嫩柔软的生理特点，一方面生机蓬勃，发育旺盛；另一方面脏腑娇嫩，形气未充。其"发病容易，传变迅速"而又"脏气清灵，易趋康复"。

（一）0～3 岁儿童中医保健

　　1. 饮食调养　婴幼儿脾胃功能较薄弱，食物宜细、软、烂、碎，营养均衡；养成良好饮食习惯，避免偏食、纵儿所好，乳食无度。

　　2. 起居调摄　婴幼儿衣着要宽松，不可紧束而妨碍气血流通，影响骨骼发育；衣着应寒温适宜，避免过暖；要有足够的睡眠，逐步形成夜间以睡眠为主、白天以活动为主的作息习惯。

　　3. 运动保健　常到户外活动，多晒太阳，以增强体质。

（二）4～6 岁儿童中医保健

　　1. 饮食调养　食物品种应多样化，以谷类为主食，同时进食牛奶、鱼、肉、蛋、豆制品、蔬菜、水果等多种食物，注意荤素搭配；要培养小儿良好的饮食习惯，进餐按时，相对定量，不多吃零食，不挑食，不偏食，培养独立进餐的能力。

　　2. 起居调摄　养成良好的生活习惯，包括作息规律，定时排便；根据气温变化，及时增减衣物，遵循古训"四时欲得小儿安，常要一分饥与寒"。

　　3. 运动保健　保证每天有一定时间的户外活动，接受日光照射，呼吸新鲜空气；加强锻炼，适当运动，如跳绳、拍球等。

（三）儿童常见排泄问题的饮食调养

　　1. 大便干结　宜进食绿色蔬菜（芹菜、白菜、萝卜等）、水果（香蕉、苹果、火龙果等）、粗粮

（玉米、燕麦等）；忌食香燥、煎炸、辛辣、油腻食品。

2. 腹泻　宜进食薏苡仁、山药等；忌食生冷、油腻食品。

3. 食欲不振　宜进食扁豆、莲子、山楂等；忌食寒凉、煎炸、甜腻食品。

（四）儿童中医保健技术

0～36个月儿童中医药健康管理服务主要是针对其生理病理特点和主要健康问题，对家长开展中医饮食起居指导，并传授中医穴位按揉方法。在儿童6、12月龄时，向家长传授摩腹和捏脊的方法；18、24月龄时，向家长传授按揉迎香、足三里穴的方法；30、36月龄时，向家长传授按揉四神聪穴的方法，从而改善儿童健康状况，促进儿童生长发育。

二、孕产妇日常中医保健

中医认为女性妊娠期间脏腑、经络的阴血，下注冲任，以养胎元。因此整个机体出现"血感不足，气易偏盛"的特点，而有"产前一盆火"之说。产妇由于分娩时的产创出血、产时用力、出汗等，导致产妇处于气血虚弱、百脉空虚的状态，中医有"产后一盆冰"之说，容易出现虚弱、怕冷、怕风、多汗、微热等现象。若失于调养，容易罹患"月子病"（中医称之为"产后病"）。

（一）孕妇中医保健

1. 端正言行　应谨守礼仪，端正行为，目不视邪物，耳不闻邪音，口不出邪言，以修心养性。

2. 调养饮食　孕妇在受胎之后，应该调饮食，淡滋味，避寒暑，并根据妊娠不同时期给予不同的营养以逐月养胎。多食酸则伤肝，多食苦则伤心，多食甘则伤脾，多食辛则伤肺，多食咸则伤肾，故孕妇宜均衡饮食，少食辛酸煎炒肥甘生冷。

3. 调畅情志　孕妇应保持心情舒畅，情绪稳定，避免精神紧张，以影响胎儿发育；应居舒适、优美、静雅的环境，以保持心情舒畅，气机调和。

4. 起居有常　孕妇应顺应四时气候的变化，随其时序而适其寒温，避免环境、天气等造成的损伤。提倡静养，勿劳。久视伤血，久卧伤气，久坐伤肉，久立伤骨，久行伤筋。慎起居，适度活动，以促进孕妇体内胎儿的发育和日后宝宝身体的灵活程度，减轻孕妇分娩时的难度和痛苦。另外，妊娠早期及晚期，应谨戒房事，以免损伤冲任、胞脉，而引起胎动不安或堕胎、小产或病邪内侵。孕期劳逸适度，行动往来，使气血调和，百脉流畅，有利于胎儿生长发育和分娩。勿登高，勿临深，勿越险，勿负重。

5. 谨慎用药　凡峻下、滑利、祛瘀、破血、耗气及一切有毒药品，都应慎用或禁用。有妊娠疾患必须选用时，需专业医师指导。

（二）产妇中医保健

1. 寒温适度，起居有方　根据气候变化，恰当着衣，以免伤寒或中暑；居室既要避风，又要保证空气流通，避免汗出当风；睡眠充足，适当运动，避免过分屏气努责，防止恶露不绝、阴挺下脱（子宫脱垂）等病症的发生。

2. 调养饮食　保证水分充足和营养均衡的前提下，尊重产妇的饮食嗜好。注意食物的色、香、味、形，以增进食欲；保证食物种类的多样化，以少食多餐为原则，不宜多食寒凉、生冷、煎炸或过于辛热、肥腻的食品。

3. 调畅情志　保持心情舒畅，创造安和环境。

4. 谨慎用药与进补　哺乳的产妇用药或进补需谨慎，以免给婴儿带来潜在的风险。

三、老年人日常中医保健

人到老年，机体的器官组织形态和功能都发生了退行性变化，脏腑气血生理机能自然衰退，阴阳失衡；同时社会角色和地位的改变，带来心理上的变化，易产生孤独寂寞、忧郁多疑、烦躁易怒、失落等心理状态。老年人机体生理功能衰退，随着阴阳气血、津液代谢和情志活动的变化，老年性疾病逐渐增多，平和体质相对较少，偏颇体质较多，各地区可结合老年人健康管理的时间要求，每年为 65 岁及以上老年人至少提供 1 次中医药健康管理服务，内容包括中医体质辨识（老年人中医体质特征见附录七）和中医药保健指导，根据老年人的体质特点从情志调摄、饮食调养、起居调摄、运动保健等方面进行相应的中医药保健指导。

1. 情志调摄 老年人心理调摄的关键在于培养乐观情绪，保持神志安定。老年人可以通过欣赏音乐、习字作画、垂钓怡情等方法进行心理调摄，寓情于物，达到身心愉悦的目的。

2. 饮食调养 老年人的消化系统功能较弱，中医认为"脾胃为后天之本"，尤为重视固护脾胃，通过饮食调摄保持脾胃健康，对老年人生活质量提升大有益处。因此老年人的饮食调摄应以营养丰富、清淡易消化为原则，做到饮食多样化，食宜清淡、熟软，进食宜缓，食要定时、限量，少吃多餐。

3. 起居调摄 老年人的生活起居应当谨慎，做到起居规律，睡眠充足。中医提倡顺应一年四季气候消长的规律和特点来调节机体，及时增减衣物，合理安排劳寝时间，使人体与自然变化相应，以保持机体内外环境的协调统一，从而达到健康长寿的目的。老年人的居住环境以安静清洁、空气流通、阳光充足，温度、湿度适宜，生活起居方便为宜。注意劳逸结合，保持良好的卫生习惯，定时排便，临睡前宜用热水泡脚。

4. 运动保健 老年人进行适量的体育锻炼可以畅通气血，强健脾胃，增强体质，延缓衰老，并可调节情志，对消除孤独垂暮、忧郁多疑、烦躁易怒等情绪有积极作用。老年人运动锻炼要遵循因人制宜、适时适量、循序渐进、持之以恒的原则，运动中应注意防止受凉感冒，避免运动损伤，防止运动过度。适合老年人的运动项目有太极拳、八段锦、慢跑、散步、游泳、乒乓球等，也可选择中医"叩齿""导引""咽津"等养生方法。但如果出现身体不适应暂时停止运动，不要勉强。一般来说，锻炼 3 个月后，应进行自我健康小结，总结睡眠、二便、食欲、心率、心律是否正常，适时调整。一旦发现异常情况，应及时就诊，采取措施。

PPT

第三节 社区中医护理技术

社区常见的中医护理技术有艾灸、拔罐、推拿、刮痧、穴位敷贴、耳穴贴压。

一、艾灸 🄴 微课 –11

艾灸是一种用艾绒或以艾绒为主要成分制成的艾条或艾炷对准或放置在体表一定的部位或穴位上燃烧、温熨，通过艾火的热力和药物的作用，刺激经络腧穴，达到温经通络、活血行气、散寒祛湿、消肿散结、回阳救逆、保健强身之功效。灸法的种类很多，常用的有艾条灸、艾炷灸。

（一）适用范围

主要适用于慢性虚证及风寒湿邪所致疾病。如肢体麻木、风湿痹痛、腹痛、呕吐、泄泻、阳痿、遗尿等。临床常灸气海、关元、足三里、大椎等穴。

（二）操作方法

1. 艾炷灸 是把艾绒放在平板上，用手指搓捏成大小不等的圆锥形艾炷，直接或间接置于腧穴部位或患处，点燃后进行烧灼的一种治疗方法。施灸时每燃一个艾炷，称为一壮。包括直接灸和间接灸。

（1）直接灸　是指将大小适宜的艾炷直接放在皮肤上点燃施灸。根据刺激量的大小和瘢痕形成与否分为无瘢痕灸和瘢痕灸。①无瘢痕灸，属于温热灸法。点燃艾炷后，当患者感到烫时，即用镊子将艾炷夹去或压灭。连续灸3~7壮，局部出现红晕为止。灸后不发灸疮，无瘢痕。本法适用于一般虚寒性疾患，如哮喘、眩晕、慢性腹泻等疾病。②瘢痕灸，属于烧灼灸法。施灸前先在施灸部位涂以大蒜液或凡士林，增加艾炷对皮肤的黏附力。用蚕豆或枣核大小的艾炷直接放在穴位上点燃施灸，灸完一壮后，除去灰烬，再依前法灸之，一般可灸7~9壮。患者一般会因烧灼感到剧痛，可轻轻拍打局部以减轻疼痛。大约1周可化脓形成灸疮，停灸后5~6周灸疮结痂脱落，留有瘢痕。临床常用于预防及治疗哮喘、慢性支气管炎、慢性胃肠病、瘰疬、痞块等疾病。

（2）间接灸　又称隔物灸，指用药物或某种物品将艾炷与皮肤隔开，进行施灸，常用的有：①隔姜灸，将生姜切成0.2~0.3cm厚的片，用针在其中间穿几个孔，置于穴位上，把艾炷放在姜片上点燃施灸。通常每次可灸5~10壮。适用于因寒而致的呕吐、泄泻、腹痛、风寒湿痹等疾病。②隔蒜灸，用独头大蒜切成0.2~0.3cm厚的片，中间以针刺数孔，置于穴位上，把艾炷放在蒜片上点燃。一般每穴每次可灸5~7壮。适用于肿疡初起、瘰疬、瘿瘤等疾病。③隔盐灸，将干燥食盐细末撒满肚脐窝，在盐上面置放生姜片和艾炷施灸。适用于寒性腹痛、吐泻、痢疾、中风脱证等疾病。④隔附子饼灸，附子研粉，黄酒调成厚0.5cm的药饼，中间针刺数孔，上面放大艾炷施灸，出现灼痛时更换艾炷，灸5~7壮，以皮肤红晕为度。适用于阳虚所致的阳痿、早泄、遗精、腰痛、宫寒不孕以及疮疡久溃不敛等疾病。

2. 艾条灸　又称艾卷灸，用纸把艾绒裹起来成为艾条，点燃其一端悬放于穴位或病变部位上进行烧灼、熏烤。主要用于治疗寒湿痹证及其他多种虚寒性疾患。按照施灸时操作方法的不同，可分为温和灸、雀啄灸和回旋灸。

（1）温和灸　将艾条的一端点燃，距离腧穴皮肤2~3cm，进行熏烤，使局部有温热感而无灼痛，一般每处灸5~10分钟至皮肤红晕为度。可以治疗常见虚寒性慢性疾病，如胃痛等。

（2）雀啄灸　将艾条的一端点燃，与施灸部位不固定距离，如同鸟雀啄食一样，一上一下不停地移动，也可均匀地向左右方向移动或反复旋转。一般灸5分钟左右。多用于治疗常见急性病、小儿和晕厥急救。

（3）回旋灸　用点燃的艾条在皮肤上往复盘旋灸。用于面积较大的肢体麻木、皮肤病。

3. 温针灸　是指针刺与艾灸相结合的一种方法，又称针柄灸。即在留针过程中，将艾绒搓团，捻裹于针柄上点燃，通过针体将热力传入穴位。待艾绒燃尽，除去艾灰，换炷再灸，可连灸2~3壮。适用于寒盛湿重、经络壅滞之证，如关节痹痛、肌肤不仁等。

（三）注意事项

1. 艾灸时应防止艾火脱落，以免灼伤皮肤或点燃衣物。

2. 施灸一般遵循先上、后下；先腰背、后胸腹；先头身、后四肢的顺序。壮数先少后多，艾炷先小后大。

3. 实证、热证及阴虚发热患者一般不宜用灸法。极度疲劳、过饥、过饱、酒醉、大汗淋漓、情绪不稳或妇女经期忌灸。孕妇腹部和腰骶部也不宜施灸。黏膜附近、颜面、五官和大血管部位不宜采用瘢痕灸。

4. 灸后局部出现微红灼热为正常现象，无需处理。如局部出现小的水泡，可任其自然吸收；大者可用消毒针挑破，放出水液，涂以碘伏，并以消毒纱布包敷。

5. 一旦出现头晕、眼花、恶心、面色苍白、心慌、出汗等晕灸现象，立即停灸。轻者躺下静卧休息片刻，或饮温开水后即可恢复；重者可掐人中、内关、足三里等穴，严重时按晕厥处理。

二、拔罐

拔罐是以罐为工具，利用热力排除罐内空气，造成负压，将罐吸附于施术部位，使局部充血或瘀血，达到温经通络、行气活血、除寒散湿、止痛消肿、拔毒排脓功效的治疗方法。

（一）适用范围

主要适用于临床上风寒湿痹、神经麻痹、各种急慢性疼痛、眩晕、咳嗽、腹胀等疾病。另外，丹毒、毒蛇咬伤、疮疡初起未溃等外科疾病也可使用。高热、昏迷、抽搐、妇女妊娠期、水肿、腹水、有皮肤病或者全身过于枯瘦、肌肉失去弹性者不宜拔罐。局部血管比较多、骨突起、发部、心前区、眼、耳、口、鼻和乳头等部位也不能拔罐。

（二）操作方法

1. 罐的吸附方法　包括火罐法、水罐法及抽气法。

（1）火罐法　是指利用火焰的热势排去罐内空气，使形成负压吸附在皮肤上，是临床上最为常用的拔罐方法。主要有：①闪火法，用镊子或止血钳夹住酒精棉球，点燃后在罐内绕一圈后，迅速退出，立即将罐罩在施术部位。②投火法，将酒精棉球或纸片燃烧后投入罐内，然后迅速将罐罩在施术部位。此法适用于侧面横位。③贴棉法，将酒精棉球贴在罐壁内中部，点燃后迅速罩在施术部位。

（2）水罐法　先用 5～10 枚完好无损的竹罐放在沸水或药液中，煮沸 1～2 分钟，然后用镊子夹住罐底，颠倒提出水面，甩出水液，迅速用凉毛巾紧扪罐口，立即将罐扣在应拔部位，即能吸附在皮肤上。煮罐时放入适量的祛风活血药物，如羌活、独活、当归、红花、麻黄、艾叶、川椒、木瓜、川乌、草乌等，即称药罐，多用于治疗风寒湿痹等症。

（3）抽气法　此法是将罐紧扣在穴位上，用抽气筒套在塑料罐活塞上，将空气抽出，使之吸拔在选定的部位上。

以上各种方法，一般留罐 10～15 分钟，待施术部位的皮肤充血、瘀血时，将罐取下。若罐大吸拔力强时，适当缩短留罐的时间，以免起泡。

2. 拔罐方法　临床应用拔罐法时，可根据不同病情，选用不同的拔罐法。常见的拔罐法主要有以下几种。

（1）留罐　又称坐罐，即拔罐后留置 10～15 分钟，使局部皮肤充血。适用于拔罐治疗的大部分适应证，是最常用的拔罐法，而且单罐、多罐皆可选用。

（2）走罐　又称推罐，在罐口和施术部位皮肤上，涂上凡士林或按摩乳，拔罐后用手握罐，行上下或左右往返推移，直至皮肤充血或瘀血为止。一般选用背部腧穴或腹部经脉皮肤为主，适宜于治疗某些经脉、脏腑失调的患者。

（3）闪罐　指将罐拔住后，又立即取下，再迅速拔住，如此反复多次至皮肤潮红为度。适用于皮肤麻木、酸痛或功能减退的患者。

（4）刺血拔罐　又称刺络拔罐，选定部位消毒后，先用梅花针、三棱针快速点刺皮肤，将火罐迅速拔在刺血部位，以加强刺血的治疗效果。一般每次留罐 12 分钟，每次吸出的血不可太多。

（5）针罐　指针刺与拔罐相结合的一种方法。先施行针刺，待达到一定刺激量后，将针留原处，再以针刺为中心，拔上火罐，以增加治疗效果的一种方法。适用于顽固性风湿痛、陈旧性筋骨损伤等。

3. 起罐方法　待拔罐局部皮肤出现明显瘀斑或留罐时间已到，即可起罐。起罐时，操作者一手握住罐体，另一手的拇指按压罐口皮肤，待空气进入罐内，即可取下。

（三）注意事项

1. 施罐前必须查明病情，明确诊断，协助患者取合适的体位，尽量选择肌肉丰厚的部位拔罐，骨骼凹凸不平及毛发较多处不宜拔罐。皮肤过敏、溃疡、水肿和大血管处及孕妇腹部、腰骶部，均不宜拔罐。

2. 根据部位不同，选择大小适宜的罐。操作前注意检查罐口周围是否光滑，有无裂痕。使用过的罐，均应消毒处理后备用。

3. 操作时动作要快、稳、准，使罐吸附有力。起罐时切勿强拉。

4. 用火罐时应注意勿灼伤或烫伤皮肤。若烫伤或留罐时间太长引起水泡，小的无须处理，仅敷以无菌纱布，防止擦破即可。水泡较大时，用无菌针头将水泡刺破放出水液，涂以烫伤膏，或用无菌纱布包敷。

三、推拿

推拿又称穴位按摩，是指在中医基础理论指导下，通过特定手法（如推、拿、按、摩等）作用于人体体表的特定部位或穴位，以期达到疏通经络、调和气血、滑利关节、活血止痛、调和阴阳、扶正祛邪的疗效，从而达到防治疾病的目的。

（一）适用范围

主要适用于临床各科疾病，尤其是对慢性病及功能性疾病疗效较好。

（二）操作方法

推拿手法，是操作者用手或肢体其他部分刺激治疗部位和活动患者肢体的规范化技巧动作，应遵循持久、有力、柔和、均匀、渗透的原则。根据动作形态，穴位按摩手法分为以下几种。

1. 推法 用指、掌或肘部着力于施术部位，进行单方向直线移动的一种手法。包括指推法、掌推法和肘推法三种。操作者以指、掌或肘部紧贴体表，用力要稳，速度缓慢均匀，适用于全身各个部位。

2. 拿法 用拇指和食指、中指或拇指和其余四指相对用力，在一定穴位或部位上进行有节律地捏提。操作时，用力应由轻到重、缓和、有连贯性。适用于颈肩及四肢等部位，具有散寒止痛、舒筋通络、解除痉挛等作用。

3. 按法 以指、掌或肘按压人体体表的一定穴位或部位并适当停留的方法。按压用力应由轻到重。适用全身各部位。

4. 摩法 用手掌掌面或手指指腹面附着于体表一定部位或穴位，以腕关节连同前臂做有节律的环旋抚摩。适用于全身各部位，常用于胸腹、胁肋及颜面部的按摩。操作时指掌仅在皮肤上环旋抚摩，而不带动皮下组织。

5. 揉法 用手掌、掌根、大鱼际处或手指腹面着力于一定穴位或部位，用腕关节做回旋运动，以皮下组织随之回旋为度。频率为每分钟120～160次。适用于全身各部位。

6. 摇法 用一手握住施术关节近端肢体，另一手握住关节远端肢体。适用于颈部、腰部和四肢关节等。

7. 擦法 用小鱼际侧掌背部着力于一定部位或穴位上，通过腕关节屈伸的连续往返的旋转摆动，使手掌背部近1/2的面积在患处做连续不断的往返滚动，频率为每分钟120～160次。适用于颈项、腰背及四肢部。

8. 搓法 以双手掌面相对，夹住或托抱患者肢体的一定部位，用力做快速搓揉。操作时双手用力要对称，搓动要快，移动要慢。适用于腰背、胁肋及四肢部位，以上肢最为常用。

9. 捏法 将拇指与其余四指相对，将一定部位的经筋、肌肉、韧带用力捏起夹挤，并可沿其分布或结构形态辗转移动。操作时要动作连贯、均匀而有节律。此法适用于头部、颈项部、肩背及四肢。

10. 抖法 用双手握住患者的上肢或下肢远端，稍用力做连续的小幅度上下颤动。操作时抖动幅度要小，频率要快。本法可用于四肢部，以上肢最为常用。

（三）注意事项

1. 根据患者的年龄、性别、病情、病位选取相应的体位，并选择合适的推拿手法。手法应柔和、有力、持久、均匀，运力能达组织深部。一般每次以 15 ~ 20 分钟为宜。

2. 操作前应修剪指甲，洗手，避免损伤患者皮肤。为减少阻力或提高疗效，操作者手上可蘸水、滑石粉、液体石蜡、姜汁、酒等介质。

3. 治疗中要注意保暖，遮盖患者不需暴露的部位，防止受凉。注意观察患者全身情况，如出现面白肢冷、剧烈疼痛等异常反应，应立即停止按摩。

4. 腰部及腹部施术前，应嘱患者排尿。严重心脏病、出血性疾病、急性炎症、急性传染病及癌症患者禁止按摩，皮肤破损部位及孕妇的腰腹禁忌按摩。

四、刮痧

刮痧是以中医经络腧穴理论为基础，用边缘钝滑的器具，如牛角、玉石、瓷勺等在人体一定部位或穴位的体表皮肤上反复刮动，使局部出现瘀斑或痧痕，使脏腑秽浊之气可经腠理通达于外，以达到疏通气血，防治疾病的目的。

（一）适用范围

主要适用于各科疾病，如感冒咳嗽、体虚易感、自汗盗汗、发热中暑、头晕头痛、纳差不寐、牙痛口疮、月经不调、子宫脱垂、关节肿痛、跌打损伤、小儿厌食、遗尿流涎等。

（二）操作方法

患者取舒适体位（可侧卧位、俯卧位或伏坐于椅背之上），充分显露其施治部位，并适当清洁，施术者一手持刮具，蘸取植物油或清水后，在体表相应部位，由上至下，由内向外，朝单一方向反复刮动，至皮肤表面出现紫红色的斑点或斑块。一般每次刮痧 20 分钟左右，施力大小以患者能够耐受为度。常用刮痧方法有以下几种。

1. 面刮法 手持刮板，刮拭时用刮板的 1/3 边缘接触皮肤，刮板向刮拭的方向倾斜 30 ~ 60°，以 45°应用最为广泛，利用腕力多次向同一方向刮拭，有一定刮拭长度。这种手法适用于身体比较平坦部位的经络和穴位。

2. 角刮法 用刮板角在穴位上自上而下刮拭，刮板面与刮拭皮肤成 45°倾斜。这种刮法多用于肩部肩贞穴和胸部中府、云门穴。

3. 点按法 用刮板角与穴位成 90°垂直，由轻到重，逐渐加力，片刻后猛然抬起，使肌肉复原，多次重复，手法连贯。这种手法适用于无骨骼的软组织处和骨骼凹陷部位，如人中穴、膝眼穴。

4. 厉刮法 用刮板角部与穴区成 90°垂直，刮板始终不离皮肤，并施以一定的压力做短距离（约 1 寸长）前后或左右摩擦。这种手法适用于头部全息穴区。

（三）注意事项

1. 室内空气流通，忌对流风，以防复感风寒。

2. 操作中用力适中、均匀，以患者能耐受为宜。禁用暴力，不可强求出痧。刮痧时密切观察患者病情变化，出现面色苍白等情况，应立即停止，通知医生并配合处理。

3. 刮痧后嘱患者保持情绪稳定，避免烦躁、焦虑等不良情绪。忌食生冷、油腻、辛辣之品。

4. 用过的刮具应清洁消毒后备用，牛角刮痧板禁用水泡。

5. 出血性疾病、皮肤病患者及过于消瘦者禁忌刮痧，神经衰弱者宜选择白天行头部刮痧，五官孔窍及孕妇的腰腹部禁止刮痧。

五、穴位敷贴

穴位敷贴是将药物制成一定剂型，敷贴到人体穴位，通过药物和穴位的共同作用，刺激穴位，激发经气，达到通经活络、清热解毒、活血化瘀、消肿止痛、行气消痞、扶正强身作用的一种操作方法。其中某些带有刺激性的药物贴敷穴位可以引起局部发疱化脓，又称为"天灸"或"自灸"，现代也称"发疱疗法"。若将药物贴敷于神阙穴，通过脐部吸收或刺激脐部以治疗疾病时，又称"敷脐疗法"或"脐疗"。

（一）适用范围

主要适用于恶性肿瘤、各种疮疡及跌打损伤等疾病引起的疼痛；消化系统疾病引起的腹胀、腹泻、便秘；呼吸系统疾病引起的咳喘等症状。但某些部位（咽部、唇部等）药物过敏或皮肤易起丘疹、水疱的患者应禁用或慎用。

（二）操作方法

操作时若敷新鲜中草药，则需将草药切碎、捣烂，以研钵研成细末。若敷药膏，则根据患处面积，取大小合适的棉纸或薄胶纸，用油膏刀或压舌板将药膏均匀摊在纸上，厚薄适当。

1. 根据所选穴位，采取适当体位，充分暴露患处，必要时屏风遮挡患者。贴药前，定准穴位，用温水将局部洗净，或用乙醇棉球擦净，然后敷药。

2. 对于所敷之药，无论是糊剂、膏剂或捣烂的鲜品，均应妥善固定，以胶布或绷带固定，松紧适宜，以免移动或脱落。为避免药物受热溢出污染衣物，可加敷料或棉垫覆盖。

3. 刺激性小的药物，每隔 1~3 天换药 1 次；不需溶剂调和的药物，可延长至 5~7 天换药 1 次；刺激性大的药物，应视患者的反应和发疱程度敷数分钟至数小时不等，如需再贴敷，应待局部皮肤基本恢复正常后再敷药。

4. 对于寒性病证，可在敷药后，于药上行热敷或艾灸。

（三）注意事项

1. 孕妇的脐部、腹部、腰骶部及某些敏感穴位，如合谷、三阴交等处都不宜敷贴，以免局部刺激引起流产。

2. 对刺激性强、毒性大的药物，贴敷穴位不宜过多，贴敷面积不宜过大，贴敷时间不宜过长，以免发疱过大或发生药物中毒。

3. 对久病体弱消瘦及有严重心脏病、肝病等患者，药量不宜过大，贴敷时间不宜过久，并在贴敷期间注意病情变化和有无不良反应。

4. 药物应均匀涂抹于棉纸中央，厚薄一般以 0.2~0.5cm 为宜，覆盖敷料大小适宜。敷贴部位应交替使用，不宜单个部位连续敷贴。

5. 除拔毒膏外，患处有红肿及溃烂时不宜敷贴药物，以免发生化脓性感染。

6. 对于残留在皮肤上的药物不宜采用肥皂等刺激性用品擦洗。

7. 使用敷药后，如出现红疹、瘙痒、水泡等过敏现象，应暂停使用，报告医师，配合处理。

六、耳穴贴压

耳穴贴压，又称耳穴压豆、耳穴埋籽法，是在耳针疗法的基础上发展起来的中医护理技术，是用胶布将药豆或磁珠黏贴于耳穴处，给予适度的揉、按、捏、压，使其产生热、麻、胀、痛等刺激感应，通过经络传导，从而达到防治疾病目的的一种外治疗法。具有以丸代针、刺激持久、疗效确切、取材方便、易学易懂、操作方便、不良反应少等特点。临床应用广泛。

（一）适用范围

主要适用于减轻各种疾病及术后所致的疼痛、失眠、焦虑、眩晕、便秘、腹泻等症状。

（二）操作方法

1. 患者取合适体位。检查耳部皮肤有无破损和污垢，必要时擦净双耳。

2. 进行耳穴探查，找出阳性反应点，并结合病情，确定主、辅穴位。

3. 皮肤消毒后，一手指托持耳廓，一手用镊子夹取割好的方块胶布（面积为 7mm × 7mm），中心粘上准备好的药豆或磁珠，对准穴位紧贴压其上，按压时宜采用拇、食指分置耳廓内外侧，夹持按压物，行一压一松式按压，反复对压，每穴持续 30 秒。每次以贴压 5 ~ 7 个穴位为宜，每日按压 3 ~ 5 次，隔 1 ~ 3 天换 1 次，两耳交替或同时贴用。

（三）注意事项

1. 贴压耳穴应注意防水，以免脱落。夏天易出汗，贴压耳穴不宜过多，时间不宜过长，以防胶布潮湿脱落或引起皮肤感染。

2. 外耳如有明显炎症或病变，包括冻疮破溃、感染、溃疡及湿疹等不宜采用本法。

3. 对过度饥饿、疲劳、精神高度紧张、年老体弱者及孕妇宜轻按压，急性疼痛病证宜重手法强刺激。

4. 根据不同病证采用相应的体位，如胆石症取右侧卧位，冠心病取坐位，泌尿系结石取患侧在上的侧卧位等。

目标检测

答案解析

一、选择题

1. 下列哪项属于中医护理技术的特点（　　）

 A. 器械简单   B. 操作方便   C. 适用范围广

 D. 见效快   E. 以上都是

2. 中医认为"后天之本"是（　　）

 A. 肾   B. 脾胃   C. 肺   D. 心   E. 肝

3. 下面对直接灸的论述正确的是（　　）

 A. 又称"天灸"   B. 可分为无瘢痕灸和瘢痕灸

 C. 不会出现瘢痕   D. 一定会出现瘢痕

 E. 又称"自灸"

4. 揉法适用于下面哪些部位（　　）

 A. 腰背部   B. 头面部   C. 四肢部

 D. 胸腰部   E. 以上都是

5. 刮痧后，患者可（　　）

 A. 喝杯温开水   B. 吃生冷水果   C. 大量运动

 D. 洗冷水澡   E. 吹空调

二、问答题

1. 社区中医护理的特色和优势有哪些？

2. 社区中医护理中实施推拿的注意事项有哪些？

书网融合……

本章小结　　　　　微课　　　　　题库

（袁娟）

附　录

附录一　居民健康档案

居民健康档案表单目录

居民健康档案封面

编号□□□□□□ – □□□ – □□□ – □□□□□

居民健康档案

姓　　名：

现 住 址：

户籍地址：

联系电话：

乡镇（街道）名称：

村（居）委会名称：

建档单位：

建 档 人：

责任医生：

建档日期：＿＿＿＿年＿＿月＿＿日

个人基本信息表

姓　名：　　　　　　　　　　　　　　　　　　　　　　　　　　　　编号□□□－□□□□□

性　别	1 男　2 女　9 未说明的性别　0 未知的性别　　　□	出生日期	□□□□ □□ □□
身份证号		工作单位	
本人电话		联系人姓名		联系人电话	

常住类型	1 户籍　2 非户籍　　　　　□	民　族	01 汉族　99 少数民族_____ □

血　型	1 A 型　2 B 型　3 O 型　4 AB 型　5 不详／RH：1 阴性 2 阳性 3 不详　　　　　□／□
文化程度	1 研究生　2 大学本科　3 大学专科和专科学校　4 中等专业学校　5 技工学校　6 高中　7 初中 8 小学　9 文盲或半文盲　10 不详　　　　　□
职　业	0 国家机关、党群组织、企业、事业单位负责人　1 专业技术人员　2 办事人员和有关人员　3 商业、服务业人员 4 农、林、牧、渔、水利业生产人员　5 生产、运输设备操作人员及有关人员　6 军人　7 不便分类的其他从业人员 8 无职业　　　　　□
婚姻状况	1 未婚　2 已婚　3 丧偶　4 离婚　5 未说明的婚姻状况　　　　　□
医疗费用 支付方式	1 城镇职工基本医疗保险　2 城镇居民基本医疗保险　3 新型农村合作医疗 4 贫困救助　5 商业医疗保险　6 全公费　7 全自费　8 其他　　　　　□／□／□
药物过敏史	1 无　2 青霉素　3 磺胺　4 链霉素　5 其他　　　　　□／□／□
暴露史	1 无　2 化学品　3 毒物　4 射线　　　　　□／□／□

既 往 史	疾病	1 无　2 高血压　3 糖尿病　4 冠心病　5 慢性阻塞性肺疾病　6 恶性肿瘤_____ 7 脑卒中 8 严重精神障碍　9 结核病　10 肝炎　11 其他法定传染病　12 职业病_____ 13 其他 □ 确诊时间　年　月／□ 确诊时间　年　月／□ 确诊时间　　年 月 □ 确诊时间　年　月／□ 确诊时间　年　月／□ 确诊时间　　年 月	
	手术	1 无　2 有：名称①_____ 时间____／名称②_____ 时间____	□
	外伤	1 无　2 有：名称①_____ 时间____／名称②_____ 时间____	□
	输血	1 无　2 有：原因①_____ 时间____／原因②_____ 时间____	□

家族史	父　亲	□／□／□／□／□／□	母　亲	□／□／□／□／□／□
	兄弟姐妹	□／□／□／□／□／□	子　女	□／□／□／□／□／□
	1 无　2 高血压　3 糖尿病　4 冠心病　5 慢性阻塞性肺疾病　6 恶性肿瘤　7 脑卒中 8 严重精神障碍　9 结核病　10 肝炎　11 先天畸形　12 其他			

遗传病史	1 无　2 有：疾病名称_____ □
残疾情况	1 无残疾　2 视力残疾　3 听力残疾　4 言语残疾　5 肢体残疾 6 智力残疾　7 精神残疾　8 其他残疾　　　　□／□／□／□／□／□

生活环境*	厨房排风设施	1 无　2 油烟机　3 换气扇　4 烟囱	□
	燃料类型	1 液化气　2 煤　3 天然气　4 沼气　5 柴火　6 其他	□
	饮水	1 自来水　2 经净化过滤的水　3 井水　4 河湖水　5 塘水　6 其他	□
	厕所	1 卫生厕所　2 一格或二格粪池式　3 马桶　4 露天粪坑　5 简易棚厕	□
	禽畜栏	1 无　2 单设　3 室内　4 室外	□

填表说明：

1. 本表用于居民首次建立健康档案时填写。如果居民的个人信息有所变动，可在原条目处修改，并注明修改时间或重新填写。若失访，在空白处写明失访原因；若死亡，写明死亡日期和死亡原因。若迁出，记录迁往地点基本情况、档案交接记录。0～6 岁儿童无须填写该表。

2. 性别：按照国标分为男、女、未知的性别及未说明的性别。

3. 出生日期：根据居民身份证的出生日期，按照年（4 位）、月（2 位）、日（2 位）顺序填写，如 19490101。

4. 工作单位：应填写目前所在工作单位的全称。离退休者填写最后工作单位的全称；下岗待业或无工作经历者需具体注明。

5. 联系人姓名：填写与建档对象关系紧密的亲友姓名。

6. 民族：少数民族应填写全称，如彝族、回族等。

7. 血型：在前一个"□"内填写与 ABO 血型对应编号的数字；在后一个"□"内填写与"RH"血型对应编号的数字。

8. 文化程度：指截至建档时间，本人接受国内外教育所取得的最高学历或现有水平所相当的学历。

9. 药物过敏史：表中药物过敏主要列出青霉素、磺胺或者链霉素过敏，如有其他药物过敏，请在其他栏中写明名称。

10. 既往史

（1）疾病　填写现在和过去曾经患过的某种疾病，包括建档时还未治愈的慢性病或某些反复发作的疾病，并写明确诊时间，如有恶性肿瘤，请写明具体的部位或疾病名称；如有职业病，请填写具体名称。对于经医疗单位明确诊断的疾病都应以一级及以上医院的正式诊断为依据，有病史卡的以卡上的疾病名称为准，没有病史卡的应有证据证明是经过医院明确诊断的。可以多选。

（2）手术　填写曾经接受过的手术治疗。如有，应填写具体手术名称和手术时间。

（3）外伤　填写曾经发生的后果比较严重的外伤经历。如有，应填写具体外伤名称和发生时间。

（4）输血　填写曾经接受过的输血情况。如有，应填写具体输血原因和发生时间。

11. 家族史：指直系亲属（父亲、母亲、兄弟姐妹、子女）中是否患过所列出的具有遗传性或遗传倾向的疾病或症状。有则选择具体疾病名称对应编号的数字，可以多选。没有列出的请在"其他"中写明。

12. 生活环境：农村地区在建立居民健康档案时需根据实际情况选择填写此项。

健康体检表

姓　名：　　　　　　　　　　　　　　　　　　　　　编号□□□－□□□□□

体检日期	年　月　日	责任医生	

内容	检　查　项　目		
症状	1 无症状　2 头痛　3 头晕　4 心悸　5 胸闷　6 胸痛　7 慢性咳嗽　8 咳痰　9 呼吸困难　10 多饮 11 多尿　12 体重下降　13 乏力　14 关节肿痛　15 视力模糊　16 手脚麻木　17 尿急　18 尿痛 19 便秘　20 腹泻　21 恶心呕吐　22 眼花　23 耳鸣　24 乳房胀痛　25 其他 □/□/□/□/□/□/□/□/□/□		

一般状况	体　温	℃	脉　率	次/分钟	
	呼吸频率	次/分钟	血　压	左侧	/　　mmHg
				右侧	/　　mmHg
	身　高	cm	体　重		kg
	腰　围	cm	体质指数（BMI）		kg/m²
	老年人健康状态自我评估*	1 满意　2 基本满意　3 说不清楚　4 不太满意　5 不满意			□
	老年人生活自理能力自我评估*	1 可自理（0~3分）　　　　2 轻度依赖（4~8分） 3 中度依赖（9~18分）　　4 不能自理（≥19分）			□
	老年人认知功能*	1 粗筛阴性 2 粗筛阳性，简易智力状态检查，总分			□
	老年人情感状态*	1 粗筛阴性 2 粗筛阳性，老年人抑郁评分检查，总分			□

生活方式	体育锻炼	锻炼频率	1 每天　2 每周一次以上　3 偶尔　4 不锻炼		□
		每次锻炼时间	分钟	坚持锻炼时间	年
		锻炼方式			
	饮食习惯	1 荤素均衡　2 荤食为主　3 素食为主　4 嗜盐　5 嗜油　6 嗜糖			□/□/□
	吸烟情况	吸烟状况	1 从不吸烟　　2 已戒烟　　3 吸烟		
		日吸烟量	平均＿＿＿＿支		
		开始吸烟年龄	＿＿＿＿岁	戒烟年龄	＿＿＿＿岁
	饮酒情况	饮酒频率	1 从不　2 偶尔　3 经常　4 每天		□
		日饮酒量	平均＿＿＿＿两		
		是否戒酒	1 未戒酒　2 已戒酒，戒酒年龄：＿＿＿＿岁		□
		开始饮酒年龄	＿＿＿岁	近一年内是否曾醉酒	1 是　2 否　　□
		饮酒种类	1 白酒　2 啤酒　3 红酒　4 黄酒　5 其他		□/□/□/□
	职业病危害因素接触史	1 无　2 有（工种＿＿＿＿从业时间＿＿年） 毒物种类　粉尘＿＿＿＿防护措施 1 无　2 有 　　　　　　放射物质＿＿＿防护措施 1 无　2 有 　　　　　　物理因素＿＿＿防护措施 1 无　2 有 　　　　　　化学物质＿＿＿防护措施 1 无　2 有 　　　　　　其他＿＿＿＿防护措施 1 无　2 有			□ □ □ □ □ □

续表

脏器功能	口腔	口唇　1 红润　2 苍白　3 发绀　4 皲裂　5 疱疹	□
		齿列　1 正常　2 缺齿———3 龋齿———4 义齿（假牙）———	□/□/□
		咽部　1 无充血　2 充血　3 淋巴滤泡增生	□
	视力	左眼_____右眼_____（矫正视力：左眼_____右眼_____）	
	听力	1 听见　　　2 听不清或无法听见	□
	运动功能	1 可顺利完成　2 无法独立完成任何一个动作	□
查体	眼底＊	1 正常　2 异常	□
	皮肤	1 正常　2 潮红　3 苍白　4 发绀　5 黄染　6 色素沉着　7 其他	□
	巩膜	1 正常　2 黄染　3 充血　4 其他	□
	淋巴结	1 未触及　2 锁骨上　3 腋窝　4 其他	□
	肺	桶状胸：1 否　2 是	□
		呼吸音：1 正常　2 异常	□
		啰音：1 无　2 干啰音　3 湿罗音　4 其他	□
	心脏	心率：_____次/分钟　　心律：1 齐　2 不齐　3 绝对不齐	□
		杂音：1 无　　2 有	□
	腹部	压痛：1 无　2 有	□
		包块：1 无　2 有	□
		肝大：1 无　2 有	□
		脾大：1 无　2 有	□
		移动性浊音：1 无　2 有	□
	下肢水肿	1 无　2 单侧　3 双侧不对称　4 双侧对称	□
	足背动脉搏动＊	1 未触及　2 触及双侧对称　3 触及左侧弱或消失　4 触及右侧弱或消失	□
	肛门指诊＊	1 未及异常　2 触痛　3 包块　4 前列腺异常　5 其他	□
	乳腺＊	1 未见异常　2 乳房切除　3 异常泌乳　4 乳腺包块　5 其他	□/□/□/□
	妇科＊　外阴	1 未见异常　2 异常	□
	阴道	1 未见异常　2 异常	□
	宫颈	1 未见异常　2 异常	□
	宫体	1 未见异常　2 异常	□
	附件	1 未见异常　2 异常	□
	其他＊		
辅助检查	血常规＊	血红蛋白_____g/L　白细胞_____×10⁹/L　血小板_____×10⁹/L 其他_____	
	尿常规＊	尿蛋白_____尿糖_____尿酮体_____尿潜血_____ 其他_____	
	空腹血糖＊	_____mmol/L 或_____mg/dL	
	心电图＊	1 正常　2 异常	□

辅助检查	尿微量白蛋白 *	_____ mg/dL
	大便潜血 *	1 阴性　2 阳性　□
	糖化血红蛋白 *	_____%
	乙型肝炎 表面抗原 *	1 阴性　2 阳性　□
	肝功能 *	血清谷丙转氨酶_____ U/L　　血清谷草转氨酶_____ U/L 白蛋白_____ g/L　　总胆红素_____ μmol/L 结合胆红素_____ μmol/L
	肾功能 *	血清肌酐_____ μmol/L　　血尿素_____ mmol/L 血钾浓度_____ mmol/L　　血钠浓度_____ mmol/L
	血　脂 *	总胆固醇_____ mmol/L　甘油三酯_____ mmol/L 血清低密度脂蛋白胆固醇_____ mmol/L 血清高密度脂蛋白胆固醇_____ mmol/L
	胸部 X 片 *	1 正常　2 异常　□
	B 超 *	腹部 B 超　　　1 正常　2 异常　□
		其他　　　　　1 正常　2 异常　□
	宫颈涂片 *	1 正常　2 异常　□
	其　他 *	
现存主要 健康问题	脑血管疾病	1 未发现　2 缺血性卒中　3 脑出血　4 蛛网膜下隙出血　5 短暂性脑缺血发作 6 其他　　　　□/□/□/□/□
	肾脏疾病	1 未发现　2 糖尿病肾病　3 肾功能衰竭　4 急性肾炎　5 慢性肾炎 6 其他　　　　□/□/□/□/□
	心脏疾病	1 未发现　2 心肌梗死　3 心绞痛　4 冠状动脉血运重建　5 充血性心力衰竭 6 心前区疼痛　7 其他　　　　□/□/□/□/□/□
	血管疾病	1 未发现　2 夹层动脉瘤　3 动脉闭塞性疾病　4 其他　　　　□/□/□
	眼部疾病	1 未发现　2 视网膜出血或渗出　3 视乳头水肿　4 白内障 5 其他　　　　□/□/□/□
	神经系统疾病	1 未发现　2 有　□
	其他系统疾病	1 未发现　2 有　□

		入/出院日期	原　因	医疗机构名称	病案号
住院治疗 情况	住院史	/			
		/			
		建/撤床日期	原　因	医疗机构名称	病案号
	家庭 病床史	/			
		/			

续表

	药物名称	用　法	用　量	用药时间	服药依从性 1　规律　2 间断　3 不服药
主要用药 情况	1				
	2				
	3				
	4				
	5				
	6				

	名　称	接种日期	接种机构	
非免疫 规划预防 接种史	1			
	2			
	3			

健康 评价	1 体检无异常 2 有异常 　异常 1 　异常 2 　异常 3 　异常 4　　　　　　　　　　　　　　　　　　　　　　　　　　□

健康指导	1 纳入慢性病患者健康管理 2 建议复查 3 建议转诊 　　　　　　　　　　　□/□/□	危险因素控制：　　　　　　　　　　□/□/□/□/□/□/□ 1 戒烟　　2 健康饮酒　3 饮食　　4 锻炼 5 减体重（目标_____ kg） 6 建议接种疫苗 7 其他

填表说明：

1. 本表用于老年人、高血压、2 型糖尿病和严重精神障碍患者等的年度健康检查。一般居民的健康检查可参考使用，肺结核患者、孕产妇和 0~6 岁儿童无须填写该表。

2. 表中带有 * 号的项目，在为一般居民建立健康档案时不作为免费检查项目，不同重点人群的免费检查项目按照各专项服务规范的具体说明和要求执行。对于不同的人群，完整的健康体检表指按照相应服务规范要求做完相关检查并记录的表格。

3. 一般状况

体质指数（BMI）＝体重（kg）/身高的平方（m^2）。

老年人生活自理能力评估：65 岁及以上老年人需填写此项，详见老年人健康管理服务规范附件。

老年人认知功能粗筛方法：告诉被检查者"我将要说三件物品的名称（如铅笔、卡车、书），请您立刻重复"。过 1 分钟后请其再次重复。如被检查者无法立即重复或 1 分钟后无法完整回忆三件物品名称为粗筛阳性，需进一步行"简易智力状态检查量表"检查。

老年人情感状态粗筛方法：询问被检查者"你经常感到伤心或抑郁吗"或"你的情绪怎么样"。如回答"是"或"我想不是十分好"，为粗筛阳性，需进一步行"老年抑郁量表"检查。

4. 生活方式

体育锻炼：指主动锻炼，即有意识地为强体健身而进行的活动。不包括因工作或其他需要而必须进行的活动，如为上班骑自行车、做强体力工作等。锻炼方式填写最常采用的具体锻炼方式。

吸烟情况："从不吸烟者"不必填写"日吸烟量""开始吸烟年龄""戒烟年龄"等，已戒烟者填写戒烟前相关情况。

饮酒情况："从不饮酒者"不必填写其他有关饮酒情况项目，已戒酒者填写戒酒前相关情况，"日饮酒量"折合成白酒量。（啤酒/10＝白酒量，红酒/4＝白酒量，黄酒/5＝白酒量）

职业暴露情况：指因患者职业原因造成的化学品、毒物或射线接触情况。如有，需填写具体化学品、毒物、射线名或填不详。

职业病危险因素接触史：指因患者职业原因造成的粉尘、放射物质、物理因素、化学物质的接触情况。如有，需填写具体粉尘、放射物质、物理因素、化学物质的名称或填不详。

5. 脏器功能

视力：填写采用对数视力表测量后的具体数值（五分记录）；对佩戴眼镜者，可戴其平时所用眼镜测量矫正视力。

听力：在被检查者耳旁轻声耳语"你叫什么名字"（注意检查时检查者的脸应在被检查者视线之外），判断被检查者听力状况。

运动功能：请被检查者完成以下动作："两手摸后脑勺""捡起这支笔""从椅子上站起，走几步，转身，坐下"，判断被检查者运动功能。

6. 查体　如有异常请在横线上具体说明，如可触及的淋巴结部位、个数；心脏杂音描述；肝脾肋下触诊大小等。建议有条件的地区开展眼底检查，特别是针对高血压或糖尿病患者。

眼底：如果有异常，具体描述异常结果。

足背动脉搏动：糖尿病患者必须进行此项检查。

乳腺：检查外观有无异常，有无异常泌乳及包块。

妇科：外阴　记录发育情况及婚产式（未婚、已婚未产或经产式），如有异常情况请具体描述。

　　　阴道　记录是否通畅，黏膜情况，分泌物量、色、性状以及有无异味等。

　　　宫颈　记录大小、质地，有无糜烂、撕裂、息肉、腺囊肿；有无接触性出血、举痛等。

　　　宫体　记录位置、大小、质地、活动度；有无压痛等。

　　　附件　记录有无块物、增厚或压痛；若扪及肿块，记录其位置、大小、质地；表面光滑与否、活动度、有无压痛以及与子宫及盆壁关系。左右两侧分别记录。

7. 辅助检查　该项目根据各地实际情况及不同人群情况，有选择地开展。老年人、高血压、2型糖尿病和严重精神障碍患者的免费辅助检查项目按照各项规范要求执行。

尿常规中的"尿蛋白、尿糖、尿酮体、尿潜血"可以填写定性检查结果，阴性填"－"，阳性根据检查结果填写"＋""＋＋""＋＋＋"或"＋＋＋＋"，也可以填写定量检查结果，定量结果需写明计量单位。

大便潜血、肝功能、肾功能、胸部X片、B超检查结果若有异常，请具体描述异常结果。其中B超写明检查的部位。65岁及以上老年人腹部B超为免费检查项目。

其他：表中列出的检查项目以外的辅助检查结果填写在"其他"一栏。

8. 现存主要健康问题：指曾经出现或一直存在，并影响目前身体健康状况的疾病。可以多选。若有高血压、糖尿病等现患疾病或者新增的疾病需同时填写在个人基本信息表既往史一栏。

9. 住院治疗情况：指最近1年内的住院治疗情况。应逐项填写。日期填写年月，年份应写4位。如因慢性病急性发作或加重而住院/家庭病床，请特别说明。医疗机构名称应写全称。

10. 主要用药情况：对长期服药的慢性病患者了解其最近1年内的主要用药情况，西药填写化学名及商品名，中药填写药品名称或中药汤剂，用法、用量按医生医嘱填写，用法指给药途径，如：口服、皮下注射等。用量指用药频次和剂量，如：每日三次，每次5mg等。用药时间指在此时间段内一共服用此药的时间，单位为年、月或天。服药依从性是指对此药的依从情况，"规律"为按医嘱服药；"间断"为未按医嘱服药，频次或数量不足；"不服药"即为医生开了处方，但患者未使用此药。

11. 非免疫规划预防接种史：填写最近1年内接种疫苗的名称、接种日期和接种机构。

12. 健康评价：无异常是指无新发疾病、原有疾病控制良好无加重或进展，否则为有异常，填写具体异常情况，包括高血压、糖尿病、生活能力、情感筛查等身体和心理的异常情况。

13. 健康指导：纳入慢性病患者健康管理是指高血压、糖尿病、严重精神障碍患者等重点人群定期随访和健康体检。减体重的目标是指根据居民或患者的具体情况，制定下次体检之前需要减重的目标值。

接诊记录表

姓名：_____   编号 □□□ - □□□□□

就诊者的主观资料：
就诊者的客观资料：
评估：
处置计划：
医生签字：   接诊日期：　　　年　月　日

填表说明：

1. 本表供居民由于急性或短期健康问题接受咨询或医疗卫生服务时使用，以能够如实反映居民接受服务的全过程为目的，根据居民接受服务的具体情况填写。

2. 就诊者的主观资料：包括主诉、咨询问题和卫生服务要求等。

3. 就诊者的客观资料：包括查体、实验室检查、影像检查等结果。

4. 评估：根据就诊者的主、客观资料作出的初步印象、疾病诊断或健康问题评估。

5. 处置计划：指在评估基础上制定的处置计划，包括诊断计划、治疗计划、患者指导计划等。

会诊记录表

姓名：   编号□□□－□□□□□

会诊原因：	
会诊意见：	
会诊医生及其所在医疗卫生机构：	
医疗机构名称	
	会诊医生签字
	责任医生： 会诊日期： 年 月 日

填表说明：

1. 本表供居民接受会诊服务时使用。

2. 会诊原因：责任医生填写患者需会诊的主要情况。

3. 会诊意见：责任医生填写会诊医生的主要处置、指导意见。

4. 会诊医生及其所在医疗卫生机构：填写会诊医生所在医疗卫生机构名称并签署会诊医生姓名。来自同一医疗卫生机构的会诊医生可以只填写一次机构名称，然后在同一行依次签署姓名。

双向转诊单

存　根

患者姓名＿＿＿＿性别＿＿＿＿年龄＿＿＿＿档案编号＿＿＿＿＿＿＿

家庭住址＿＿＿＿＿＿＿联系电话＿＿＿＿＿＿

于＿＿＿＿年＿＿＿＿月＿＿＿＿日因病情需要，转入＿＿＿＿＿单位＿＿＿＿＿

＿＿＿＿＿＿科室＿＿＿＿＿接诊医生。

转诊医生（签字）：

年　月　日

双向转诊（转出）单

＿＿＿＿＿＿＿＿＿（机构名称）：

现有患者＿＿＿＿性别＿＿＿＿年龄＿＿＿＿因病情需要，需转入贵单位，请予以接诊。

初步印象：

主要现病史（转出原因）：

主要既往史：

治疗经过：

转诊医生（签字）：

联系电话：＿＿＿＿＿＿＿

＿＿＿＿＿＿＿＿（机构名称）

年　月　日

填表说明：

1. 本表供居民双向转诊转出时使用，由转诊医生填写。

2. 初步印象：转诊医生根据患者病情做出的初步判断。

3. 主要现病史：患者转诊时存在的主要临床问题。

4. 主要既往史：患者既往存在的主要疾病史。

5. 治疗经过：经治医生对患者实施的主要诊治措施。

存 根

患者姓名_____性别_____年龄_____病案号_____

家庭住址_____联系电话_____

于_____年_____月_____日因病情需要,转回_____单位_____

_____接诊医生。

转诊医生(签字):

年 月 日

双向转诊(回转)单

_____(机构名称):

现有患者_____因病情需要,现转回贵单位,请予以接诊。

诊断结果:_____住院病案号:_____

主要检查结果:

治疗经过、下一步治疗方案及康复建议:

转诊医生(签字):

联系电话:_____

_____(机构名称)

年 月 日

填表说明:

1. 本表供居民双向转诊回转时使用,由转诊医生填写。

2. 主要检查结果:填写患者接受检查的主要结果。

3. 治疗经过:经治医生对患者实施的主要诊治措施。

4. 康复建议:填写经治医生对患者转出后需要进一步治疗及康复提出的指导建议。

居民健康档案信息卡

（正面）

姓　名		性　别		出生日期	年　月　日
健康档案编号		□□□－□□□□□			
ABO 血型		□A □B □O □AB	RH 血型		□Rh 阴性 □Rh 阳性 □不详

慢性病患病情况：
□无　　　　　□高血压　　□糖尿病　　□脑卒中　　□冠心病　　□哮喘
□职业病　　□其他疾病

过敏史：

（反面）

家庭住址		家庭电话	
紧急情况联系人		联系人电话	
建档机构名称		联系电话	
责任医生或护士		联系电话	

其他说明：

填表说明：

1. 居民健康档案信息卡为正反两面，根据居民信息如实填写，应与健康档案对应项目的填写内容一致。

2. 过敏史：过敏主要指青霉素、磺胺、链霉素过敏，如有其他药物或食物等其他物质（如花粉、酒精、油漆等）过敏，请写明过敏物质名称。

填表基本要求

一、基本要求

1. 档案填写一律用钢笔或圆珠笔，不得用铅笔或红色笔书写。字迹要清楚，书写要工整。数字或代码一律用阿拉伯数字书写。数字和编码不要填出格外，如果数字填错，用双横线将整笔数码划去，并在原数码上方工整填写正确的数码，切勿在原数码上涂改。

2. 在居民健康档案的各种记录表中，凡有备选答案的项目，应在该项目栏的"□"内填写与相应答案选项编号对应的数字，如性别为男，应在性别栏"□"内填写与"1 男"对应的数字1。对于选择备选答案中"其他"或者是"异常"这一选项者，应在该选项留出的空白处用文字填写相应内容，并在项目栏的"□"内填写与"其他"或者是"异常"选项编号对应的数字，如填写"个人基本信息表"中的既往疾病史时，若该居民曾患有"腰椎间盘突出症"，则在该项目中应选择"其他"，既要在"其他"选项后写明"腰椎间盘突出症"，同时在项目栏"□"内填写数字13。对各类表单中没有备选答案的项目用文字或数据在相应的横线上或方框内据情况填写。

3. 在为居民提供诊疗服务过程中，涉及到疾病诊断名称时，疾病名称应遵循《国际疾病分类标准 ICD－11》填写，涉及到疾病中医诊断病名及辨证分型时，应遵循《中医病证分类与代码》（GB/T 15657－1995，TCD）。

二、居民健康档案编码

统一为居民健康档案进行编码，采用 17 位编码制，以国家统一的行政区划编码为基础，村（居）委会为单位，编制居民健康档案唯一编码。同时将建档居民的身份证号作为统一的身份识别码，为在信息平台下实现资源共享奠定基础。

第一段为 6 位数字，表示县及县以上的行政区划，统一使用《中华人民共和国行政区划代码》（GB 2260）。

第二段为 3 位数字，表示乡镇（街道）级行政区划，按照国家标准《县以下行政区划代码编码规则》（GB/T 10114－2003）编制。

第三段为 3 位数字，表示村（居）民委员会等，具体划分为：001～099 表示居委会，101～199 表示村委会，901～999 表示其他组织。

第四段为 5 位数字，表示居民个人序号，由建档机构根据建档顺序编制。

在填写健康档案的其他表格时，必须填写居民健康档案编号，但只需填写后 8 位编码。

三、各类检查报告单据及转诊记录粘贴

服务对象在健康体检、就诊、会诊时所做的各种化验及检查的报告单据，都应该粘贴留存归档。可以有序地粘贴在相应健康体检表、接诊记录表、会诊记录表的后面。

双向转诊（转出）单存根与双向转诊（回转）单可另页粘贴，附在相应位置上与本人健康档案一并归档。

四、其他

各类表单中涉及的日期类项目，如体检日期、访视日期、会诊日期等，按照年（4 位）、月（2 位）、日（2 位）顺序填写。

附录二　高血压患者随访服务记录表

姓名：　　　　　　　　　　　　　　　　　　　　　　　　　　　　编号 □□□－□□□□□

随访日期		年　月　日	年　月　日	年　月　日	年　月　日
随访方式		1 门诊　　　2 家庭 3 电话　　　　　□	1 门诊　　　2 家庭 3 电话　　　　　□	1 门诊　　　2 家庭 3 电话　　　　　□	1 门诊　　　2 家庭 3 电话　　　　　□
症状	1 无症状 2 头痛头晕 3 恶心呕吐 4 眼花耳鸣 5 呼吸困难 6 心悸胸闷 7 鼻衄出血不止 8 四肢发麻 9 下肢水肿	□/□/□/□/□/□/ 其他：	□/□/□/□/□/□/ 其他：	□/□/□/□/□/□/ 其他：	□/□/□/□/□/□/ 其他：
体征	血压（mmHg）				
	体重（kg）	／	／	／	／
	体质指数（BMI） （kg/m^2）	／	／	／	／
	心率（次/分钟）				
	其　他				
生活方式指导	日吸烟量（支）	／	／	／	／
	日饮酒量（两）	／	／	／	／
	运　动	次/周　　分钟/次 次/周　　分钟/次	次/周　　分钟/次 次/周　　分钟/次	次/周　　分钟/次 次/周　　分钟/次	次/周　　分钟/次 次/周　　分钟/次
	摄盐情况（咸淡）	轻/中/重　轻/中/重	轻/中/重　轻/中/重	轻/中/重　轻/中/重	轻/中/重　轻/中/重
	心理调整	1 良好 2 一般 3 差 □	1 良好 2 一般 3 差 □	1 良好 2 一般 3 差 □	1 良好 2 一般 3 差 □
	遵医行为	1 良好 2 一般 3 差 □	1 良好 2 一般 3 差 □	1 良好 2 一般 3 差 □	1 良好 2 一般 3 差 □
辅助检查*					
服药依从性		1 规律　　　2 间断 3 不服药　　　　□	1 规律　　　2 间断 3 不服药　　　　□	1 规律　　　2 间断 3 不服药　　　　□	1 规律　　　2 间断 3 不服药　　　　□
药物不良反应		1 无 2 有　　　　□	1 无 2 有　　　　□	1 无 2 有　　　　□	1 无 2 有　　　　□
此次随访分类		1 控制满意　2 控制不满 意　3 不良反应　4 并发 症　　　　　　　　□	1 控制满意　2 控制不满 意　3 不良反应　4 并发 症　　　　　　　　□	1 控制满意　2 控制不满 意　3 不良反应　4 并发 症　　　　　　　　□	1 控制满意　2 控制不满 意　3 不良反应　4 并发 症　　　　　　　　□

续表

	药物名称1								
用药情况	用法用量	每日 次	每次	每日 次	每次	每日 次	每次	每日 次	每次
	药物名称2								
	用法用量	每日 次	每次	每日 次	每次	每日 次	每次	每日 次	每次
	药物名称3								
	用法用量	每日 次	每次	每日 次	每次	每日 次	每次	每日 次	每次
	其他药物								
	用法用量	每日 次	每次	每日 次	每次	每日 次	每次	每日 次	每次
转诊	原因								
	机构及科别								
下次随访日期									
随访医生签名									

附录三　2 型糖尿病患者随访服务记录表

姓名：　　　　　　　　　　　　　　　　　　　　　　　　　　　编号 □□□－□□□□□

	随访日期				
	随访方式	1 门诊　　2 家庭 3 电话　　　　□	1 门诊　　2 家庭 3 电话　　　　□	1 门诊　　2 家庭 3 电话　　　　□	1 门诊　　2 家庭 3 电话　　　　□
症状	1 无症状 2 多饮 3 多食 4 多尿 5 视力模糊 6 感染 7 手脚麻木 8 下肢浮肿 9 体重明显下降	□/□/□/□/□/□/ □/□ 其他	□/□/□/□/□/□/ □/□ 其他	□/□/□/□/□/□/ □/□ 其他	□/□/□/□/□/□/ □/□ 其他
体征	血压（mmHg）				
	体重（kg）	/	/	/	/
	体质指数 （kg/m²）	/	/	/	/
	足背动脉搏动	1 触及正常　　　　□ 2 减弱（双侧、左侧、右侧） 3 消失（双侧、左侧、右侧）	1 触及正常　　　　□ 2 减弱（双侧、左侧、右侧） 3 消失（双侧、左侧、右侧）	1 触及正常　　　　□ 2 减弱（双侧、左侧、右侧） 3 消失（双侧、左侧、右侧）	1 触及正常　　　　□ 2 减弱（双侧、左侧、右侧） 3 消失（双侧、左侧、右侧）
	其他				
生活方式指导	日吸烟量	/　　　支	/　　　支	/　　　支	/　　　支
	日饮酒量	/　　　两	/　　　两	/　　　两	/　　　两
	运动	次/周　分钟/次 次/周　分钟/次	次/周　分钟/次 次/周　分钟/次	次/周　分钟/次 次/周　分钟/次	次/周　分钟/次 次/周　分钟/次
	主食（克/天）	/	/	/	/
	心理调整	1 良好 2 一般 3 差 □	1 良好 2 一般 3 差 □	1 良好 2 一般 3 差 □	1 良好 2 一般 3 差 □
	遵医行为	1 良好 2 一般 3 差 □	1 良好 2 一般 3 差 □	1 良好 2 一般 3 差 □	1 良好 2 一般 3 差 □
辅助检查	空腹血糖值	mmol/L	mmol/L	mmol/L	mmol/L
	其他检查*	糖化血红蛋白_____% 检查日期：___月___日	糖化血红蛋白_____% 检查日期：___月___日	糖化血红蛋白_____% 检查日期：___月___日	糖化血红蛋白_____% 检查日期：___月___日
	服药依从	1 规律　　2 间断 3 不服药　　　□	1 规律　　2 间断 3 不服药　　　□	1 规律　　2 间断 3 不服药　　　□	1 规律　　2 间断 3 不服药　　　□
	药物不良反应	1 无 2 有　　□	1 无 2 有　　□	1 无 2 有　　□	1 无 2 有　　□

续表

低血糖反应		1 无 2 偶尔 3 频繁□	1 无 2 偶尔 3 频繁□	1 无 2 偶尔 3 频繁□	1 无 2 偶尔 3 频繁□
此次随访分类		1 控制满意　2 控制不满意　3 不良反应　4 并发症　□	1 控制满意　2 控制不满意　3 不良反应　4 并发症　□	1 控制满意　2 控制不满意　3 不良反应　4 并发症　□	1 控制满意　2 控制不满意　3 不良反应　4 并发症　□
用药情况	药物名称 1				
	用法用量	每日　次　每次	每日　次　每次	每日　次　每次	每日　次　每次
	药物名称 2				
	用法用量	每日　次　每次	每日　次　每次	每日　次　每次	每日　次　每次
	药物名称 3				
	用法用量	每日　次　每次	每日　次　每次	每日　次　每次	每日　次　每次
	胰岛素	种类： 用法和用量：	种类： 用法和用量：	种类： 用法和用量：	种类： 用法和用量：
转诊	原因				
	机构及科别				
下次随访日期					
随访医生签名					

附录四　Berg 平衡量表

1 从坐到站 指令：请站起来，尝试不要用手支撑	（　）4 不需要帮助独立稳定的站立 （　）3 需要手的帮助，独立的由坐到站 （　）2 需要手的帮助并且需要尝试几次才能站立 （　）1 需要别人最小的帮助来站立或稳定 （　）0 需要中度或最大帮助来站立
2 无支撑的站立 指令：请在无支撑的情况下站立 2 分钟	（　）4 能安全站立 2 分钟 （　）3 在监护下站立 2 分钟 （　）2 无支撑下站立 30 秒 （　）1 需要尝试几次才能无支撑站立 30 秒 （　）0 不能独立的站 30 秒
3 无支撑下坐位，双脚放在地板上或凳子上 指令：请合拢双上肢坐 2 分钟	（　）4 能安全地坐 2 分钟 （　）3 无靠背支持地坐 2 分钟，但需要监护 （　）2 能坐 30 秒 （　）1 能坐 10 秒 （　）0 在无支撑的情况下不能坐 10 秒
4 从站到坐 指令：请坐下	（　）4 能安全地坐下 （　）3 需要用手的帮助来控制下降 （　）2 需要用腿的后边靠在椅子上来控制下降 （　）1 能独立坐下，但不能控制下降速度 （　）0 需要帮助才能坐下
5 转移 指令：摆好椅子，让受检者转移到有扶手的椅子上及无扶手的椅子上。可以使用二把椅子（一把有扶手，一把无扶手）或一张床及一把椅子	（　）4 需要手的少量帮助即可安全转移 （　）3 需要手的充分帮助才能安全转移 （　）2 需要语言提示或监护下才能转移 （　）1 需要一人帮助 （　）0 需要二人帮助或监护下才能安全转移
6 闭目站立 指令：请闭上眼睛站立 10 秒	（　）4 能安全地站立 10 秒 （　）3 在监护情况下站立 10 秒 （　）2 能站 3 秒 （　）1 站立很稳，但闭眼不能超过 3 秒 （　）0 需帮助防止跌倒
7 双足并拢站立 指令：请你在无帮助下双脚并拢站立	（　）4 双脚并拢时能独立安全地站 1 分钟 （　）3 在监护情况下站 1 分钟 （　）2 能独立将双脚并拢但不能维持 30 秒 （　）1 需帮助双脚才能并拢，但能站立 15 秒 （　）0 需要帮助双脚并拢，不能站立 15 秒
8 站立情况下双上肢前伸距离 指令：将上肢抬高 90°，将手指伸直并最大可能前伸。上肢上举 90° 后，将尺子放在手指末梢。记录经最大努力前倾时手指前伸的距离。如果可能的话，让受检者双上肢同时前伸以防止躯干旋转	（　）4 能够前伸超过 25cm （　）3 能够安全前伸超过 12cm （　）2 能够前伸超过 5cm （　）1 在监护的情况下能够前伸 （　）0 在试图前伸时失去平衡
9 站立位从地面拾物	（　）4 能安全容易地捡起拖鞋 （　）3 在监护下能捡起拖鞋 （　）2 不能捡起拖鞋但能达到离鞋 2~5cm 处而可独立保持平衡 （　）1 不能捡起，而且捡的过程需要监护 （　）0 不能进行

10 站立位从左肩及右肩上向后看 指令：从左肩上向后看，再从右肩上向后看。检查者在受检者正后方拿个东西，鼓励患者转身	（　）4 可从左右向后看，重心转移好 （　）3 可从一边看，从另一边看重心转移少 （　）2 仅能从侧方转身但能保持平衡 （　）1 转身时需要监护 （　）0 需要帮助来预防失去平衡或跌倒
11 原地旋转 360° 指令：旋转完整 1 周，暂停，然后从另一方向旋转完整 1 周	（　）4 左右方向均可在 4 秒内完成 360° 旋转 （　）3 只能在一个方向 4 秒内完成旋转 360° （　）2 能安全旋转 360° 但速度慢 （　）1 需要严密的监护或语言提示 （　）0 在旋转时需要帮助
12 无支撑站立情况下用双脚交替踏台阶 指令：请交替用脚踏在台阶上或踏板上，连续做直到每只脚接触台阶/踏板 4 次	（　）4 能独立安全地在 20 秒内踏 8 次 （　）3 能独立安全踏 8 次，但时间超过 20 秒 （　）2 在监护下完成 4 次，但不需要帮助 （　）1 在轻微帮助下完成 2 次 （　）0 需要帮助预防跌倒/不能进行
13 无支撑情况下双脚前后站立 指令：将一只脚放在另一只脚的正前方。如果这样不行的话，可扩大步幅，前脚后跟应在后脚脚趾的前面（在评定 3 分时，步幅超过另一只脚的长度，宽度接近正常人走步宽度）	（　）4 脚尖对脚跟站立没有距离，持续 30 秒 （　）3 脚尖对脚跟站立有距离，持续 30 秒 （　）2 脚向前迈一小步但不在一条直线上，持续 30 秒 （　）1 帮助下脚向前迈一步，但可维持 15 秒 （　）0 迈步或站立时失去平衡
14 单腿站立 指令：不需帮助情况下尽最大努力单腿站立	（　）4 能用单腿站立并维持 10 秒以上 （　）3 能用单腿站立并能维持 5~10 秒 （　）2 能用单腿站立并能站立 3 秒或以上 （　）1 能抬腿，不能维持 3 秒 （　）0 不能进行或需要帮助预防跌倒

附录五　改良 Barthel 指数评定表

项目	内容	得分
大便控制	失禁或昏迷	0
	偶尔失禁（每周 <1 次）	5
	能控制	10
小便控制	失禁或需要别人导尿或昏迷	0
	偶尔失禁（每 24 小时 <1 次，每周 >1 次）	5
	能控制	10
修饰	需要帮助	0
	独立洗脸、梳头、刷牙、剃须	5
洗澡	依赖	0
	自理	5
如厕	依赖他人	0
	需要部分帮助	5
	自理	10
进餐	依赖别人	0
	需要部分帮助（夹菜，盛饭，切面包）	5
	全部自理（但不包括取饭、做饭）	10
穿衣	依赖	0
	需一半帮助	5
	自理（自己系带、扣扣子及开闭拉链和穿鞋）	10
转移（床椅间）	完全依赖别人，不能坐	0
	需要大量帮助（2 人及以上），能坐	5
	需少量帮助（1 人）或指导	10
	自理	15
平地行走 45m（在病房及其周围，不包括走远路）	不能动	0
	在轮椅上独立行动	5
	需要 1 人帮助步行（体力或语言指导）	10
	独立步行（可以使用辅助器）	15
上下楼梯（用手杖也算独立）	不能	0
	需要帮助（体力或语言指导）	5
	自理（可用手杖等辅助器）	10

说明：此表是用来评定日常生活活动能力的，可在治疗前中后对患者进行评价。以患者日常实际表现作为依据，而不以患者可能具有的能力为准。

评分标准：0~20 分 = 极严重功能障碍；25~45 分 = 严重功能障碍；50~70 分 = 中度功能障碍；75~95 分 = 轻度功能障碍；100 分 = ADL 自理

附录六　突发公共卫生事件相关信息报告卡

填报单位（盖章）：_____　填报日期：_____年_____月_____日

报告人：_____　　联系电话：_____

事件名称：_____

信息类别：1. 传染病；2. 食物中毒；3. 职业中毒；4. 其他中毒事件；5. 环境卫生；6. 免疫接种；
　　　　　7. 群体性不明原因疾病；8. 医疗机构内感染；9. 放射性卫生；10. 其他公共卫生

突发事件等级：1. 特别重大；2. 重大；3. 较大；4. 一般；5. 未分级；6. 非突发事件

初步诊断：_____　　　　　初步诊断时间：_____年_____月_____日

订正诊断：_____　　　　　订正诊断时间：_____年_____月_____日

确认分级时间：_____年_____月_____日　　订正分级时间：_____年_____月_____日

报告地区：_____省_____市_____县（区）

发生地区：_____省_____市_____县（区）_____乡（镇）

详细地点：_____

事件发生场所：1. 学校；2. 医疗卫生机构；3. 家庭；4. 宾馆饭店写字楼；5. 餐饮服务单位；6. 交通运输工具；7. 菜场、商场或超
　　　　市；8. 车站、码头或机场；9. 党政机关办公场所；10. 企事业单位办公场所；11. 大型厂矿企业生产场所；12. 中小型厂矿
　　　　企业生产场所13. 城市住宅小区；14. 城市其他公共场所；15. 农村村庄；16. 农村农田野外；17. 其他重要公共场所；18.
　　　　如是医疗卫生机构，则，（1）类别，①公办医疗机构；②疾病预防控制机构；③采供血机构；④检验检疫机构；⑤其他及
　　　　私立机构；（2）感染部门，①病房；②手术室；③门诊；④化验室；⑤药房；⑥办公室；⑦治疗室；⑧特殊检查室；⑨其他
　　　　场所；19. 如是学校，则类别，（1）托幼机构；（2）小学；（3）中学；（4）大、中专院校；（5）综合类学校；（6）其他

事件信息来源：1. 属地医疗机构；2. 外地医疗机构；3. 报纸；4. 电视；5. 特服号电话95120；6. 互联网；7. 市民电话报告；8. 上
　　　　门直接报告；9. 本系统自动预警产生；10. 广播；11. 填报单位人员目睹；12. 其他

事件信息来源详细：_____

事件波及的地域范围：_____

新报告病例数：_____　新报告死亡数：_____　排除病例数：_____

累计报告病例数：_____　累计报告死亡数：_____

事件发生时间：_____年_____月_____日_____时_____分

接到报告时间：_____年_____月_____日_____时_____分

首例患者发病时间：_____年_____月_____日_____时_____分

末例患者发病时间：_____年_____月_____日_____时_____分

主要症状：1. 呼吸道症状；2. 胃肠道症状；3. 神经系统症状；4. 皮肤黏膜症状；5. 精神症状；6. 其他

主要体征：_____

主要措施与效果：_____

注：请在相应选项处划"○"。

附录七　老年人中医体质特征

1. 平和质

总体特征：阴阳气血调和，以体态适中、面色润泽、精力充沛等为主要特征。

形体特征：体形匀称，无明显驼背。

常见表现：面色、肤色润泽，头发较密，目光有神，不易疲劳，精力充沛，耐受寒热，睡眠良好，胃纳佳，二便正常，舌色淡红、苔薄白，脉和缓有力。

心理特征：性格随和开朗。

发病倾向：平素患病较少。

对外界环境适应能力：对自然环境和社会环境适应能力较强。

2. 气虚质

总体特征：元气不足，以疲乏、气短、自汗等表现为主要特征。

形体特征：形体偏胖，肌肉松软不实。

常见表现：平素语音低弱，气短懒言，容易疲乏，精神不振，易出汗，易头晕，活动量减少，舌淡红，舌边有齿痕，脉弱。

心理特征：性格偏内向，喜安静。

发病倾向：易患感冒、内脏下垂等病；病后康复缓慢。

对外界环境适应能力：不耐受风、寒、暑、湿邪。

3. 阳虚质

总体特征：阳气不足，以畏寒怕冷、手足不温等表现为主要特征。

形体特征：肌肉松软不实。

常见表现：平素畏冷，以胃脘、背部、腰膝多见，手足不温，喜热饮食，精神不振，舌淡胖嫩，脉沉迟。

心理特征：性格内向，多沉静。

发病倾向：易患痹证、咳喘、泄泻等病；感邪易从寒化。

对外界环境适应能力：耐夏不耐冬；易感风、寒、湿邪。

4. 阴虚质

总体特征：阴液亏少，以口燥咽干、手足心热等表现为主要特征。

形体特征：体形偏瘦。

常见表现：眼睛干涩，口燥咽干，鼻微干，皮肤干燥、脱屑，偏好冷饮，大便干燥，舌红少津，脉细数。

心理特征：性格外向，易急躁。

发病倾向：易患便秘、燥证、消渴等病；感邪易从热化。

对外界环境适应能力：耐冬不耐夏；不耐受暑、热、燥邪。

5. 痰湿质

总体特征：痰湿凝聚，以形体肥胖、腹部肥满、口黏苔腻等表现为主要特征。

形体特征：体形肥胖，腹部肥满松软。

常见表现：面部皮肤油脂较多，多汗且黏，胸闷，痰多，口黏腻或甜，喜食肥甘甜黏，苔腻，脉滑。

心理特征：性格温和、稳重，善于忍耐。

发病倾向：易患痹症、中风、胸痹等病。

对外界环境适应能力：对梅雨季节及湿重环境适应能力差。

6. 湿热质

总体特征：湿热内蕴，以面垢油光、口苦、苔黄腻等表现为主要特征。

形体特征：形体中等或偏瘦。

常见表现：面垢油光，口苦口中异味，身重困倦，大便黏滞不畅，小便短黄，男性易阴囊潮湿，女性易带下发黄，舌质偏红，苔黄腻，脉滑数。

心理特征：性格多变，易烦恼。

发病倾向：易患皮肤湿疹、疮疖、口疮、黄疸等病。

对外界环境适应能力：对夏末秋初湿热气候、湿重或气温偏高环境较难适应。

7. 血瘀质

总体特征：血行不畅，以肤色晦黯、舌质紫黯等表现为主要特征。

形体特征：胖瘦均见。

常见表现：肤色、目眶晦黯，色素沉着，容易出现瘀斑，肢体麻木，好卧，口唇黯淡，舌黯或有瘀点，舌下络脉紫黯或增粗，脉涩。

心理特征：性格偏浮躁，易健忘。

发病倾向：易患胸痹、癥瘕及痛证、血证等。

对外界环境适应能力：不耐受寒邪。

8. 气郁质

总体特征：气机郁滞，以神情抑郁、紧张焦虑等表现为主要特征。

形体特征：形体瘦者为多。

常见表现：神情抑郁，紧张焦虑，烦闷不乐，有孤独感，容易受到惊吓，舌淡红，苔薄白，脉弦。

心理特征：性格不稳定，敏感多虑。

发病倾向：易患不寐、郁证等。

对外界环境适应能力：对精神刺激适应能力较差；不适应阴雨天气。

9. 特禀质

总体特征：过敏体质者，禀赋不耐、异气外侵，以过敏反应等为主要特征；先天失常者为另一类特禀质，以禀赋异常为主要特征。

形体特征：过敏体质者一般无特殊体征；先天失常者或有畸形，或有生理缺陷。

常见表现：过敏体质者常见哮喘、风团、咽痒、鼻塞、喷嚏等；先天失常者患遗传性疾病者，有垂直遗传、先天性、家族性特征。

心理特征：随禀质不同情况各异。

发病倾向：过敏体质者易患哮喘、荨麻疹、过敏性鼻炎及药物过敏等；遗传疾病如血友病等。

对外界环境适应能力：适应能力差，如过敏体质者对季节变化、异气外侵适应能力差，易引发宿疾。

参考文献

[1] 李玉红. 社区护理学 [M]. 北京：中国医药科技出版社，2016.

[2] 黄萍. 社区护理学 [M]. 镇江：江苏大学出版社，2018.

[3] 聂静虹. 健康传播学 [M]. 广州：中山大学出版社，2019.

[4] 涂英，沈翠珍. 社区护理学 [M]. 3 版. 北京：人民卫生出版社，2018.

[5] 何国平，赵秋利，社区护理理论与实践 [M]. 2 版. 北京：人民卫生出版社，2018.

[6] 路岩，王良君. 全科医学概论（案例版）[M]. 北京：科学出版社，2022.

[7] 王卫平，孙锟，常立文. 儿科学 [M]. 北京：人民卫生出版社，2018.

[8] 沈翠珍，王诗源. 社区护理学 [M]. 北京：中国中医药出版社，2021.

[9] 谢日华，田玉梅. 社区护理学 [M]. 2 版. 北京：北京大学医学出版社，2017.

[10] 姜新峰，王秀清. 社区护理学 [M]. 2 版. 北京：人民卫生出版社，2020.

[11] 李春玉. 社区护理学 [M]. 4 版. 北京：人民卫生出版社，2017.

[12] 张小曼，刘东玲. 社区护理与公共卫生 [M]. 郑州：郑州大学出版社，2017.

[13] 刘溢思，高学莉，陈海荣，等. 国际居家护理模式现况与研究进展 [J]. 中华现代护理杂志，2021，27（09）：1121 – 1127.

[14] 史路平，姚水洪，王薇. 中国老年人群轻度认知障碍患病率及发展趋势的 Meta 分析 [J]. 中国全科医学，2022，25（01）：109 – 114.

[15] 苏艳. 老年空巢综合征的社区护理 [J]. 世界最新医学信息文摘，2019，19（88）：307 – 308.

[16] 曹施，楼福军，徐锋，等. 基于医联体的社区卫生服务中心安宁疗护实践与探讨 [J]. 医院管理论坛，2020，37（09）：79 – 80 + 40.

[17] 常文红，陈长香. 基于健康生态学理论的干预对空巢失能老年人身心健康的影响 [J]. 护理学杂志，2018，33（14）：89 – 92.

[18] 林茜，白永旗，李晓琴，等. 黄金标准框架在安宁疗护中的应用研究进展 [J]. 护理研究，2021，35（22）：4046 – 4049.

[19] 肖美慧，蒋小剑，胡金玲. 中医护理技术在社区推广中存在问题与对策 [J]. 中华护理教育，2020，17（01）：41 – 44.

[20] 许家锋，李科全，邓宏珠，等. 社区健康服务中心中医适宜技术推广应用研究 [J]. 中国社会医学杂志，2019，36（02）：178 – 181.

[21] 沈永红，陆静波，孟彩萍，等. 社区护士中医护理培训需求和实施现状 [J]. 天津护理，2021，29（06）：739 – 742.

[22] 袁小丽，张媚，段桂敏，等. 基层医疗机构中医药特色优势发挥存在的问题与对策建议 [J]. 中医药管理杂志，2021，29（07）：227 – 228.

[23] 吴金玉，周琴，纪璇，等. 我国中医专科护士培养现状 [J]. 护理管理杂志，2019，19（09）：645 – 648 + 662.